浙派中醫
TRADITIONAL CHINESE MEDICINE OF ZHEJIANG SCHOOL

浙派中医丛书
专题系列

主编
郑红斌

医经学派

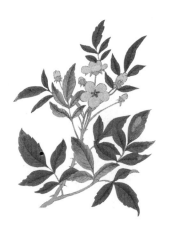

医经
学派

全国百佳图书出版单位
中国中医药出版社
·北京·

图书在版编目（CIP）数据

医经学派 / 郑红斌主编 . —北京：中国中医药出版社，2023.8
（《浙派中医丛书》专题系列）
ISBN 978 – 7 – 5132 – 8236 – 9

Ⅰ . ①医…　Ⅱ . ①郑…　Ⅲ . ①中医流派—研究　Ⅳ . ① R–092

中国国家版本馆 CIP 数据核字（2023）第 111169 号

中国中医药出版社出版

北京经济技术开发区科创十三街 31 号院二区 8 号楼
邮政编码　100176
传真　010–64405721
三河市同力彩印有限公司印刷
各地新华书店经销

开本 710×1000　1/16　印张 17.5　字数 248 千字
2023 年 8 月第 1 版　2023 年 8 月第 1 次印刷
书号　ISBN 978 – 7 – 5132 – 8236 – 9

定价　88.00 元
网址　www.cptcm.com

服 务 热 线　010–64405510
购 书 热 线　010–89535836
维 权 打 假　010–64405753

微信服务号　zgzyycbs
微商城网址　https://kdt.im/LIdUGr
官 方 微 博　http://e.weibo.com/cptcm
天猫旗舰店网址　https://zgzyycbs.tmall.com

如有印装质量问题请与本社出版部联系（010–64405510）

《浙派中医丛书》组织机构

指导委员会

主任委员　王仁元　曹启峰　谢国建　朱　炜　肖鲁伟

　　　　　　范永升　柴可群

副主任委员　蔡利辉　曾晓飞　胡智明　黄飞华　王晓鸣

委　　员　陈良敏　郑名友　程　林　赵桂芝　姜　洋

专　家　组

组　长　盛增秀　朱建平

副组长　肖鲁伟　范永升　连建伟　王晓鸣　刘时觉

成　员（以姓氏笔画为序）

　　　　　王　英　朱德明　竹剑平　江凌圳　沈钦荣

　　　　　陈永灿　郑　洪　胡　滨

项目办公室

办公室　浙江省中医药研究院中医文献信息研究所

主　任　江凌圳

副主任　庄爱文　李晓寅

《浙派中医丛书》编委会

总　序

浙江位居我国东南沿海，地灵人杰，人文荟萃，文化底蕴十分深厚，素有"文化之邦"的美誉。就拿中医中药来说，在其发展的历史长河中，历代名家辈出，著述琳琅满目，取得了极其辉煌的成就。

由于浙江省地域不同，中医传承脉络有异，从而形成了一批各具特色的医学流派，使中医学术呈现出百花齐放、百家争鸣的繁荣景象。其中丹溪学派、温补学派、钱塘医派、永嘉医派、绍派伤寒等最负盛名，影响遍及海内外。临床各科更是异彩纷呈，涌现出诸多颇具名望的专科流派，如宁波宋氏妇科和董氏儿科、湖州凌氏针灸、武康姚氏世医、桐乡陈木扇女科、萧山竹林寺女科、绍兴三六九伤科，等等，至今仍为当地百姓的健康保驾护航，厥功甚伟。

值得一提的是，古往今来，浙江省中医药界还出现了为数众多的知名品牌，如著名道地药材"浙八味"，名老药店"胡庆余堂"等，更是名驰遐迩，誉享全国。由是观之，这些宝贵的学术流派和中医药财富，很值得传承与弘扬。

有鉴于此，浙江省中医药学会为发扬光大浙江省中医药学术流派精华，凝练浙江中医药学术流派的区域特点和学术内涵，由对浙江中医药学术流派有深入研究的浙江中医药大学原校长范永升教授亲自领衔，凝心聚力，集思广益，最终打出了"浙派中医"这面能代表浙江省中医药特色、优势和成就的大旗。此举，得到了浙江省委省政府、浙江省卫生健康委员会和浙江省中医药管理局的热情鼓励和大力支持。

《中共浙江省委 浙江省人民政府 关于促进中医药传承创新发展的实施意见》提出要"打造'浙派中医'文化品牌，实施'浙派中医'传承创新工程，深入开展中医药文化推进行动计划。加强中医药传统文献研究，编撰'浙派中医'系列丛书"。浙江省中医药学会先后在省内各地多次举办有关"浙派中医"的巡讲和培训等学术活动，气氛热烈，形势喜人。

浙江省中医药研究院中医文献信息研究所为贯彻习近平总书记关于中医药工作的重要论述精神和《中共浙江省委 浙江省人民政府 关于促进中医药传承创新发展的实施意见》，结合该所的专业特长，组织省内有关单位和人员，主动申报并承担了浙江省中医药科技计划"《浙派中医》系列研究丛书编撰工程"，省中医药管理局将其列入中医药现代化专项。在课题实施过程中，项目组人员不辞辛劳，在广搜文献、深入调研的基础上，按《浙派中医丛书》编写计划，分原著系列、专题系列、品牌系列三大板块，殚心竭力地进行编撰出版，我感到非常欣慰。

我生在浙江，长在浙江，在浙江从事中医药事业已经五十余年，虽然年近九秩，但是继承发扬中医药的初心不改。我十分感谢为编写《浙派中医丛书》付出辛勤劳作的同志们。专著的陆续出版，必将为我省医学史的研究增添浓重一笔；必将会对我省乃至全国中医药学术流派的传承和创新起到促进作用。我更期望我省中医人努力奋斗，砥砺前行，将"浙派中医"的整理研究工作做得更好，把这张"金名片"擦得更亮，为建设浙江中医药强省做出更大的贡献。

葛琳仪

写于辛丑年孟春

注：葛琳仪，国医大师、浙江中医学院原院长

前　言

　　"浙派中医"是浙江省中医学术流派的概称，是浙江省中医药学术的一张熠熠生辉的"金名片"。近年来，在上级主管部门的支持下，浙江省中医界正在开展规模宏大的浙派中医的传承和弘扬工作，根据浙江省卫生健康委员会、浙江省文化和旅游厅、浙江省中医药管理局印发的《浙江省中医药文化推进行动计划》（2019—2025 年）的通知精神，特别是主要任务中打造"浙派中医"文化品牌——编撰中医药文化丛书，梳理浙江中医药发展源流与脉络，整理医学文献古籍，出版浙江中医药文化、"浙派中医"历代文献精华、名医学术精华、流派世家研究精华、"浙产名药"博览等丛书，全面展现浙江中医药学术与文化成就。根据这一任务，2019 年浙江省中医药研究院中医文献信息研究所策划了《浙派中医丛书》（原著、专题、品牌系列）编撰工程，总体计划出书 60 种，得到浙江省中医药现代化专项的支持，立项（项目编号 2020ZX002）启动。

　　《浙派中医丛书》原著系列指对"浙派中医"历代文献精华，特别是重要的代表性古籍，按照中华中医药学会 2012 年版《中医古籍整理规范》进行整理研究，包括作者和成书考证、版本调研、原文标点、注释、校勘、学术思想研究等，形成传世、通行点校本，陆续出版，尤其是对从未整理过的善本、孤本进行影印出版，以期进一步整理研究；专题系列指对"浙派中医"的学派、医派、中医专科流派等进行系统介绍，深入挖掘其临床经验和学术思想，切实地做好文献为临床服务；品牌系列指将名医杨继洲、朱丹溪，名店胡庆余堂，名药"浙八味"等在浙江地域甚至国内外享有较高知名度的人、物进行整理研究编纂成书，突出文化内涵和打造文化品牌。

《浙派中医丛书》从 2020 年启动以来，得到了浙江省人民政府、浙江省卫生健康委员会、浙江省中医药管理局的大力支持，得到了浙江省内和国内对浙派中医有长期研究的文献整理研究人员的积极参与，涉及单位逾十家，作者上百位，大家有一个共同的心愿，就是要把"浙派中医"这张"金名片"擦得更亮，进一步提高浙江中医药大省在海内外的知名度和影响力。

2020 年全今，我们经历了新冠肺炎疫情，版本调研多次受阻，线下会议多次受影响，专家意见反复碰撞，尽管任务艰巨，但我们始终满怀信心，在反复沟通中摸索，在不断摸索中积累，继原著系列第一辑刊印出版后，原著系列第二辑、专题系列、品牌系列也陆续交稿，使《浙派中医丛书》三个系列均有代表著作问世。

还需要说明的是，本丛书专题系列由于各学术流派内容和特色有所不同，品牌系列亦存在类似情况，本着实事求是的原则，各书的体例不强求统一，酌情而定。

科学有险阻，苦战能过关。只要我们艰苦奋斗，协作攻关，《浙派中医丛书》的编撰工程，一定能胜利完成，殷切期望读者多提宝贵意见和建议，使我们将这项功在当代，利在千秋的大事做得更强更好。

《浙派中医丛书》编委会
2022 年 4 月

编写说明

中国医学史之医经学派滥觞于东汉班固《汉书·艺文志》之《方技略》引《七略》所云："医经者，原人血脉、经络、骨髓、阴阳、表里，以起百病之本，死生之分，而用度针石汤火所施，调百药齐和之所宜，至齐之得，犹磁石取铁，以物相使。"后世多指传承研究《黄帝内经》（简称《内经》）之学派。中医理论肇始于《内经》，历代医家咸溯源于此，以研究《内经》为创立医学理论之渊薮，正如启玄子王冰所言："葳谋虽属乎生知，标格亦资于诂训，未尝有行不由途，出不由户者也。"后世医家在《内经》基础上结合自身的思考与实践，提出独具特色的真知灼见，革故鼎新，从而形成中国医学史上独树一帜的医经学派。

浙江中医药历史悠久，名医辈出，华叶递荣，一脉相承，在漫长的历史进程中，形成了独具特色的浙派中医，并在我国医学史上占有十分重要的地位。其中，浙派中医之医经学派为浙江学者群体研究《内经》之学派，是浙派中医各流派之首，也是中国医学史医经学派的最重要力量。历代以来，浙江医经学派著述丰富、成就卓著，引领和指导着浙派中医的发展，成为浙江中医药界独树一帜的标杆。据考证，浙江医经学派约起源于汉代，形成于宋元时期，在明清时期快速发展达到鼎盛，直到近现代仍在传承发展，为《内经》理论的传承创新作出了重要贡献，其影响广大深远遍及国内外。浙江医经学派的医学成就，既丰富了浙派中医的内涵，也充实了中国医学史的内容。

浙江医经学派医家众多，据《浙江医籍考》载，浙江医经学派自宋至民国时期共有医家68人，医著89本，现存30本，其中具有代表性的有滑寿、马莳、张介宾、张志聪、高世栻等，他们将《内经》奉为圭臬，潜心研究，成就涉及类分摘抄、编次注释、考校发挥等多个方面，百花齐放，璀璨夺目。他们的成就无一不是在精研《内经》的基础上，结合个人的创新性理论认识与实践经验而成，他们对《内经》的传承与创新精神，一方面可为《内经》后学者研习中医经典提供有力参考，另一方面也能为中医理论的提高与中医临床实践能力的提升提供有益借鉴，有助于我们更好地做好传承精华、守正创新的各项工作。鉴于此，在宣扬浙派中医的大背景下，借助于"浙派中医系列工程项目"的支持，我们组织浙江中医药大学的同仁和部分研究生，开展对浙江医经学派的研究，编写《医经学派》，作为"《浙派中医》系列研究丛书编撰工程项目"之一。冀望通过此书，使读者能较全面认识浙江医经学派的历史渊源、发展脉络、学术薪传、后世影响，以及主要代表医家的学术成就与理论创新等，从中汲取学术思想精华，传承和发扬中医药学术文化。

本书分为五章，第一章从浙江的地理环境、经济基础、人文环境与中医药背景四方面论述浙江医经学派形成的环境与基础，第二章介绍浙江医经学派的渊源与发展，第三章总结了浙江医经学派的主要学术传承与创新，第四章选取具有代表性的浙江医经学派著名医家共8位，分别从各医家的生平、学术、著作、临床诊治特色等方面进行研究，以展现各医家对《内经》理论的传承与创新，第五章讨论浙江医经学派对后世医学发展所产生的影响。本书通过对浙江医经学派的全方位介绍，为今后深入研究浙江医经学派奠定良好基础并提供重要参考。

　　本书的参与人员涵盖《内经》经典理论、中医医史文献等方向的研究专家和博士、硕士研究生，由郑红斌教授负责全书的提纲和体例制定及统稿等工作，由余王琴、刘珊老师分别负责相关内容的撰写和医家医论的统稿工作，其余各位编写人员分别负责各分工相关内容的撰稿工作。同时，全书的编审工作也得到浙派中医系列工程项目负责人江凌圳主任中医师和盛增秀研究员的指导，以及各位审稿专家老师的大力支持，在此一并表示感谢。

　　由于浙江医经学派历史悠久、医家众多、著述宏富、研究内容十分广博等原因，尽管本书各参与人员尽职尽责，但仍有不尽如人意之处，加之时间有限和能力所限，本书疏漏与不妥之处，敬请读者们不吝批评指正，提出宝贵意见，以使本书不断修正和完善！

《医经学派》编委会

2023 年 2 月 12 日

目 录

第一章　学派形成的环境与基础

医经学派是指致力于医经研究的医学流派，浙江医经学派源出于汉代，在宋元时代基本成型，历经明清发展而不断壮大，成为浙派中医主要的学派之一。其形成的背景，有地理环境特点、中原文化南迁、浙商经济繁荣、历史文化底蕴深厚等多方面的因素，共同成就了儒医众多、师承相传、医籍丰富、学术创新等浙江医经学派的独有特色。

第一节　浙江地理环境

一、地理方位优势

浙江地处中国东南沿海长江三角洲南翼，东临东海，南接福建，西与江西、安徽相连，北与上海、江苏接壤。境内最大的河流钱塘江，因江流曲折，称"之江"，又称"浙江"，省以江名，简称为"浙"，省会杭州。

浙江省东西和南北的直线距离均为 450 公里左右，陆域面积 10.18 万平方公里，为全国的 1.06%，是中国面积最小的省份之一。

浙江地形复杂，山地和丘陵占 70.4%，平原和盆地占 23.2%，河流和湖泊占 6.4%，耕地面积仅 208.17 万公顷，故有"七山一水两分田"之说。地势由西南向东北倾斜，大致可分为浙北平原、浙西丘陵、浙东丘陵、中部金衢盆地、浙南山地、东南沿海平原及滨海岛屿等六个地形区。省内有钱塘江、瓯江、灵江、苕溪、甬江、飞云江、鳌江、京杭运河（浙江段）等八条水系；有杭州西湖、绍兴东湖、嘉兴南湖、宁波东钱湖四大名湖及人工湖泊千岛湖。

浙江山川秀丽，东南形胜。境内山陵绵延起伏，平原阡陌纵横，江河滔滔不绝，海岛星罗棋布，山、河、湖、海、滩、林、洞、泉，构成了一幅幅或雄、或奇、或险、或幽，或静若处子、或动若蛟龙，或欲比天高、或试比海深，或如泼墨山水、或似万马奔腾的美丽画卷。奇山异水，哺育出一代代杰出人物，吸引了一批批四方豪客，在浙江大地留下了一处处人文古迹，也成为历代许多著名医家的诞生地。

二、地理方位劣势

从地理区域与自然环境看，浙江古为越国，历史上相当长的一个时期内，其生活的自然条件是相当恶劣的。地质学考古的结果证明，大约自更新世晚期以来，浙江沿海的平原地区，包括大部分杭嘉湖平原和宁绍平原在内，经常发生海浸，土地盐碱化严重，沼泽密布，开发利用相当困难。而且，浙江七山一水两分田，人多地少，"缺铁、少煤、无油"。汉代以后，随着北方移民不断南迁和人口逐渐密集，浙江老百姓的生存压力不断加重，浙江人靠辛勤劳作，形成了精耕细作一年三熟的稻作文明，也逐步磨炼出了依靠自己坚忍不拔的努力来改变自身命运的自立精神和自强意识。

三、化劣势为优势

浙江具有区位条件较好，人均耕地资源较少的两重性。在工具和组织化水平都很低的史前社会，浙江发展环境相当恶劣，这是因为史前社会的浙江人缺少治水能力，只能蜷缩在少量高燥地块上，良渚文化遗址都是在地势较高的山坡或土墩上。就在中国北方发展提速的时候，浙江则被称为"蛮荒之地"。然而气候和雨水是浙江一大优势，只要有合适的工具和组织管理，浙江这块宝地就能闪亮登场。东汉以后，浙江开始实施一系列大规模治水工程。在宋代，浙江是全国水利工程建设最多的省份，北宋熙宁三年至九年，即 1070 至 1076 年，全国共有 10803 处水利工程，浙江则有 1980 处，占全国 18.3%。当时全国有水利田 3603 万亩，浙江则有 1048 万亩。随着水利条件逐步改善，浙江发展开始加快。清咸丰九年（1859），浙江人口达到创纪录的 3040 万人，占当时全国人口 7.2%，由此也造就了勤劳精明的传统农业文化。

自然条件资源的匮乏和人多地少的窘境，形成了浙江人经商务工和商游四海的谋生传统。浙江人多地少，人地矛盾给了浙江人沉重的生存压力，使浙江人产生了一种求生存、求发展的强烈忧患意识，也使浙江人更加关注和探索自身的出路问题，表现出一切从自己生存实际出发的务实精神。人多地少的窘境，意味着要在农业之外寻求生存的门路；自然资源的匮乏，削弱了浙江人对于外界自然的消极依赖心理，使其更容易摆脱对土地的依恋。在商业文化传统的影响下，许多浙江人为了生存而从事工商业（包括药材生意），医学事业也随之得到了很大发展，在此同时也让他们在市场竞争中比别人更勤于思考，比别人更花心思去寻觅，捕捉商机，勤奋学习，钻研业务，以自己敢为人先的创新实践，去赢得竞争的优势。

第二节　浙江经济发展

一、讲求实效的浙江文化

浙江人从商从医具有悠久的历史。据《史记》记载，中国最早的大商人就是后代商人的鼻祖陶朱公范蠡，是战国时期越国的名臣。当年，范蠡辅助勾践打败吴国之后，就弃官从商，因经营有方而富甲天下。春秋时期，浙江造船业与航海技术已有一定基础，属于先进行列。海上交往开始频繁，因此有可能与朝鲜半岛、日本群岛发生贸易。魏晋南北朝时，宁波"商贾已北至青、徐，南至交、广"。孙权派大将卫温、诸葛直等率军万人，从临海郡章安港出发到达夷洲（今台湾），这是大陆与台湾第一次大规模的海上交往记录，在我国古代航海史上有重大意义。据史籍记载夷洲土地无雪霜，岛上有数万人家，会稽郡有人来岛"货布"。会稽是对外贸易的城市，与夷洲有贸易往来，北至辽东，南至海南，远至大秦。

南宋时期的临安是当时全国最大的商业城市，拥有许多作坊、质库、酒楼、茶坊等，交易非常热闹，除日市以外，还有夜市和早市。不仅城内商业繁荣，城郊的一些市镇也很繁荣。"杭城之外城，南西东北各数十里，人烟生聚，民物阜蕃，市井坊陌，铺席骈盛，数日经行不尽。"当时海外贸易也很发达，各种番品南货珍异饰物，源源运至临安。南宋时"四方之民，云集二浙，百倍常时"，此时期浙江人口迅猛增加。北宋徽宗崇宁元年（1102），两浙路人口数为300多万人，南宋高宗绍兴三十二年（1162）达到400多万人，60年间，增加了近100万人。其中大部分是从北方迁移过来的，这就使江南的劳动力得到了大量的补充。加上浙江优越的自然条件，南宋浙江的经济有了更进一步的发展。在南宋时期，由于统治者对海外贸易采取鼓励政策，注重市舶之利来扩大财政收入，从而促进了外贸的繁荣。

明时的杭州是江南的繁华都市。万历时，杭州已是"舟航水塞，车马陆填，百货之委，商贾贸迁"。城内可谓百货萃集，"杭州省会，百货所聚。其余各郡邑所出，则湖之丝，嘉之绢，绍之茶之酒，宁之海错，处之瓷，严之漆，衢之橘，温之漆器，金之酒，皆以地得名。惟吾台少所出，然近海海物，尚多错聚，乃不能以一最佳者擅名"。

浙江文化的核心是"经世致用"，从永嘉学派、永康学派到浙东学派，经世致用思想一以贯之。以陈亮等为代表的永康学派、以吕祖谦等为代表的金华学派以及以叶适等为代表的永嘉学派，明清时期以王阳明为代表的阳明心学派和以黄宗羲等为代表的清代浙东学派，具有"讲求实效"、注重事功的鲜明文化品格。主张学术与事功的统一、实事实功，学术的目的，在经世致用。大胆地提出了具有倡导功利、注重工商的新思想，在中国传统文化中独树一帜。在浙江，商人从来不是四民之末，商人的社会地位绝对不会低于农民或工匠。浙东学派的经世致用思想成为浙江商帮的商魂，为浙江传统自然经济通往近代的商品经济架起了桥梁，浙东文化义利观与西方重商主义相合，为浙江自然经济的瓦解和商品经济的萌发和发展奠定了理论基础。

二、经济发展对医学的影响

浙江经济，从晋唐到五代十国时期，其发展经久不衰，医药卫生也随之发展，亦步亦趋，表现在设置了医药学官员，加强了医药行业的管理，而且，浙江进贡的中草药品种之多，居全国前茅，木、石、陶、瓷质医药卫生用具琳琅满目，综合治理饮水卫生的工作颇具成效，与国外尤其是日本的医药学交流也较为频繁。

北宋时期，杭州人口增加了一倍，杭州的经济、文化、科技、教育、学术和文艺都居全国前茅，达到高度昌盛时期。杭州丰富的药源为治病救人提供了保障，并推动了制销药品业的发展。北宋末年，杭州设立了医学官制和惠民药局，掌管药物，为民治病，还出现了杭州第一所也是当时中国为民服务的最大医院"安乐坊"。南宋时期，宋室偏安杭州，"大驾初驻跸临安，故都及四方民商贾辐辏"，带动了各业的发展。在商业方面，"往来辐辏，非他郡比""大小铺席，连门俱是"。伴随经济发展，医药业也呈现一派欣欣向荣的景象。南宋都城临安的医药机构相当完备，医学教育颇为完善，著名医药学家辈出，人数之多占居全国首位。药品制销制度较为周全，城内药铺林立，药材丰富，医药用具烧制颇多。城市卫生清洁美观，食品卫生较为讲究，个人卫生习俗比较文明。医药慈善事业也具有相当规模。因此，南宋时期的杭州是全国医药卫生最发达的地区及全国政治、经济、文化的中心。

明清时期，浙江社会发展迅猛异常，区域性的社会性经济结构出现了一些显著的变化。诸如由蚕桑棉麻的革新所引起的农业经营方式的改变，农村阶级的分化，市镇经济的繁荣，资本主义萌芽的出现等。明末清初有 10 多位传教士来浙江传教，也带来了西方的科技、文化。中西方文化在这里初步交融，传统的中医药学在宋金元时期深厚的基础上有质的飞跃。明清浙江的医政机构已渐趋完善，达到了中国封建社会时期医政管理的最高水平，各府州县基本上建立了医政机构，设立了医政官员。因之，这一时期的医药学家学问渊博，文化素养很高，名医荟萃，世医较多。浙江医籍人士供职朝廷御医的有 20 多人，太医院院判吏目 30 多人，全省各府州县的名医达 1506 多人，在全国享有很高的声誉。

第三节　浙江人文环境

一、古文化积淀深厚

浙江是中华民族古老文明的发祥地之一，距今数千年前，就有存在于萧山湘湖的跨湖桥文化、杭嘉湖平原的马家浜文化、杭州余杭的良渚文化、宁绍平原的河姆渡文化，形成了吴越文化的主流。后来，这四大文化又与存在于浙江中西部地区及浙南瓯江流域的两个文化系统相互影响，建立起可与黄河流域中原文化相媲美的史前文明。

（一）跨湖桥文化，距今 7000 ～ 8000 年

跨湖桥新石器时代遗址，位于浙江省萧山城区西南约 4 公里的城厢街道湘湖村，是因古湘湖的上湘湖和下湘湖之间有一座跨湖桥而命名。遗址堆积厚 2 ～ 3 米，文化内涵丰富，面貌独特，碳 14 测年距今 7000 ～ 8000 年。出土遗物有稻谷米及形制别致的各种陶器，另有堪称

"中华第一舟"的7500年前的独木舟,其有机质文物保存良好。遗存的茎枝类草药传说是中商初重臣伊尹发明的药方,这一珍贵资料对研究我国中草药的起源尤其是煎药起源具有重要价值。遗址内的文物保存比较完整,现存于湘湖边的跨湖桥遗址博物馆,其中芡实、菱角等部分种实收藏于浙江中医药大学。跨湖桥文化共创造了"十个之最",除了世界上最早的独木舟之外,还包括世界上最早的漆弓、中国最早的"草药罐"、中国最早的慢轮制陶技术、中国最早的水平踞织机、中国最早的甑、长江下游地区最早的栽培稻、江南地区最早的席状编织物、南中国地区最早的彩陶、南中国地区最早的家猪,不仅使萧山拥有8000年人文历史底蕴,更让浙江的文明史整整提前了1000年。

(二)马家浜文化,距今约7000年

马家浜文化是中国长江下游地区的新石器时代文化。因为浙江省嘉兴市南湖乡天带桥村马家浜遗址而得名。主要分布在太湖地区,南达浙江的钱塘江北岸,西北到江苏常州一带。据放射性碳素断代并经校正,年代约始于公元前5000年,距今7000余年的历史,到前4000年左右发展为崧泽文化。马家浜文化,居民主要从事稻作农业,多处遗址中出土了稻谷、米粒和稻草实物,经鉴定,已普遍种植籼、粳两种稻。农用工具有穿孔斧、骨耜、木铲、陶杵等。还饲养狗、猪、水牛等家畜。渔猎经济也占重要地位,常发现骨镞、石镞、骨鱼镖、陶网坠等渔猎工具,以及陆生、水生动物的遗骸。在吴县草鞋山出土了葛麻纤维织造的纬线起花罗纹编织物,远比普通平纹麻布进步。发现多处房屋残迹,当时已有榫卯结构的木柱,在木柱间编扎芦苇后涂泥为墙;用芦苇、竹席和草束铺盖屋顶;居住面经过夯实,内拌有砂石和螺壳;有的房屋室外还挖有排水沟。多红色陶器,腰檐陶釜和长方形横条陶烧火架(或称炉箅)是该文化独特的炊具。死者埋入公共墓地,各墓随葬品不甚丰富也不很悬殊。在常州圩墩和吴县草鞋山发现用陶器覆盖人头骨或把人头骨置于陶器中的特殊葬俗;还发现几座死者年龄相近的同性合葬墓,属母系氏族社会的葬俗。马家浜文化的后继者是崧泽文化。

（三）良渚文化，距今4000～5300年

新石器时代晚期，长江下游一带继崧泽文化之后兴起的是良渚文化。这种古老的文化是1936年发掘浙江省余杭县良渚遗址而命名的，主要分布在太湖地区，南以钱塘江为界，西北至江苏常州一带，其影响曾达长江北岸的南通地区。据碳14测定，其年代为公元前3300年～前2200年，末期已进入中原夏王朝统治的开始阶段，并与夏代统治集团有密切的联系。良渚文化时期的社会经济生产，主要体现在农业和手工业两个方面。水稻栽培是当时最主要的农业生产活动，在仙蠡墩、徐家湾、钱山漾、水田畈和吴县澄湖等遗址的良渚文化堆积中，都发现了稻谷和稻米的遗迹。经鉴定，这些稻谷属于人工栽培的籼稻和粳稻。除了水稻外，各个氏族部落还从事蔬菜、瓜果及一些油料作物的种植。钱山漾遗址出土了葫芦、花生、芝麻、蚕豆、甜瓜子、两角菱、毛桃核、酸枣核等遗物，有些是野生植物的果实，有些可能是人工种植的，这时的农作物品种显然比马家浜、崧泽文化增多了，农业生产的范围也扩大了。

（四）河姆渡文化，距今7000年

河姆渡文化是分布于中国浙江杭州湾南岸平原地区至舟山群岛的新石器时代文化，其年代在公元前5000年～前4000年前，因以浙江余姚河姆渡村遗址发掘最早，故称作河姆渡文化。河姆渡文化的发现表明，新石器时代中期宁绍平原的农业经济和家畜饲养都比较发达。在河姆渡遗址的大面积范围内，普遍发现了稻谷遗存。稻类遗存数量之多、保存之完好，都是中国远古各氏族文化遗存中所罕见的。经鉴定，主要属于栽培稻籼亚种晚稻型水稻，是世界上目前最古老的人工栽培稻。遗址中发现了大批农业生产工具，其中有代表性的农具是翻耕土地的骨耜，仅河姆渡一处就出土上百件。此外，还出土了很少的木耜、穿孔石斧、双孔石刀和长近1米的舂米木杵等农业生产和谷物加工工具。家畜主要有猪和狗。破碎的猪骨和猪牙齿到处可见，并发现捏塑的体态肥胖的陶猪

和在黑陶钵上刻划的猪图饰。有一件陶盆上同时刻划着稻穗和猪的图像，具体而生动地反映出家畜饲养依附于农业生产的实际情况。许多骨耜是用水牛的肩胛骨制作的，说明水牛当时已被驯养。河姆渡部落的原始手工业也是比较发达的，在经济生活中起一定的作用。制陶业、纺织业、骨器制作、竹木器加工都比较进步。河姆渡文化的社会经济是以稻作农业为主，兼营畜牧、采集和渔猎。在遗址中普遍发现有稻谷、谷壳、稻杆、稻叶等遗存，遗址中还出土有许多动植物遗存，如橡子、菱角、桃子、酸枣、葫芦、薏仁米和菌米与藻类植物遗存。

二、两次南迁之文化契机

中国历史上有两次因动乱而发生的大规模人口南迁现象，分别是西晋末晋元帝渡江，定都建康（今南京）建立东晋；北宋末宋高宗渡江，以临安（今杭州）为行都，建立南宋。

（一）晋室南迁

西晋晋怀帝、晋愍帝时期，中原地区大规模战争不断，内徙的周边部族相继建立君主制政权，强大起来威胁到西晋政权，中央朝廷受到威胁，晋建武年间，晋元帝率中原汉族臣民从京师洛阳南渡，史称"永嘉之乱，衣冠南渡"，这是中原政权和文明首次南迁，由西晋京师洛阳南渡至建康（今南京），史称东晋。晋统治者衣冠南渡后，中国历史进入南北朝时期。这是历史上第一次比较重大的南迁事件。

这次晋室南迁，大批人口迁到江南。《晋书·王导传》载："洛京倾覆，中州士女，避乱江左者十六七。"谭其骧在《晋永嘉之乱后之民族迁徙》一文中，说："截止宋世止（指刘宋），南渡人口约有九十万，占当时全国境人口共约五百四十万之六分之一。"晋室南迁不仅是政权和人口南下，也是世家集团文化南传。北人南下不仅增加了劳动力的数量，更带去了中原先进的生产技术。南北人口的融合，为南方经济的发展注入了新的血液，使经济重心第一次从黄河流域迁移到长江流域。当地今浙江省境的行政区划是，钱塘江以北属吴郡和吴兴郡，郡治分别在吴（今苏州）和乌程（今湖州）。钱塘江以南有会稽、东阳、临海诸郡，以会稽郡最重要，郡治在山阴（今绍兴）。晋室东渡时，大量移民包括望族纷纷涌向土地肥美、风景秀丽的山阴。《世说新语·言语》记及晋陵人："顾长康从会稽还，人问山川之美？顾云：千岩竞秀，万壑争流，草木蒙笼其上，若云兴霞蔚。"《晋书·王羲之传》说："会稽有佳山水，名士多居之，谢安未仕时亦居焉。孙绰、李充、许洵、支遁等，皆以文义冠世，并筑室东土，与羲之同好。"由此，以山阴为中心的今浙江省境，不仅在文化上异军突起，在经济上和政治上也都蒸蒸日上，奠定了浙江省境在南朝时期继续发展的基础。到了刘宋，今山阴一带，据《宋书·孔季恭传》载，已经出现"土地褊狭，民多田少"的情况，使地价上涨到"亩直一金"的程度，因而成为"海内剧邑"（《宋书·顾觊之传》）。清全祖望说："六朝扬州封内，以丹阳为王都，而吴郡乃其近畿，故多合二郡为扬州，而以会稽为东扬州。"（《浙东分地录》）伴随着经济与政治的同步高涨，使一个原来相对落后的边远地区，在短期内改变面貌，从此历南朝、隋、唐，浙江地区在全国的地位日趋重要。与此同时，今省境内部的区域差异也有所变迁。隋疏凿运河，从东都直达杭州。于是，原来的浙西小邑钱塘开始迅速发展，直到唐代，由于海上贸易的发展，开元二十六年（738），在沿海设置了行政地位与越州相等的明州（今宁波）。于是，今绍兴在省境内的地位开始下降。唐代末期，全国战乱，今省境一带，由于钱镠建立了吴越国，以杭州为西府（首都），越州为东府。从此，杭州的地位超过了越州，奠定了杭州在南宋建都的基础。

（二）宋室南迁

靖康元年（1126）北方的金兵攻克宋都城汴京，次年三月，金军大肆搜掠后，立张邦昌为楚帝，驱掳徽、钦二帝和宗室等北返，北宋亡，史称"靖康之变""靖康之难""靖康之祸""靖康之耻"。统治者衣冠南渡，在杭州建立南宋，中原汉族大量向南方迁移。之后蒙元又占领中原，中原地区破坏很严重。江南地区作为南宋的统治中心区域取代中原成为了新的经济中心。此次南渡，发生在 1127 年（即赵构建炎元年，靖康二年），故也称建炎南渡。

由于宋朝廷迁住杭州正式建都，百官士大夫和百姓大量涌向杭州及浙江省境以内的其他各州，其影响远远超过了晋室南渡。杭州原来已有吴越建都的基础，加上西湖美景，从此飞速发展，到南宋后期已经成为一个人口逾百万的国际性大都市。它不仅是冠盖云集的南宋政治中心，而且国际交往频繁，经济繁荣，市场兴旺。所有这些，在当时人撰写的如《都城纪胜》《西湖老人繁胜录》《梦粱录》诸书中都有详尽的描述。研究者指出，南宋在杭州建都，对今浙江省境在文化发展方面的影响有三件事可以充分证明：第一是教育发达；第二是书籍刊印业发展；第三是藏书家和藏书楼增加。

晋室南迁以前，从全国来说今浙江不过是一个文化落后的偏僻边区。但从东晋以来，一大批中原著名文人的进入，使这个地区在文化上顿改旧观。也正是由于这批著名的文人，这里的"佳山水"得以传扬海内，吸引了当时和以后历代的许多文人学士来此游玩定居，继续促进这个地区在文化上的进步。所以晋室南渡对于今浙江特别是三吴地区，显然是一个次文化上的飞跃，推动了今浙江在以后历史年代中的全面发展，迎来了南宋建都。南宋建都百余年，今省境各地，多成为朝发夕至的首都近畿，各方面得以迅速发展，终于使浙江成为一个在全国范围内经济与文化高度发展的先进地区。

三、浙江人文对医学的影响

医学的发生发展与其周边地区的地理人文环境密切相关，浙江地区的地理气候为浙江医学提供了丰富的中草药资源，促进了中草药文化的发生发展。同时地理气候通过对人群体质疾病谱系的作用，促进了浙派医学的形成。浙江地区人文环境同样对浙江地区医学影响深远，跨湖桥、马家浜、良渚、河姆渡等古文化时期体现出的种植文化，也有利于中草药的种植起源和发展；同时由于地处水乡泽国，有得天独厚的渔业资源，水文化对医学的发展也有很大的影响；断发文身、凿齿锥髻、踞箕而坐、善野音、重巫鬼的人文风俗促进了禁咒术和针刺、刺血疗法的起源与发展。东晋时期道教文化的兴起使浙江地区医学进一步发展。南宋时期盛行的理学思想与重事功的文化思想促进了浙江医学流派的形成。正是这些独特的地理气候、人文饮食、生活习俗造就了带有浓郁浙江特色的中医药学术体系和特色饮食养生文化，为后人留下了众多人文景观，并仍在为浙江人民防治疾病和养生保健做出重要贡献。

第四节　浙江中医药背景

一、儒家精神文化背景

（一）儒家伦理观的影响

儒家的伦理观和人生观曾促使许多儒学人士从事医学研究，有些人干脆弃儒从医。据统计，《浙江医林人物志》所载的1700多位医家中，儒生占绝大多数，其中进士5人、举人2人，贡生、廪生不计其数。儒家的伦理观概括起来，就是忠、孝、仁、义，也是儒家的最高道德标准。"孝以事亲，忠以事君"，疗君亲之疾是尽忠孝之道，这一观念激发了许多人投身于医学，如明代王纶，进士出身，后因父病而学医。至于仁义，儒家以济世利天下为人生最高理想，医学作为一种除疾患、利世人的手段，与儒家的仁义观一致，所以宋代名臣范仲淹在浙江宁波任职时曾说："不为良相，便为良医。"在浙江医学史上，有相当一部分仕途不通或官场失意的儒士转而学医，退而求其次，成其济世之志，如朱丹溪，曾两次参加科举但都没有考中，最终投身医学，成一代医学大家。

儒医的群体，提高了医学的社会地位，为稳定医疗队伍和进行医疗活动提供了有效的保障，也提高了医学从业人员的素质，他们的"立德、立言、立功"三不朽思想，使得医学研究和著述大行其道。而且这些知识渊博的儒医，如张志聪等，广泛吸取其他学科，如天文、地理、博物、哲学等知识来丰富医学内容。

（二）儒家崇古尊经的影响

儒家的崇古尊经思想非常浓厚，表现在对古代圣贤著作的尊重，在医学上，则表现为对《黄帝内经》《伤寒杂病论》等经典的推崇，使得习医之士无不以研读为首务，如金元四大家之一的刘完素，其独好《素问》，"朝夕研读，手不释卷"。在浙江，历代医家书目中也都以医经注释类著作为最多，至明清时期更是达到了登峰造极，他们主张学习医学，就必须潜心研读医经，尤其是《内经》和仲景之书，著述有沈裕生《素问集解》、张世贤《图注八十一难》、马莳《素问注证发微》《灵枢注证发微》、许兆祯《素问评林》、张景岳《类经》、沈又彭《医经读》、俞樾《内经辨言》、莫枚士《研经言》等，计90余种，皆以经典的注解阐释作为研究医学、表达自解的方式，这些均奠定了浙江医经学派的基础，并促进了浙江医经学派的发展。

（三）新儒学的影响

儒学发展的宋明时期，出现了宋明理学，即新儒学。浙江在南宋时，已成为新儒学的重镇。朱熹的弟子、再传弟子在浙江从政、讲学，执思想界之牛耳，历元明而不衰，对医学的发展起到了极大的影响。如朱丹溪，为金元四大家之一，35岁时师从朱熹四代弟子许谦，43岁从罗知悌学医。罗知悌为刘完素第三代弟子，其学宗法刘完素，旁通张从正、李杲二家之说，认为"学医之要，必本于《素问》《难经》，而湿热相火为病最多"。朱丹溪尽得其传，因其学问深受理学影响，常援引理学入医理，影响到明代诸多医家。其时，对宇宙观的认识，也与《内经》时期有很大不同，如朱丹溪说"天大也为阳，而运于地之外；地居中为阴，天之大气举之。日实也，亦属阳，而运于月之外；月缺也，属阴，禀日之光以为明者也"，已经突破了天地一分为二，清者上升为阳，浊者下降为地，"阴阳二分"的宇宙观，认识到天是无穷，包举着大地；太阳能自己发光，而月亮只是"禀日之光以为明"，由此，根据"天人相应"，得出人身"阳有余而阴不足"的观点。张景岳，明末绍兴籍著名医家，著有《类经》《类经图翼》《类经附翼》，晚年著《景岳全书》及《质疑录》，提出"阳非有余，真阴不足"的论点，其中《类经》是景岳研读《内经》，用时三十余年写成，他将《素问》《灵枢》重新编次，归纳为摄生、阴阳、藏象、脉象、经络等十二类共三百九十余章。《类经附翼》中倡"医易同源"说，并引用了大量的理学思想来论证医学理论，如"三焦包络命门辨""大宅论""真阴论"诸论，详述"命门水火"，指出保持命门真阴、真阳的重要性。

二、道教医药背景

　　道教是中国传统文化中自成一体的本土文化现象，葛洪曾在杭州西湖葛岭炼丹，他在《抱朴子·内篇》中说："古之初为道者莫不兼修医术。"秦汉以来，丹方士之流皆是亦道亦医，医道相兼。浙江山川秀丽，气候宜人，十分适合道教思想的萌生发展，早在东周时期，吴越之地就流行黄老思想，东汉以降，已成为一种宗教派别的道教传入浙江。魏晋南北朝，随着文化重心的南移，浙江跃居为道教传播的重要区域，道观林立，香火繁盛。杭州、天台、会稽、青田、天目山、金华等地都成了道教修炼的洞天福地。历史上，浙江曾有许多著名的道士留下炼丹的遗址，最早的文献记载出自《后汉书》，东阳著名道士赵炳，字公阿，能以禁咒术治病，又通内科，擅长用越人方药治病，东汉兵乱，疾疫大作，他与徐登相约在乌伤溪水之上（今义乌县东），以此法治病，闻名江南。东汉末年，会稽上虞人魏伯阳著《周易参同契》，这是世界上现知最早的包含着系统的内外丹理论的养生著作，有明显的黄老道家特色，后被道教吸收奉为养生经典。东晋葛洪曾在西湖葛岭炼丹，岭上至今留有葛仙庙、抱朴庐，山腰有渥丹室、流丹谷、还丹古井等。在中国道教发展历程中，浙江籍道教人物、学者在医药学、炼丹术的发展上，皆建树非凡，中国传统的道学和医药学在他们身上熔为一炉。有的是道名盖过医名，如道教大师魏伯阳、南天师道创始人陆修静等；有的是医名盛于道名，如徐氏医学世家、孔氏医学世家、日华子、朱肱、张景岳、赵献可等；还有的是道名、医名并重的外籍来浙江炼丹的人物，如葛洪、陶弘景。但总体来说，在浙江历史上，道家习医者不及儒家习医者多。

三、佛教医药背景

浙江地处东海之滨，人文荟萃，佛教寺院林立，庙宇内留下许多有关医药的遗迹，精通医学的僧侣和兼修佛学的中医人才济济。浙江以它所特有的钟灵毓秀的地理环境和人文环境使得佛教医药学十分发达，超过大多数地区。其中禅宗对中医药学的渗透在浙江最为突出。自唐宋以来，禅宗风靡一时，禅宗的直觉观照，注重心悟的思维在很大程度上促进、发展了中医药学基本特质，其思辨、领悟、以不变应万变的思维方式，对中医药学辨证论治体系的发展和确立起到了重要的推动和促进作用。禅宗对中医药学的渗透可从层出不穷的以心悟、心法命名的医学著作中体现出来，如朱丹溪的《丹溪心法》、张景岳的《类经》和楼英的《医学纲目》都表现了以经阐经的禅宗思想。千百年来，衣钵相传，僧医皆精岐黄和医论，在理、法、方、药上别具特色，也成为促进浙江医经学派形成与发展的重要因素。

四、中医教育发展

在中医药发展的演变过程中，名医、名师灿若星辰，形成了为数众多的学术流派和学术思想，而名医、名师的造就，学术流派和学术思想的建立都归功中医传统的教育传承方式，即师承、家传和自学。这三种传承方式至今仍值得借鉴。而官办的中医教育，据《唐六典》记载："宋元嘉二十年，太医令秦承祖奏置医学，以广教授。"可见在公元 443 年，刘宋王朝就已创建了医学教育机构，北魏、隋唐及后世历代均设有太医、博士、助教等官职来管理医学教育。浙江最早的官办中医教育机构出现在南宋。南宋绍兴年间，朝廷设立翰林医官局，负责医学教育，设医学堂，翰林医官局的职责是为朝廷培养太医。据《梦溪笔谈》记载，医学堂的遗址在杭州通江桥北，学堂设大方脉和小方脉科。

师带徒形式的传承，具有代表性的是朱丹溪师从罗知悌，据《丹溪翁传》记载，其带徒方式是"每日有求医者来，必令其（朱丹溪）诊视脉状回禀，罗但卧听口授"，以及"即授以刘、李、张诸书，为之敷畅三家之旨，而一断于经"，既有随师临证，又有理论讲授，所以医术进展很快。

明清时期，中医教育出现了"讲学"的新模式。浙江首创中医教育"讲学"模式的是钱塘（今杭州）卢之颐，他父亲卢复精通医学，之颐承父业，撰有《金匮疏论》《学古诊训》《本草乘雅半偈》等多部医著，并以所撰著作为讲义，开讲医学，听讲者众，当时不少名医如张志聪、陈胤倩、张天生等都听过他的讲学。后张志聪继承讲学，在杭州吴山开办"侣山堂"，集讲学、临诊与研究于一体，延续了将近百年，造就了众多医家，出现了医学史上少有的繁荣局面，清代王琦称"自顺治至康熙之初四十年间，外郡人称武林为医薮"（《侣山堂类辩·跋》）。讲学经典的模式也为浙江医经学派传承研究《内经》开创了新的气象。

参考文献

[1] 缪仁炳. 浙商创业特点、文化渊源与超越演进 [J]. 商业经济与管理，2006，180（10）：13-16.

[2] 张仁寿，杨轶清. 浙商：成长背景、群体特征及其未来走向 [J]. 商业经济与管理，2006，176（6）：4-7.

[3] 章剑鸣. 浙商文化的历史探源 [J]. 广西社会科学，2006，125（11）：186-188.

[4] 司马迁. 史记 [M]. 北京：中华书局，1982：1752.

[5] 尹铁. 论近代浙商崛起的社会历史条件 [J]. 浙江教育学院学报，2007(4)：82–87.

[6] 吴自牧. 梦粱录：卷 19[M]. 北京：古典文学出版社，1957：299.

[7] 王士性. 广志绎 [M]. 北京：中华书局，1981：86.

[8] 朱德明，丁志强，鲍晓东，等. 杭州医药史 [M]. 北京：中医古籍出版社，2007：6.

[9] 朱德明. 元明清时期浙江医药的变迁 [M]. 北京：中医古籍出版社，2007：1–3.

[10] 陈桥驿. 晋室东渡和南宋建都对浙江文化发展的影响 [J]. 文史知识，1996（10）：12–18.

[11] 傅晓骏，朱杭溢. 婺州医学与八婺地理人文环境关系 [J]. 中医药管理杂志，2016，24（19）：3–5.

[12] 张平. 浙江中医药文化博览：下卷 [M]. 北京：中国中医药出版社，2009：3–39.

第二章 学派的渊源与发展

医经学派源起于西汉时刘向校书辑录《别录》所载之医经七家。其后，因其余六家亡佚而仅存《黄帝内经》一家，故而历代以来专指以《内经》研究为主的学派。浙江医经学派源出于汉代，并在宋元时代基本成型，而后历经明清发展而不断壮大，成为浙派中医主要的学派之一，亦是中国医学史上具有深远影响力的一个学术流派。

第一节 学派的渊源

一、源起于医经七家

据东汉·班固《汉书·艺文志》引刘歆所纂之《七略》载："医经者，原人血脉、经络、骨髓、阴阳、表里，以起百病之本，死生之分，而用度箴石汤火所施，调百药齐和之所宜，至齐之得，犹磁石取铁，以物相使。"汉代时曾有医经七家，分别如下：《黄帝内经》十八卷，《外经》三十七卷，《扁鹊内经》九卷，《外经》十二卷，《白氏内经》三十八卷，《外经》三十六卷，《旁篇》二十五卷。其中仅有《黄帝内经》一书承传下来，由《素问》《灵枢》两个部分，各八十一篇组成，成为中医理论最重要的经典著作。

（一）刘向、刘歆校书撰著《别录》《七略》

汉朝建立之初，由于秦始皇的焚书坑儒，国家藏书极为匮乏。于是，汉武帝下令搜求散落于民间的图书，广开献书之路，同时设立写书官抄写书籍。至成帝时，又使陈农求遗书于天下，令刘向、刘歆父子负责校经传、诸子、诗赋，步兵校尉任宏校兵书，太史令尹咸校数术，侍医李柱国校方技，各书编写完成后再由刘向、刘歆审订并撰写各书的叙录。同时，刘向依此编写了《别录》一书。

《别录》是我国第一部提要目录专著，为目录提要之祖。由刘氏父子二人共同工作了十九年所成。刘向死后，刘歆继承父业，完成其著作《七略》。七略，即六艺略、诸子略、诗赋略、兵书略、数术略、方技略。这是刘歆依据各种书籍的不同内容，按其学术性质划分的。还有一略即辑略，实际上是全书的绪论，阐述了全部目录的大略及各类书籍的学术思想源流，置于全书之首。《七略》总共著录图书一万三千二百六十九卷，其书目大都保存在《汉书·艺文志》中。

《方技略》共分为医经、经方、房中、神仙四类。医经主要论述医学理论，共七部（家），216卷（按所列各书卷数之和为175卷）；经方包括方书、本草、内外妇儿各科及食禁在内的医书，共十一部（家），274卷；另有房中八部（家），计186卷；神仙十部（家），计205卷。《内经》即医经七家之一，是阐述中医理论的主要学术专著。

（二）《内经》成书及书名涵义

《黄帝内经》是中医学四大经典著作之首，是我国医学宝库中现存最古老的医学典籍之一。它总结了春秋至战国时期的医疗经验和学术理论，并吸收了秦汉以前有关天文学、地理学、历算学、生物学、人类学、心理学的知识，它从阴阳五行、五运六气、脏腑、经络、病机、诊法、治则、针灸、制方等方面对人体的生理活动、病理变化、病证，以及诊断治疗与养生康复等进行了系统而全面的叙述，从而奠定了中医学独特的理论体系。

《素问》在汉魏、六朝、隋唐各代皆有不同传本。常为张仲景、王叔和、孙思邈、王焘等在其著作中所引用。主要有：①齐梁间（公元6世纪）全元起注本，是最早的注本，但当时其中的第七卷已亡佚，实际只有八卷。这个传本先后被唐王冰、宋林亿等所引用，至南宋以后失传。②唐·王冰注本，唐宝应元年（762），王冰以全元起注本为底本注《素问》，并将已亡佚的第七卷，以自称得自其师秘藏的七篇"大论"补入，北宋嘉祐、治平（1056—1067）年间，林亿等人在王冰注本的基础上进行校勘，定名为《重广补注黄帝内经素问》，雕版刊行，遂定型以流传后世。

《灵枢》亦称《九卷》《针经》《九灵》《九墟》等名称，汉魏以后，由于长期抄传出现多种不同名称的传本。唐·王冰所引用古本《针经》传本佚文与古本《灵枢》传本佚文基本相同，说明为一共同的祖本。宋林亿曾校《灵枢经》残本，但早亡佚，该本与南宋史崧发现的《灵枢》传本（即现存《灵枢》传本）则不尽相同。北宋哲宗元祐七年（1092），"高丽国遣黄宗悫来献《黄帝针经》"（即《灵枢》，见《宋史·高丽国传》），元祐八年（1093），"诏颁高丽所献《黄帝针经》于天下"（见《宋史·哲宗本纪》），此书始得广布于世。然由于战乱，至南宋初期，《灵枢》和《针经》各种传本均失传。南宋绍兴二十五年（1155），锦官史崧将其家藏《灵枢》九卷八十一篇重新校正，扩展为二十四卷，附加音释，镂版刊行。至此，《灵枢》传本基本定型，取代各种传本，而一再印行，流传至今。

二、依托于医经学派

历代均有研究《内经》、发挥《内经》的医学家及其著作，古之学医者，必先从医经入手，故历代医家颇着力于《内经》的注释、训诂等工作。当然，不能说凡是所有研究过《黄帝内经》的医者都包括在医经学派内，那样就太多了。医学史上的医经学派是指在研究《黄帝内经》方面有突出成就的学派，特别是在研究《黄帝内经》的理论与方法上有独到之处的历代医家可以归入其中。浙江医经学派的渊源依托于医学史上的医经学派，大凡有三种情况，形成了三个分支：一是校订、注释诸家；二是分类研究诸家；三是专题发挥诸家。

（一）校订、注释诸家

汉唐以前的书籍，主要是以竹简、帛书、石刻几种方式流传，不易保存，日久容易发生脱落甚至遗佚等现象。同时古今文字，不尽相同，因此研究古代书籍，往往需要进行校订和注释的工作。

齐梁间人全元起，是校订和注释《素问》最早的医家，他校注的《内经训解》，惜已亡佚。此书宋时尚存，我们现在从宋代林亿等所校订的《重广补注黄帝内经素问》中，还可以见到部分全元起《训解》的内容。在《新校正》注中，涉及全元起本内容共271条，其中标出全本卷目篇次者计76条。

唐·王冰在全元起注本的基础上，调整篇序、更冠篇名、迁移内容、增删文字、辑佚存目，"合八十一篇二十四卷，勒成一部"，而撰成《黄帝内经素问》，此注本一经问世，便逐渐取代了全注本而成为《素问》通行本。

明·马莳著《黄帝内经灵枢注证发微》(简称《灵枢注证发微》)与《黄帝内经素问注证发微》(简称《素问注证发微》)，其所注《灵枢》，可称第一大家，开创全注《灵枢》之先河。同时，他将《素问》《灵枢》恢复九卷体例，并对篇名进行注解。

明·吴崑著《素问吴注》，吴氏仍以王注本为底本，他对《内经》有深入的研究，继承了王冰、林亿等人的成果，以王冰二十四卷本为基础，删繁就简，引申发挥，对《素问》进行了注释与删节补正。同时，他临床经验丰富，许多观点来自临床实践，在注释中有不少医理发挥，发前人所未发。

清·张志聪集同学及门弟子数十人于侣山堂，历五年之久著成《黄帝内经素问集注》(简称《素问集注》)，又复集门人著《黄帝内经灵枢集注》(简称《灵枢集注》)，开创了集体注释《内经》的先河。张氏注释能汇聚集体智慧，强调以经解经，突出经文间的相互联系，相互印证，质量较高。

清·高世栻系张志聪门下弟子，一生追随其师，因感《素问》一书注本虽多，但往往"义意艰深"或"字句文义重复"，甚至"以讹传讹"，为了"直捷明白，可合正文诵读"，故校订《素问》全书重予编注，撰成《素问直解》，成为有影响的《内经》注家。他采用直解原文的方法，对《素问》进行注释，并对衍文、错简、讹字进行校正，注释明白晓畅，要言不烦。同时，还将每篇分为数节，眉目清楚，大畅经旨，使人一目了然，体现了直解《素问》的宗旨。

清·张琦采用了王冰的篇次对《素问》进行了注释，撰成《素问释义》，但其注解多不用王冰的注文，而是采用林亿、黄元御等几家校注，所选注释精练，释义多有所发挥，体现了其研读《素问》的深厚功力。

晚清大儒俞樾善小学，通医学，著《读书余录》，其中有《素问四十八条》，系俞氏对经文的辨疑解惑，可谓是以文字、音韵、训诂为利器治《素问》的典范。

（二）分类研究诸家

唐·杨上善撰《黄帝内经太素》30卷，首创分类研究《内经》，是分类注释《内经》第一家。其将《素问》《灵枢》原文全部拆散，按其不同性质分作摄生、阴阳、人合、脏腑、经脉、腧穴、营卫气、身度、诊候、证候、设方、九针、补养、伤寒、寒热、邪论、风论、气论、杂病等计19大类，每一类之下，又分作若干小类，有纲有目，使《内经》理论体系更加清晰、更加系统。此书自宋以来，已残缺不全，现国内流行的，系自日本影印的仁安二年（宋乾道三年）旧钞本，缺损仍较严重。

元·滑寿首创节要类编《内经》，撰《读素问钞》。他将《素问》有关内容，"删去繁芜，撮其枢要"，分门编次为藏象、经度、脉候、病能、摄生、论治、色脉、针刺、阴阳、标本、运气、汇萃等十二类。注文简明扼要，起到提要钩玄的作用。

明·张景岳著《类经》，认为《素问》《灵枢》"经文奥衍，研阅诚难"，唯有"尽易旧制，颠倒一番"，把全书内容拆散，进行分类研究，内容分摄生、阴阳、藏象、脉色、经络、标本、气味、论治、疾病、针刺、运气、会通等十二大类，共三百九十篇。张景岳注释综合百家，剖析疑义，颇有发明；尤其是条理井然，易于浏览研读，深为后世研读《内经》者称便。对于其中意义深奥，言而不能尽意者，另详以图，再加阐释，故又有《类经图翼》《类经附翼》二本续篇，共同成为张氏研究《内经》学术思想的体现。

明·李中梓抓住《内经》的重点，删繁从简，分类节选，编成《内经知要》，使《内经》的内容更加精练，以便后人学习。《内经知要》共上下两卷，分成道生、阴阳、色诊、脉诊、藏象、经络、治则、病能八类。

清·姚绍虞著有《素问经注节解》。姚氏注本以王冰本为底本，并一改王冰原来顺序，而将原有七十九篇内容先分为内、外两篇（编）。其遗篇《本病论》及《刺法论》未收录。内篇（编）分三卷四十八篇，外篇（编）分五卷三十一篇。姚氏将《素问》原文删除十分之一左右。

清·沈又彭著《医经读》，认为《内经》非出自一人之手，真伪杂陈，内容庞杂，故以"去非存是"的观点，反复精选若干条，分别归纳于平、病、诊、治四集之中，酌附按语，阐发经意，可说是分类中最简明的选本。

清·章虚谷著《灵素节注类编》，将《内经》统编为八类，例言"今体会经义而分门类：一曰禀赋源流，二曰摄养为本，三曰阴阳脏腑，四曰营卫经络，五曰四诊合参，六曰外感内伤，七曰治法准则，八曰运气要略"。这种分类研究《内经》的方法，具有一定的概括性和参考价值。

（三）专题发挥诸家

秦越人，即扁鹊，汲取《素问》《灵枢》中有关经脉脏腑的议论，发挥为《八十一难经》，其中以发挥经脉的尤多，而经脉之中又以发挥脉诊最有成就。《难经汇考》中欧阳玄曰："切脉于手之寸口，其法自秦越人始，盖为医者之祖也。"

东汉·张机，字仲景，他根据《素问·热论》"今夫热病者，皆伤寒之类也"及"伤于寒也，则为病热"之说，认为所伤的寒邪是病因，所发的热是病症，热为寒的反映，因而将这一类疾病叫作"伤寒"，而不叫作热病。《热论》对热病的辨证，是以三阴三阳为纲的，仲景据此创立了六经辨证，并拓展了少阳证及三阴证，撰成《伤寒杂病论》，成为外感病中医临床辨证论治的圭臬，后世尊称其为医圣。

晋·皇甫谧，字士安，安定朝那（今甘肃省灵台县）人，精通针灸学，他把《灵枢》《素问》中有关经脉、腧穴、针法部分的内容与当时的《明堂孔穴》《针灸治要》综合起来，以类相从，撰成《针灸甲乙经》十二卷，成为针灸学的经典著作。

元·朱丹溪，从医后反复研读《素问》，指出"《素问》，载道之书也""医之为书，非《素问》无以立论"（《格致余论·序》），著有《格致余论》《局方发挥》《丹溪心法》《素问纠略》等书，其中《素问纠略》惜已亡佚。丹溪的学术思想大多体现在《格致余论》《丹溪心法》中。丹溪在《内经》阴阳观的基础上进一步发挥，提出了"相火论""阳有余阴不足论"。

综观医学史上历代医经学派诸家，浙江医家尤多，如滑寿、朱丹溪、马莳、张景岳、张志聪、沈又彭、章虚谷、俞樾等，形成了影响深远的浙江医经学派。据现存文献可证者，自宋元时沈好问著《素问集解》、滑寿著《读素问钞》等开始；继之以明代马莳著《素问注证发微》《灵枢注证发微》，许兆祯著《素问评林》，张景岳著《类经》《类经图翼》（含《附翼》）等；清代张志聪著《素问集注》《灵枢集注》，高世栻著《素问直解》，陈士铎著《外经微言》，冯兆张著《内经纂要》，姚绍虞著《素问经注节解》，沈又彭著《医经读》，章虚谷著《灵素节注类编》，俞樾著《内经辨言》，莫枚士著《研经言》等；及至近现代陈无咎著《内经辨惑提纲》、杨则民著《内经讲义》、张山雷著《读素问识小录》、徐荣斋撰《内经精要》等，共同为浙江医经学派的形成奠定了坚实的基础，成为浙派中医中具有广泛影响的学派之一。

第二节　学派的形成

宋元时期，由于宋室南迁，使政治、经济、文化中心转移至浙江，从而带来了浙江中医药的兴旺发达，这为浙江医经学派的形成提供了良好的土壤，而众多的浙江名医参与《内经》研究，以及浙派中医各个流派的兴盛也为医经学派的形成与发展奠定了坚实的基础。

一、滥觞于南宋

浙江一地人杰地灵，历代文人从医者众。尤其南宋时期，由于赵宋朝廷偏安浙江，"大驾初跸临安，故都及四方士民商贾辐辏"，带动了各业兴盛，使浙江成为全国的政治经济文化中心。大批政界、文坛与医界名流伴随来浙，为中医药的发展储备了大量人才。宋代崇尚文官统治，重视文士的培养选拔，知识分子地位较高，许多贤士、文人进入医界，由此提高了医药队伍的文化素质；南宋朝廷对医药事业给予的关注也是空前绝后的，不仅表现在朝廷决策人士对医药活动的倡行和参与，还反映在中央官制改革中关注医官设置，设有完善的医药卫生行政机构和管理系统，如御药院、太平惠民局、惠民和剂局、施药局等，制订了一系列的医事制度和法规，兴办医学教育，广征医学资料，正规校正医书，颁布医药法令等方面，这些都极大地推动了浙江中医药的兴旺发达。

南宋时期，社会普遍重视医学，大量社会名彦如朱熹、陆游等与医界名宿都有交往，甚至直接参加行医、著述，社会上一时间形成名人尚医、文人知医的社会风尚和"不为良相，当为良医"的社会心理，诸多的文人雅士参与医学研究与实践，研读《内经》等中医经典理论并著书立说，因而在医学理论的总结研究、整理推广方面有着得天独厚的条件，并进而产生了"儒医"这一医学人才类型，营造了医学腾飞的良好氛围，为医经学派的形成注入了源头活水。

这一时期，浙江名医辈出，璨若星河。据《南宋医药发展研究》一书所载，南宋浙江名医有名有姓并记录其从事医学活动者达106人之多，其中如朱肱、裴宗元、陈师文、沈括、王执中、陈无择、罗知悌等均名重一时，成为医学史上很有影响的大家。陈无择、罗知悌等人更是精研《内经》《金匮要略》，创立三因学说和丹溪学派流传后世；王执中熟读《甲乙经》《明堂经》等，并撰成《针灸资生经》一书，对《内经》针灸理论及实践有所发挥。因此，可以说南宋时期中医药的兴盛，以及诸多儒医的习文知医重视经典的风气，客观上为浙江医经学派的形成奠定了良好的基础。

二、形成于元代

由宋至元浙江诸多医家对《内经》不断深入研究，出现了浙江籍医家第一部研究《素问》的专著，即沈好问撰著的《素问集解》，其后又有滑寿的《读素问钞》、朱丹溪的《素问纠略》《格致余论》等相继问世，标志着浙江医经学派的形成。

宋元时期是浙江医经学派形成的初期，以沈好问、朱丹溪、滑寿诸医家研究《内经》为标志，尤以滑氏所撰《读素问钞》问世为代表。

沈好问，字裕生，号启明，元代钱塘人，具体生卒年月已不可考。其先世以针灸隶籍太医院，扈宋南渡，徙居杭州，杭州传为沈铁针而忘其名，数传至好问，颖慧绝人，昼夜研读其祖传医学秘笈，技乃大进，又善小儿科，提授太医院院判，协助太医院提点、院史、副使等共同掌管医药方面的事宜及太医院行政事务。《浙江通志》载："沈好问，字裕生，钱塘人。世业小儿医，至好问益精。视小儿病，洞见脏腑，尤善治痘证。所著有《素问集解》《痘疹启微》《本草类证》诸书。"惜其著作均已亡佚。其中，《素问集解》一书是有史记载以来的浙江注解《素问》第一部，沈氏则为浙江注解《素问》第一人。

朱丹溪，名震亨，字彦修，婺州义乌赤岸人，自幼研读理学，因母病，30岁时开始攻读医经。后从当时名医罗知悌学医，学术上受刘完素、李杲等影响，是著名的金元四大家之一，亦是医经学派的奠基人物。著有《格致余论》《局方发挥》《丹溪心法》《金匮钩玄》《素问纠略》《本草衍义补遗》《伤寒论辨》《外科精要发挥》等。可惜的是《素问纠略》已经亡佚，不过在《格致余论》《丹溪心法》等书中可见其学术思想，其中有很多是朱丹溪学习《内经》的体会及其理论发挥。戴良《丹溪翁传》中记载，朱丹溪"参之以太极之理，《易》《礼记》《通书》《正蒙》诸书之义，贯穿《内经》之旨，以寻其指归"，达到"以阴阳造化之精微与医道相出入者论之"的境界，其所论的"阴阳造化之精微"根源于《内经》和理学太极论。而且，朱丹溪从医之路就是从自学《内经》三年然后治愈母亲"脾痛"开始的，从医后更是反复研读《内经》，指出"《素问》，载道之书也""医之为书，非《素问》无以立论"（《格致余论·序》），可见其对《内经》的尊崇。

滑寿，字伯仁，一字伯休，晚号撄宁生，是元末明初的著名医家。他首创节要类编《内经》，撰《读素问钞》。滑寿之前，对《内经》进行类编整理者即不乏其人。晋·皇甫谧《针灸甲乙经》首先以《素问》《九卷》《明堂孔穴针灸治要》三书为本，删其浮辞，除其重复，重新分类编辑而成。隋·杨上善撰《黄帝内经太素》，对《内经》全文进行了分类编注，将《素问》与《九卷》全文合编，分为十九类，并对全文进行了注释。但《太素》流传至宋代以后则在国内失传，公私书目均无著录，滑寿在其著作之时恐未见到，故其分类创新的意义可谓不言而喻。他将《素问》有关内容，"删去繁芜，撮其枢要"（转引《读素问钞·汪机序》），分门编次为藏象、经度、脉候、病能、摄生、论治、色脉、针刺、阴阳、标本、运气、汇萃等十二类，开节略类编《素问》之先河。他大胆提出分门别类，钞而读之，选取《素问》中的精华内容，对其精审训解，并结合临床予以明释。这种分类研读，有选择的研究《素问》的方法，较之隋代杨上善更为简明，起到了研读《内经》的钩玄提要作用，因此受到了后世医家的充分肯定和赞誉。如明代著名医家汪机称其

"各以类从，秩然有序，非深入岐、黄之学者不能也"，并为之补注收入《汪氏医学丛书》中。

滑寿类编《素问》对后世学习和研究《内经》产生了很大的影响，后李中梓《内经知要》、沈又彭《医经读》、张景岳《类经》的分类研究皆效仿其做法。如张景岳著《类经》时，在分类方法上，借鉴了滑寿的分类方法。《读素问钞》分为十二类，《类经》亦分为十二类，二者相同的有摄生、阴阳、藏象、标本、运气、针刺、论治七类，经度、脉候、色诊、病能、汇萃五类与《类经》中的经络、脉色、疾病、汇通四类基本一致。所不同的是《读素问钞》中的"脉候"和"色诊"一类在《类经》中合为一类，《类经》中又多出"气味"一类。《读素问钞》各类中所收录的《素问》经文，也多被收录在《类经》相同或相近的类别中。张景岳在《类经》序文中亦明确提到扁鹊、皇甫谧、王冰、滑寿等人对其研究《内经》的影响，其谓："粤稽往古，则周有扁鹊之摘难，晋有玄晏先生之类分，唐有王太仆之补削，元有滑撄宁之撮钞，鉴此四君子而后意决。"《慈云楼藏书志》亦曰："后来景岳介宾《类经》亦仿伯仁为之也。"

明代程文杰对《读素问钞》评价甚高，谓其："医之有《素问》，犹吾儒之有《四书》。不读《素问》，不知病源；不读《四书》，不知道理。时医只知检方疗疾，不知病源，误人多矣。许吕滑伯仁氏《读素问钞》九卷，其删取之精，编辑之审，其功犹程朱二夫子之于《四书》也。"

滑寿同时还著有《十四经发挥》以发明《内经》经络针灸学说，他把督、任二脉与十二经合论为十四经，提出十四经概念；又考诸《内经》，确定穴位657个，并肯定了经络与脏腑的关系；同时，绘制经穴图，编写腧穴歌，使经络学说益臻系统、完善，对后世针灸学的发展产生了深远影响。

第三节　学派的发展

明清时期，是浙江医经学派发展的鼎盛时期，诸多的浙江医家集中开展《内经》分类考订与注释校勘研究，对于版本的考校及《内经》义理的诠解均取得了前所未有的成就，成为历代研究《内经》的典范。民国以后，浙江医家的重点则偏重在传承经典与复兴学术，以及开展《内经》哲学思想和理论体系的研究，他们共同推动了浙江医经学派的发展。

一、明代分类考订研究

明代，是中国历史上政治比较稳定，封建社会经济高度发展的王朝。官方尊崇儒学，倡导孝悌，医学被视为履行孝悌的重要手段。在这样的环境中，大批科举失意的知识分子，涌入医学领域，从而提升了医生的文化素质和知识结构，中医药得以迅猛发展。明代儒医尤其重视中医典籍的整理，浙江医经学派得以传承发展。

明代研究《内经》采用的方法主要是分类研究和考订注疏，其代表人物为张景岳和马莳。他们对《内经》所进行的分类考订注疏研究成果体现在《类经》的成书和《素问注证发微》《灵枢注证发微》的撰著刊行。

张景岳著《类经》三十二卷、《类经图翼》十五卷（内《附翼》四卷），明天启四年（1624）刊行。他认为《素问》《灵枢》"经文奥衍，研阅诚难"，唯有"尽易旧制，颠倒一番"，把全书内容拆散，进行分类研究方能得其精要。之所以取名《类经》的含义，是体现用《灵枢》启发《素问》之隐蔽，以《素问》阐明《灵枢》之奥妙，互为表里，贯通两书。全书内容分摄生、阴阳、藏象、脉色、经络、标本、气味、论治、疾病、针刺、运气、会通等十二大类，共 390 篇，这比隋代杨上善《太素》19 类的分类扼要得多，比同时代李中梓的《内经知要》更为全面和系统。张景岳虽然撰写《类经》时仿滑寿对《内经》分为十二类，但他并没有照搬《读素问钞》的分类方式，如《类经》中许多条文的归类与《读素问钞》中的归类不同，而《读素问钞》中的汇萃类是前 11 类中未出现过的才归于此类；《类经》汇通类中所收录的经文则是对前 11 类中出现过的经文重新摘要归类。且滑寿仅仅摘抄《内经》，虽发觉了部分精义，然不能窥其全貌，而景岳熔《灵枢》《素问》于一炉，将两本书完全融会贯通，充分体现了完整性与全面性。

景岳的注释能综合百家，剖析疑义，颇有发明，同时又条理井然，易于浏览研读，深为后世研读《内经》者称便。对于其中意义深奥，言而不能尽意者，另详以图，再加翼说，故有《图翼》的续篇。在《图翼》的《附翼》中，又有"求正录"诸篇，畅谈了景岳的研究心得和独特见解。

清·黄宗羲为张景岳作传曰："二十年来，医家之书盛行于世者，张景岳《类经》，赵养葵《医贯》。"《四库全书总目提要》谓《类经》："条理井然，易于寻览，其注亦颇有发明。"章虚谷《医门棒喝》中亦云："或曰尝见诵景岳者，其门如市。考之吴阊叶桂，亦实受景岳影响，可知自顺治中叶，以迄今日，充乎街巷之市医，几尽为此两家之书所支配，其历史将达三百余年而未艾，在中国历史上，其影响之久远，除张仲景而外，几无一人可与此二家抗衡。"可以说是后世医家对其杰出成就的高度评价。

《类经》对《内经》全部内容整体分类，系统阐发，对其内容进行深入研究，释疑正误，在研究形式上大胆创新，科学分类，全面整理，遵循中医自身规律，追本溯源，不断提高，为今天的阴阳、五行、藏象、治则等中医基础理论体系的形成完善奠定了基础，是历代整理研究《黄帝内经》书籍中享有盛名的著作，也是当今学习研究《黄帝内经》极为重要不可或缺的参考书。《类经图翼》《类经附翼》还创制图解《内经》的方法，图文结合，用以解读《黄帝内经》，是研究《内经》的一大创举。特别是其中有关五运六气学说的论述和图表，至今仍是研究中医运气理论的重要文献。

张景岳还重视《内经》训诂，认识到《内经》文义古奥，会给研究阅读造成困难，如果不把《内经》中的字句意义解释明白，很难对《内经》进行深入研究，即其所谓"期冀夫通神运微，仰大圣上智于千古之邈，断乎不能矣"（《类经·序》），所以在注解《素问》时，景岳主要参考了王冰注的《素问》和林亿注的《新校正》，在注《灵枢》时，主要参阅了马莳注。景岳的注释比王冰注和马莳注都详密许多，这是《内经》注释的一个重大进步。景岳还开创了"附案"体例，为了使"附案"与注释内容区别，均用"愚按"或"按"字样标志，这种注释方法明明白白，前无所承，后少所续，也具有重要的研究参考价值。

马莳幼年从儒，因身患弱疾，弃儒更医，穷研经典，精于临床，后任职于太医院。世人评价其"善针灸，对《内经》颇有研究"，著《素问注证发微》及《灵枢注证发微》，成为注释《内经》的著名医家。

《素问》一书，明代以前已有多种注本，但马莳认为，王冰的注文随文敷衍，遇到疑窦处往往避而不谈，且"章节不分，前后混淆"；并批评元·滑伯仁的《读素问钞》"类有未尽，所因皆王注"；认为宋嘉祐年间林亿、高保衡等所作的校正，可以填补王注不少漏缺，但在编次上仍分为二十四卷，与古本的编次不合，因班固的《汉书·艺文志》上明白无误的记载《黄帝内经》共十八卷，其中《素问》九卷，《灵枢》九卷。何况《素问·离合真邪论》上也借黄帝的口说："夫《九针》九篇，夫子乃因而九之，九九八十一篇。"故马莳说"大都神圣经典，以九为数，而九九重之，各有八十一篇，愚今析为九卷者，一本之神圣遗意耳"（《素问注证发微·自序》）。因此马莳力求恢复《素问》《灵枢》各九卷的原貌，故编著《素问注证发微》及《灵枢注证发微》各九卷。

《黄帝内经素问注证发微》《黄帝内经灵枢注证发微》是注疏考订《内经》的代表作。因马莳精通经络针灸、素娴临床，故尤其对《灵枢》校注质量较高，后人称其为注《灵枢》第一大家。目前现存的九卷本《灵枢》，即是马本。其所注《灵枢》，开全注《灵枢》之先河。他以南宋史崧收藏的《灵枢》家传本为基础，将该书分为九卷八十一篇，仿照注释《素问》的体例，逐篇逐节加以注释，成为《灵枢》的第一部全注本。注释过程中他尤其重视对经络腧穴详加阐明，并附有经络腧穴图解，同时注文在剖析医理及申明字义方面有所发挥，对后人学习研究《灵枢》很有参考价值。

马莳在注释《内经》时，还注重将《素问》《灵枢》相互佐证，开两经互证之范例。他广泛引证，综合各家，不偏执一家之言。在注解《内经》过程中，经常使用临床治疗方法来解释阐明《内经》旨意，尤其表现在对针刺原则及刺法的解释上。对各经腧穴部分的内容阐释非常详细，附有经络腧穴图解，成为注解《内经》之大家，是首注《灵枢》的第一家；同时他也是继王冰之后注释《素问》的第二家。马莳在注解《灵枢》时，没有采用以往的在字词句下加上双行小注的方式，而是先写原文，在较原文低两格处写他的"发微"，也体现了他认真求实的研究态度。

二、清代校勘注释研究

清代是我国历史上封建社会的后期，由于受宋明理学遗风影响，加之小学的兴盛，浙江医家及儒学之士特别从校勘注释方面对《内经》一书进行了广泛深入的研究。其中，以张志聪、高世栻为首的医学家和以俞樾、孙诒让为代表的经学家对《内经》进行了全方位的注疏考订及版本校勘文字学研究，使浙江医经学派的学术研究呈现出百花齐放的鼎盛气象。

清代浙江医家研究《内经》的校注著作，大致可分为全注本、节注本、校勘本、心得体会及发挥等四类，代表医家有张志聪、高世栻、姚绍虞、沈又彭、章虚谷、俞樾、孙诒让、黄以周、冯兆张、陈士铎、方本恭等。他们通过考校注释与理论发挥研究对《内经》进行了系统深入的学术传承与创新。

（一）全注诸家

清代全注《内经》最有代表性的医家是张志聪和高世栻，张志聪的《素问集注》《灵枢集注》和高世栻的《素问直解》对《素问》《灵枢》进行了全面校注，取得了很高的学术成就，对浙江医经学派的发展贡献巨大。

张志聪，字隐庵，钱塘（今浙江杭州市）人。幼年失怙，因而弃儒学医，师从伤寒大家张遂辰（卿子），得其真传，广览前贤诸书，对《素问》《灵枢》《伤寒论》等典籍，均深入研究。他召集同学及门人弟子数十人于杭州侣山堂（今粮道山附近）开展讲学研究，先后著书有《素问集注》《灵枢集注》《伤寒论宗印》《金匮要略集注》《本草崇原》《侣山堂类辩》《伤寒论集注》《针灸秘传》等。以上除《金匮要略集注》《针灸秘传》遗佚外，其他著作均存留于世。

《素问集注》共九卷，八十一篇。本书着重以经解经，用《内经》各篇的论点解释原文，不拘于字解，不泥于古训，正如其在序中所云："前人咳唾，概所勿袭，古论糟粕，悉所勿存。"同时，注重临床，论理详尽，强调从临床实际来阐发医理。《灵枢集注》也是九卷，八十一篇。其注释特点与《素问集注》类似，同样注重以经解经与理论联系临床，并注重《素问》《灵枢》医理的相互印证。

《素问集注》与《灵枢集注》的特点概括起来就是遵经崇古，以经注经，注重汲取前代注家成果而能择善从之，同时在注解过程中注重引经据典，结合临床，善于扬弃，并对字词训诂，做到准确严谨。可以说基本上做到了逐字逐句，阐述详尽，条分缕析，明白晓畅，在注释《内经》诸家中推为上乘，这也与清朝学术界的考据风严谨踏实具有一脉相承之处。如其注《素问·平人气象论》曰："人一呼，脉再动，一息，脉亦再动，呼吸定息五动，闰以太息，命曰平人。平人者，不病也。"其中的"闰"字，王冰与马莳的注解似乎都视而不见，避而不谈。张志聪的《集注》则一言中的，注云："闰，余也。太息者，呼吸定息之时，有余不尽而脉又一动，如岁余之有闰也。盖人之呼吸乃阴阳之气出入循环，有若寒暑往来而成岁，故宜闰以太息之有余。"可谓明白晓畅，难能可贵。

清代康熙年间编纂的《古今图书集成·医部全录》所收《内经》注疏共三位大家，除唐·王冰外，另外两位就是马莳、张志聪，浙江医家赫然在列，这是浙江医经名家对《内经》研究的重要贡献。

高世栻，字士宗，钱塘人。时闻张隐庵在侣山堂开讲经论，遂往从学，如是者十年，而后医术大进。《清史稿》称颂其跟随张志聪十年后，悉窥精奥，因对老师崇拜至极，遂决定一生追随。其著作除与隐庵合撰《本草崇原》《伤寒论集注》外，另有《素问直解》九卷，《医学真传》一卷。

高氏直注《素问》的缘由，主要是他认为《素问》一书注本虽多，但往往有"义意艰深"或"字句文义重复"，甚至于"以讹传讹"的缺点，为了"直捷明白，可合正文诵读"，故校订《素问》全书重予编注，而成《素问直解》。在每篇之中分为数节，眉目清楚，注释常以寥寥数语便能大畅经旨，使人一目了然，此即本书所以名"直解"的含义。他对衍文、错简、讹字的处理方法，也常直解原文，而在注释中加以说明。其在《素问直解·凡例》中说："隐庵《集注》，义意艰深，其失也晦。余不得已而更注之，颜曰'直解'。"更值得称道的是，其在《素问直解》的撰著过程中比张志聪更加重视校勘学的运用。如《素问直解·凡例》中所说："然字句文义，有重复而不作衍文者，有倒置而未经改正者，有以讹传讹而弗加详察者。余细为考校，确参订正，庶几上补圣经，下裨后学。"其校勘的内容包括了讹字、衍文、脱文、倒文、错简，几乎涵盖了所有文字错乱的现象，充分反映了他校注研究《内经》的缘由与做法。

《素问直解·凡例》道："《素问》《内经》……后之注者，或割裂全文，或删改字句……惟王太仆、马元台、张隐庵注释，俱属原文。然字句文义，有重复而不作衍文者，有倒置而未经改正者，有以讹传讹而弗加详察者。余细为考校，确参订正，庶几上补圣经，下裨后学。"故校订《素问》全书重予编注。其注释《素问》逐句解释，直捷明白。如其注《素问·生气通天论》曰："阳气者若天与日，失其所则折寿而不彰，故天运当以日光明。”一句，注曰：“人身阳气，如天如日。盖运行通体之阳气，若天旋转。经脉之阳气，若日也。通体之气，经脉之气，各有其所，若失其所，则运行者，不周于通体，旋转者，不循于经脉，故短折其寿而不彰著于人世矣。”其将人身阳气解释为通体之气、经脉之气，可谓是注释明白晓畅，要言不烦。

高氏还认为《素问》是一部不可分割的经典，他将《素问》八十一篇，原遗两篇的《刺法论》和《本病论》，加以搜补完整，以恢复《素问》原貌，且单列《素问补遗》篇对脱简之处进行考证并注释。同时，完整录入《内经》运气七篇大论列于末卷，使《内经》全书具备了完整性与可读性。并且，在补全篇目的同时，又对其篇名涵义重新进行一一解释，以补马莳、张志聪等医家之不足。同时，还对各篇重新分节分卷，使各卷内容前后条分缕析，主旨明确，也对《内经》学术的传承起着重要作用。

（二）节注诸家

清代节注《内经》的代表医家及著作有：姚绍虞著《素问经注节解》、沈又彭著《医经读》、章虚谷著《灵素节注类编》。

姚绍虞，字止庵，绍兴人，著有《素问经注节解》，因节删了《素问》部分原文后进行注释，故称之为“节解”。姚氏注本以王冰本为底本，并一改王冰原来顺序，而将原有内容先分为内、外两篇，共计九卷，七十九篇。遗篇《本病论》及《刺法论》则未收录。内篇分三卷四十八篇，外篇分六卷三十一篇，其中论阴阳、治法、脉象者五十一篇，论针灸、腧穴者二十二篇，论岁运、六气者七篇。姚氏将王注本篇目次序打乱，并删去了每篇篇名后的数目字。全书以王冰注为基础，针对与王冰有不同见解者，则自加说明以阐发己见。文中凡注文未冠“按”字的，悉为王冰注解。姚氏自己的注文则冠以“按”字。其注文或勘正王冰的讹误，或发挥自己的见解，并对许多问题有所创见发挥。

《素问经注节解》在节删《素问》部分原文时审慎取舍，既继承前人成说，又不囿于旧说，力求博观约取，切近《内经》本义。其节略经文的主要依据和方法有：经文正意已完于前而复赘词于后者，则去之；经言已见于别篇而又重出于此者，则略之；文词残缺，义无可考，强解之而无味者，或缺疑、或节除之；文句脱误，考别本以补充之；字有舛讹，会文理以订正之；句法颠倒，段落参错，通上下文语气以更易之等。经过姚氏的节删，使《内经》更趋完整简约，便利后人研读参考。

姚氏还特重题解与分段节选，《节解》每篇各有提要，点题极精，细读之下，多简明扼要，对理解每篇经文大有助益。如注《素问·大奇论》篇名云："因脉辨证，询医家要领，然尚未详备，当与《平人气象》《玉机真脏》等篇参看。然彼言其常，而此近于异，故以《大奇》名篇"。提出的观点新颖，论点明确，将解题释义融会贯通于其中。姚氏还指出，"《病能论》凡七则，有精义，有圈误，有衍文，系杂缀成篇者"。至于分段分节，亦多说明其要旨，如说《疟论》，"篇中所育，委曲周至，比别篇论病为独详"，指出本篇应分十四段，每段各有要点。有些段相互联系，不能因分而离，首段应分前后截，提示不能因合而混。每篇分段都有这样的一段解释，是姚注的一大特色。

姚氏注解《内经》原文则多推崇王冰注，但也指出王注诸多随文顺释，且有舛误及疏漏处。于是辨析其是非，参证其得失，注解先会通大意，而后阐释本文，或阐明本条而后补出全旨。后人在读王注出现疑惑而莫能明，或明白而不能彻悟的时候，又多可从姚注中获得解决。

沈又彭，字尧封，浙江嘉善魏塘镇人。据《嘉善县志》记载，沈氏少习举子业，善占星、聚水之术，因年届三十，多次考举不中，因此转而攻读医学，穷研《内》《难》和仲景学说，旁及各家，越十年而技成。沈氏医术精湛，医德高尚，又精于古文和考订校勘训诂之学，著有《医经读》《伤寒论读》《沈俞医案》，未刊者有《证治心编》《治哮证读》《治杂病读》等。

《医经读》分"平""病""诊""治"四集，节选《内经》原文加以校注，"平"指生理，"病"即病理，"诊"乃诊断，"治"系治疗。这一分类方法是所有《内经》分类研究中最简洁的分类方法，也弥补了滑寿《读素问钞》和明代李士材《内经知要》在分类选辑中所存在的不足，对后世研读《内经》者具有较好的启发作用。

沈氏的纂辑还有不少独到之处，如一般医家研究《内经》，多将有关阴阳的内容列为篇首，而沈氏则将运气学有关内容列为篇首，说明他非常重视天时对人体正常生理的影响，这符合《内经》天人相应的观点。当代有的学者认为，沈氏在"平集"选列的第一条，即《素问·上古天真论》之"昔在黄帝，生而神灵……成而登天"等语与脏腑生理可说毫无关系，而细细体会一下，可知上述那段开场白是为下段"地之为下否乎"有关运气学内容的问答而设，起承上启下的作用，但因前者引自"上古天真论"，后者引自"五运行大论"，虽各具段落以存古书原貌，而合读之则文理、医理俱通，重点在于展示后文的运气学内容。沈氏除纂辑经文外，还将自己的见解、心得附于引文之后，如"病"集中引《素问·阴阳应象大论》有关"壮火""少火"的解释，他说："壮火，亢阳也，少火，微阳也，旧作君、相解，欠稳。"又如《素问·至真要大论》病机十九条，历代名医无不熟读引用，刘河间尤其推崇备至。沈氏提出质疑："病同而虚实寒热不尽同，若以'皆属'两字概之，则立十九方治之足矣，察脉辨证俱为虚设，治病果若是之易易耶？"对后世学者来说，在认可《读素问钞》《内经知要》的基础上，《医经读》亦具有重要的学术价值和参考价值。

章虚谷，名楠，清代上虞道墟人（今浙江省绍兴市）。少羸多病，嗜岐黄之学，而尤殚力于仲景之书，参儒释之理，潜心研究，溯流穷源，凡三十余年。后又游历广东、河北、苏州等地，遇同业学者，莫不趋访就正，遂精于术。章氏不仅是一位温病大家，精通伤寒，在医理发挥及临床实践上均有很深的造诣，而且他对《内经》研究颇深，对《内经》的类编、摘编也做出了巨大的贡献，他认为《内经》年代久远，及"其文义多古奥难解，间有脱讹"，故编著《灵素节注类编》，于道光十四年（1834）春成书。

《灵素节注类编》，是统编《内经》原文采用以类相从或摘编的方法编纂而成，全书共分八类，分别是禀赋源流、摄养为本、阴阳脏腑、营卫经络、四诊合参、外感内伤、治法准则和运气要略。每一类下分为总论及经解两个部分，总论为该类提纲挈领的概述，经解则是对经文的阐解。节选的经文较为丰富，正如例言："今凡深奥简古之文，悉心体会，详细辨注，必明其不易之理，其有文义明晰易解，毋须赘注者，则略之。"这一分类节选较明代李士材的《内经知要》有其独特之处，两者比较，《内经知要》全书仅两卷，约5万字，所选取《内经》原文的数量较之章氏要少很多，内容相对精练，与《灵素节注类编》相比，省略了五运六气、禀赋源流等内容，故《内经知要》更适合中医初学者。而《灵素节注类编》全书十卷，30余万字，相比《内经知要》内容要丰富得多，在节取分类注释研究《内经》上具有其本人的独到见解，更多适合研究参考。

章氏认为古来注解《内经》者，每多慑于"圣经"之名，崇敬有加灵活不足，或述古或训诂，或循规蹈矩，虽均见功，亦不能无失。因此，他的注解能信而不泥，述而有作。首先，突出天人合一的观点，以阴阳五行为纲，探本穷源。认为《内经》是"圣人阐明生死之理之书籍""明阴阳造化之源流，天人合一之至理，大无不包，细无不贯"。人生于天地之中，与天地万物同根，故禀天地阴阳之气以生，五脏具五行之性，而五行又各有阴阳。其次，强调正气为本，阐发邪正虚实关系，认为"人之寿夭不齐者，由禀赋之厚薄"，其所以致病者，则由外感六气、内伤七情。如能避外来之邪，免七情之害，则一身阴阳气血和平调达，自然鲜有患病之苦。其三，大胆发挥己见，注解别有心得。他注解《内经》时，反对读书而不求其理，率凭臆断，以辞害意，往往不拘泥于古人成说，而一切以实践为准绳。

《灵素节注类编》在节选《内经》原文、解释经文医理时，也始终坚持以天人合一、阴阳五行为纲，并且与临床实践紧密结合，明确表示医学目的是为了摄生防病。他指出《内经》体质学说的是人身重要基础，提出"以人体质不一，受邪虽同而病变不同"，并首次将人分为阳旺阴虚之质、阴阳俱盛之质、阴盛阳虚之质、阴阳两弱之质四种类型，可以说是倡导研究《内经》体质学说的第一人。同时他也非常重视脉诊，在《灵素节注类编》对四诊合参的阐释中，脉诊所占比例有十之七八。其云："本门最详者脉也，脉为气血流行之象，而有升降出入，故当与营卫经络、阴阳脏腑诸门同观。必得悟其神理，指下方能明其为和、为病、为虚、为实。"

章氏还对医门中的大家之论进行分析评议，依据《内经》理论，分析其源出，评论其利弊。如评论金元四大家的朱丹溪"阳常有余，阴常不足"论，与明代张景岳"阳常不足，阴常有余"论，谓后学者不知所从，其实二人不过发明《内经》一节经义，而非全经之理。指出："盖气化流行变迁靡定，人生禀质南北不同，景岳与河间、丹溪相去各百数年，其时气化，其地风土或各不同，不可相非也。"（《医门棒喝·自序》）其分析评点着重气化变迁，言之有理，对后学具有较大启发。

（三）校勘诸家

清代，考据学兴起，风气所及，学者型的医家如莫枚士，儒学大家如俞樾、孙诒让、黄以周等，把治学的触角从经史、诸子延及医籍，对《内经》文字语句详加考校，明晰经文旨意，浙江医家对《内经》的研究呈现出一派繁荣的局面。

莫枚士，名文泉，清末文学家、医家，归安（今浙江吴兴）人，约生于道光年间，卒于光绪初年，享年71岁。同治九年（1870）莫氏中举人，后两次试于礼部不第，改习医学，曾拜吴江名医王宝书为师，得辨证平脉之法。因早年研习经史，于小学颇有研究，习医后，致力于古医籍校注，擅长以经解经，从文字训诂学解释医学术语。

莫氏撰《研经言》四卷、《经方例释》三卷、《神农本草经校注》三卷。其中《研经言》四卷，集中体现了他善于辨古音，识通假，审字义，考群典，并以儒家经典解读《内经》篇章字义的方法。如在《肠覃解》中注释《灵枢·水胀》篇经文时说："肠覃既生息肉，则有形矣。但覃乃延长之义，于病状何取？当为蕈之省文。《韵》篇并云蕈，之荏反，地上菌也。病之蕈名者，盖取肠外息肉生如蕈状，后世咽菌、阴菌等名准此。读当寻上声，不当如字读。古覃、蕈二字多相通。"又如在训释《灵枢·热病》"男子如蛊，女子如沮"时，其云："沮者，阻也。

《史记·仓公传》韩女欲得男子不可得，病寒热，月不下，正以男惑女而阻也。"再如《素问·宣明五气》篇"脾脉代"，王冰注"软而弱也"，莫氏认为这种注释不够完整，应该说"有乍数乍疏之意""气不调匀，如相更代"。古代称不调匀的脉象为代，他举《史记·扁鹊仓公列传》为例证，"和即经主病，代则络脉有过"，用"代"与"和"对应，则知"代"属于气不调匀的脉象等。

莫氏注《内经》也常指出前代注家不足，并引《左传》《管子》《伤寒论》等经典为依据予以纠正，使其源流清晰，证据确凿，令人信服。如注《灵枢》"岁露"篇名，杨上善云："露有其二：一曰春露，主生万物者也；二曰秋露，主衰万物者也。今岁有贼风暴雨，以衰于物，此秋风露，故曰岁露焉。"张志聪所注亦然。莫氏认为，依据《左传·昭公元年》"勿使有所壅闭湫底，以露其体。注：露，羸也"的证据，《灵枢》之"岁露"者应当理解"谓岁气不及，虚风困之，民受虚风之邪，即被困成病，与《管子》之言正合。杨上善注《太素》，概以雾露当之，陋矣。《伤寒例》凡有触冒，露体中寒，正本《左传》。浅人增霜字于冒下，岂寒之为气，止霜露乎？经文必不若是挂漏也。《病源》有小儿伤食而瘦之哺露，妇人产后瘀血之恶露，皆其引申义也"。诸如此类，颇不负其《研经》之名。

此外，他对《素问·通评虚实论》《灵枢·经筋》等有关经文也做了深入校注，对《内经》热病，《五脏别论》中的钩、毛、弦、石、滑五脉等概念，也分别根据文字训诂，结合医理阐述了其独到的见解。

晚清大儒俞樾（1821—1907），字荫甫，号曲园，浙江德清城关乡南埭村人。清末著名学者、文学家、经学家、古文字学家、书法家。道光进士，官至编修，是清代著名经学大师。善小学，通医学，他在治经之余，对中医药学也有所研究，且能处方治病。著有《春在堂全集》五百余卷，内载医书三卷，即《读书余录》《枕上三字诀》和《废医论》。其中《素问四十八条》乃《读书余录》之一篇，从音韵、训诂角度研究《内经》，系俞氏对经文的辨疑解惑，考校精细，著于公元1850年，问世后受到不少医家重视。

《读书余录》对"素问四十八条"经文进行辨疑解惑，其考证功夫让后世医家惊叹不已。会稽裘吉生评价说："盖以考据精详，引证确切，关于《内经》一字一句无不探赜索隐，辨讹正误。"俞氏尝云："治经之道，大要有三，正句读，审字义，通古文假借。"并指出："尝读《素问》诸书，间有疑义，辄为通其说。"俞氏治经方法为可以概括为参合古训，广征博引，或求索原文，详加考辨。因而虽仅对《素问》部分经文进行解读，但却另辟蹊径，颇多创见。如《素问·脉要精微论》曰："反四时者，有余为精，不足为消。"王冰注："诸有余皆为邪气胜精也。"俞按："精之言甚也"，并引《吕氏春秋·勿躬篇》"自弊之精者也"，《至忠篇》"乃自伐之精也"的高诱注训"精，甚也"为证。指出"有余为精，言诸有余者，皆为过甚耳"，故"王冰未达古训"。又如《素问·四气调神大论》："逆秋气则太阴不收，肺气焦满。"王冰的注释，"焦"是上焦的意思，"太阴行气主化上焦"，肺气不收，所以上焦气满。俞樾认为，这种注释近乎望文生义，《内经》此处只说"焦"而没有提到"上"的概念，怎么可以臆断为上焦呢？而其实此处"焦"应是焦灼的意思。《礼记·问丧》"干肝焦肺"意谓父母死亡，孝子居丧时非常伤心痛苦，就连肝肺都苦苦煎熬一般，此处"干"与焦对应是形容词活用作动词。两者相比，可见王冰的注释显得牵强，而俞氏的注释，既有经典及训诂学的依据，又符合《内经》的原意。俞氏开辟了以文献法研究《内经》乃至古医籍的新途径，其以文字、音韵、训诂为利器治《素问》的成功范例，为后人治《内经》乃至其他古医籍指明了新的方向。

孙诒让（1848—1908），字仲容，号籀庼，浙江瑞安人，晚清著名的经学家、教育家、古文字学家，与俞樾、黄以周合称清末三先生，有"晚清经学后殿""朴学大师"之誉，章太炎称他"三百年绝等双"。其一生著述丰富，如《周礼正义》《墨子间诂》《古籀拾遗》《古籀馀论》《契文举例》《札迻》《温州经籍志》等，对后世影响极大。其中，《札迻·素问王冰注校》是孙诒让运用考据学方法研讨《素问》的结晶，一共13条，篇幅虽小，然考校严谨，可谓典范。

《札迻》一书，系孙诒让把自己三十年来阅读周秦汉魏以迄齐梁的七十八种古籍所作的笔记，与他家见解互相参证，参以校勘文字，诠释疑义，订正讹误的校雠学名著，共十二卷，《素问王冰注校》系第十一卷，内容为校诂《素问》之札记。因其所校均指出了王冰注释的错误，故称为《素问王冰注校》。如《素问·阴阳应象大论》："阴阳者，万物之能始也。"王冰注："谓能为变化生成之元始。"孙氏引用《尔雅·释诂》"胎，始也"，《经典释文》"胎，本或作台"，《史记·天官书》"三能即三台"，总结指出，"胎、台、能，古字并通用"，"能始"就是"胎始"。又如《素问·阴阳别论》中之"三阳三阴发病，偏枯痿易"，《大奇论》中之"跛易偏枯"，王注"若血气变易，为偏枯也"，然孙氏依据《素问》中"易"通"弛"的用词惯例，而释为"迟缓"。又如《素问·痹论》中"凡痹之类，逢寒则虫"之"虫"，王注为"皮中如虫行"，《甲乙经》"虫"作"急"，顾广圻亦从王注，然孙氏据《说文》认为"虫"即"痋"之通假字，"痋"即"疼"字，并引用巢元方的《诸病源候论》"凡痹之类，逢热则痒，逢寒则痛"以佐证之。此外，如将《阴阳应象大论》中"阴阳者，血气之男女也"作"血气者，阴阳之男女也"。这些对学习《内经》都具有极大的参考价值。孙氏所据皆《尔雅·释诂》《说文》《释名》等，反映了孙氏小学造诣的高深，同时也说明研究《内经》时辨音读、明训诂的重要性。孙氏校勘经文时广征博引，博采众长，溯流追源，严谨求实，综合考校，对后世学者整理与研究中医古籍提供了有益的借鉴及启示。

黄以周，本名元同，后改名以周，以元同为字。因居所有儆居之名，取号儆季。祖籍浙江定海县，生于1828年，卒于1899年。《清史稿·儒林传》记有其著作如下：《礼书通故》100卷50目，《子思子辑解》7卷；《贩书偶记》还记有《周易故训订》1卷，附《周易注疏胜本》1卷，《军礼司马法考证》2卷，《南菁讲舍文集》初集二集共12卷。另有《舟山市志》《定海县志》《舟山市教育志》，以及《十翼后录》80卷，《经训比义》3卷和《儆季杂著》21卷，《黄帝内经九卷集注》等。钱超尘教授所撰《黄帝内经太素研究》记有黄氏著作《旧钞太素经校本》《黄帝内经明堂》《黄帝内经九卷集注》《黄帝内经素问重校正》。惜其著作多佚，其中有关《内经》研究著作的四篇序言附于商务印书馆 1935 年版的《丛书集成初编》中。

黄氏从校勘《素问》，到重校，以及再校《太素经》古抄本，既开启了晚清深入研究《内经》的先河，也带动了对《太素经》古抄本的研究工作。他辨识六朝俗字，考订讹字，开展古韵研究及依韵校勘，代表了 19 世纪末至 20 世纪 30 年代在《太素》考据方面的重要成就。他在《旧钞太素经校本叙》中言："《素问》《灵枢》多韵语，今本之不谐于韵者，读《太素》无不叶（谐），此可见《太素》之文之古。"当时校《太素》的诸学者，都认为黄氏校勘体例较为美善，后萧延平本《太素》即承取了黄氏的校勘体例。

黄氏著《黄帝内经九卷集注》《黄帝内经素问重校正》之外，也详细考证了《灵枢经》，提出了《灵枢经》主要章节成文年代不晚于《素问》的观点，并批驳了当时部分学者认为"王冰伪造《灵枢经》"之说。如《黄帝内经九卷集注》序云："《素问·通评虚实论》中有黄帝骨度、脉度、筋度之问，而无对语，王冰以为具在《灵枢》中，此文乃彼经之错简……《素问》针解篇之所解，其文出于《九卷》，新校正已言之。又，《方盛衰论》言：合五诊，调阴阳，以在经脉。'经脉'即《九卷》之篇目，王注亦言之，则《素问》之文且有出于《九卷》之后矣，《素问》宗此经，而谓此经不逮《素问》，可乎？"这一论点为近代多数医家所赞同。1982 年出版的郭霭春主编的《灵枢经校释》上册中，就有 14 处引用了黄氏的校本文。

黄氏以《太素》《灵枢》《素问》三书互校，贯穿其中，颇有所得。黄氏除研究《内经》外，还考据过《伤寒论》。其弟子曹颖甫颇得其传，终在民国时期成为伤寒大家。而其治《内经》、启后学之风格，不愧为晚清经学大宗师和治《内经》的大家。

（四）心得体会及发挥诸家

清代研究《内经》心得体会及发挥类的代表人物及著作有：陈士铎著《外经微言》、冯兆张著《锦囊秘录》、方本恭著《内经述》。

陈士铎，字敬之，号远公，别号朱华子，又号莲公，自号大雅堂主人，山阴（今浙江绍兴）人。约生于明天启年间，卒于清康熙年间。据嘉庆八年《山阴县志》记载："陈士铎，邑诸生，治病多奇中，医药不受人谢，年八十卒。"

陈氏所著有：《内经素问尚论》《灵枢新编》《外经微言》《本草新编》《脏腑精鉴》《脉诀阐微》《石室秘录》《辨证录》《辨证玉函》《六气新编》《外科洞天奥旨》《伤寒四条辨》《婴孺证治》《伤风指迷》《历代医史》《济世新方》《琼笈秘录》《黄庭经注》《梅花易数》等书，确实是洋洋大观。惜其所著，多已亡佚。今存世的见有《石室秘录》《洞天奥旨》《本草新编》《辨证录》《辨证玉函》《脉诀阐微》《外经微言》等数种。

《外经微言》是陈氏总结其一生医学经验和学术思想，仿《内经》之制，借用黄帝、岐伯、雷公等君臣相互提问对答的方式，采用问答式文体而创作，共分九卷，每卷九篇。其中第一卷论述养生、天癸、月经、子嗣、寿夭等，第二卷论述经络终始、标本顺逆，第三、四、五卷论述五行生克、脏腑气化，第六、七卷论述五运六气、四时八风，第八卷论述伤寒温疫，第九卷论述阴阳寒热等。本书在许多方面是对《内经》理论的进一步总结发挥，尤其在养生方面，则宗老庄道家学说而主张节欲、守神、练气、保精、无为，与《内经》"恬淡虚无"属于同一观点。他认为："绝欲而毋为邪所侵也，守神而毋为境所移也，练气而毋为物所诱也，保精而毋为妖所耗也，服药饵以生其津，慎吐纳以添其液，慎劳逸以安其髓，节饮食以益其气。"同时发挥《内经》养生学说，认为"制精之不动，仍在心之寂也"是养生的秘密所在。同时还要注意温养命门，阴阳同补，保持阴阳平衡。他在命门学说上也有创见，认为《内经》中所说的"七节之旁有小心"中的"小心"，"主不明则十二官危"的"主"都是指命门，这一观点也为温补学说找到了理论依据。他说"修仙之道无非温养命门"，提出养生之道主要就是温养命门。

另外，陈氏对《内经》的经络学说及六气学说等论述亦有所阐发，他首次运用脏腑气化学说对十二经络的循行络属进行分析，如《考订经脉篇》用了大约占全书九分之一的篇幅对十二经络的循行络属加以分析，结合脏腑学说阐明其原理和临床意义等。

冯兆张，字楚瞻，浙江海盐人，出生于17世纪，明代崇祯至清代康熙间名医。冯氏7岁丧父，家道贫寒，体弱多病，遵母命，13岁开始学医，从师访道十载，曾六上京师研究医学，精于医术，后游医于天下，尤擅儿科，行医于两浙。

冯氏医术精湛，医德高尚，中医理论基础深厚，临证注重实际，学术上重视人体正气，首重阳气，强调化源，注重治病求本，扶正祛邪。主张大小合参，强调命门的重要性，重视元阴元阳，崇尚温补。他十分推崇张景岳、赵献可的命门学说，认为命门之火为性命之本，人之所以有生，生命之所以维系，皆源于命门之火，所谓"天非此火不能化生万物，人非此火不能有生"。而其理论源泉则继承自《内经》的重阳思想，是发挥《素问·生气通天论》"阳气者，若天与日，失其所，则折寿而不彰。故天运当以日光明"的创新。故其在《冯氏锦囊秘录·杂证大小合参》中写道："天地以阳为生之根，人生以火为命之门。"认为阳乃万物之本源，充分体现了冯氏对《黄帝内经》重阳思想的继承和发挥，同时也成为其在临床中崇尚温补的理论依据。

方本恭，字鼎篆，号山子，又号春水，嘉兴人，医学家，生于乾隆二十三年（1758），卒年不详。著有《内经述》《象数述》《算术述》。其中，《内经述》强调将经文旨意与经俞运气相结合的研究方法，独辟路径开展研究。

《内经述》系方氏研究《内经》有关内容的心得载述，侧重于经腧、运气等学说的分析，注重从易学研究《内经》。他认为，"时行物生与夫形上行下、所以同条而共贯者，其理尽乎圆方、其道存乎运气"，而"运气著于《内经》，故述《内经》"。此即为《内经述》其名由来。按其自述云：此书"于《灵枢》则取经俞而列其文，于《素问》则取运气而实其旨"，述《内经》之"志"而作。因此，其学术体系也是围绕着"运气""经俞"两大主线而构建起来的。

《内经述》全书分为五个部分，第一部分简要阐明"合运气于经俞"的观点；第二部分为十二正经与奇经八脉的循行路线；第三部分介绍了人身的形、气、冲、和、精、华、营、卫等的概念、生成和相互关系，以及内、外、妇、儿等科共四十余种疾病的病机，并对《内经》中"五运六气"做了进一步的论述；第四部分为十四经共 355 个腧穴的名称、别称及所在部位；第五部分论述正经、奇经、正腧、奇腧、补泻等。

方氏还从易学角度，创造性地将人体分为"运气""经俞"两个系统，并在此基础上提出"形、气、冲、和、精、华、营、卫"六个概念加以概括总结，并指出人的生理过程、病理变化及其相互影响、相互作用。此外，又通过这个体系对临床多种疾病的病位、病机，结合《内经》五运六气理论进行分析，具有其独特的学术价值和临床指导意义。

明清时期，尤其是清代，浙江医经学派的发展尤为兴盛，可以说是一个《内经》研究的巅峰时期。

三、民国传承复兴研究

清末民国时期，西学东渐，西医进入中国，中医开始面对西医学的渗透和竞争压力。受西学的影响，民国政府当局对中医进行打压限制，令中医发展陷入前所未有的困境。民国元年（1912）11 月，袁世凯签署《中华民国教育新法令》，其中《医学专门学校规程令》《药学专门学校规程令》中，医药两门各课程学科均漏列中医中药。1913 年1 月，教育部公布大学规程，大学共分文、理、法、商、工、农、医七类，医类又分医学与药学两门，也都没有把中医药科列入其中。教育系统漏列中医药案，引发了近代医学史上首次中医药抗争救亡运动。1922年 3 月，政府颁布了《管理医师暂行规则》，要求医生拥有学校毕业文凭才能行医。众所周知，民国时期中医教育主要依靠师承，即使有中医学校，也逐步遭到当局的取缔，政府企图令中医陷入后继乏人、自生自灭的境地。当时中医界的有识之士，都发文抗议政府对中医的不公正待遇。中医界人士必须寻找可行的途径以保存和发展中医。同时，传承《内经》学术，复兴中医经典也成为这一时期浙江医家的重要担当，其中具有代表性的医家有裘吉生、张山雷、陈无咎和雷丰。

裘吉生（1873—1947），名庆元，浙江绍兴人。裘氏一生节衣缩食，罄其所有搜求购买海内外医学书籍，数十年间搜藏孤本、抄本、医稿等计三千余种，约二万册，陆续刊印了《三三医书》三集，后编纂为《珍本医书集成》，刊行于1936年，共收录医书90种，分十二类。"医经类"中所收的《医经秘旨》《内经辨言》《医经读》《医津一筏》《素问校义》等医书，是世人少见的珍本、孤本，为保存中医古籍文献，发扬传统中医学，促进中医学术的交流和发展做出了重要贡献，同时也从不同角度反映了其本人对《内经》《难经》理论的研究成果。

裘吉生于1906年与何廉臣等人创立"绍郡医药学研究社"，任副社长。1915年，与绍兴医药界同仁一起组建"神州医药学会绍兴分会"，任副会长，并以该会名义发行《绍兴医药学报》，裘吉生任总编辑。任职期间，整理出版有《国医百家》《医药丛书十一种》《医药丛书五十六种》等医药丛书。1923年，迁寓杭州，创立"三三医社"，开设"三三医院"，刊行《三三医书》，出版《三三医报》等。本着保存国粹、振兴中医之目的，裘氏为了保存中医古籍，发扬传统中医学，促进中医学术的交流和发展，进行了中医古籍文献的整理出版工作，1936年编辑出版《珍本医书集成》。

《珍本医书集成》共收录医书90种，分十二类。裘吉生在每一类的书目选择上，不仅注重珍本、孤本、稿本等珍贵文献的保存，更加注重其学术特点与实用价值。在"医经类"中所收的《内经素问校义》《内经博议》《难经古义》《难经正义》《古本难经阐注》等五部医书，不仅是世人少见的孤本，更重要的是这些书反映了从不同角度对《内经》《难经》理论的研究，为传承复兴中医经典做出了巨大贡献。

裘氏认为"医者须读三世书，求三年艾，方能三折肱"，故将其创立的医社名为"三三医社"，并开设"三三医院"，刊行《三三医书》，出版《三三医报》等，为传扬中医学术起到了承前启后的作用。同时，也强调在中西医学激烈论争的形势下，中医学术要谋求发展，就必须注重中医学术研究，尤其在中医经典方面，要选取好的版本著作进行深入研读，方能担当振兴中医之重任。因此，在医经选择推介方面，他着重选取内容简要、考据精详的医籍加以推广，如《内经辨言》一书，他认为是"考据精详，引证确切，关于《内经》之一字一句，无不探赜索隐，辨讹正误，良足助吾医之研经者"。这样也就避免了后人在学习研究经典时的迷茫状态，对传承《内经》起到了入门津梁之功。

张山雷（1872—1934），名寿颐，因母病开始学医，先后随当地老中医俞德琈、侯春林及吴门黄醴泉诸先生学习内科，后又随朱阆仙学习外科。曾自出家资，帮助朱师创立黄墙朱氏私立中国医药学校，并被委以教务主任一职，又协助恩师办学，编写讲义、制定课程。后应浙江兰溪中医专门学校聘请，担任教务主任，培养学生 600 余人，是近代著名的中医教育家，为中医人才培养作出了贡献。著有《难经汇注笺正》《中风斠诠》《疡科概要》《读素问识小录》等。

张氏对教材编写的要求十分严格，他秉承"发扬国粹，造就真材""医药以切合实用为主"的原则，共编著各科教材及论著 25 种 66 册，并从众多古今医籍中精心挑选书籍 108 种供学生学习参考，其内容包括《内经》《难经》《伤寒论》《金匮要略》《针灸甲乙经》《诸病源候论》等，切合实用，受到同行称赞。

《读素问识小录》系张氏早年亲笔手稿之一，初稿始写于清光绪三十三年（1907），以后历年稍有增订，内容涉及《素问》81 篇中的 35 篇，而后半部分篇章次第间隔不相衔接，据篇末附录："己未八月，南汇未益明寄来于氏邕校《素问》稿，选录数条。"关于本书内容，他在自序中指出："《素问》自启玄注后，名贤继起，代不乏人，章句训解，疏通证明，固已十得八九，独于古字之假借，古义之仅见者，甚少诠释，遂致一字误解，章节皆为晦滞，几令初学茫无所措，亦读是书者之一大蔽也。鄙人讽籀之余，就识见所及，触类而引申之，随笔札记，积之成秩。大率字义为多，片词只句，补苴罅漏，于书中大旨，无甚发明，爰定其名曰《识小录》。……虽无稗于著述，或尚有益于发蒙。"以上所言，将其编写主旨，昭示于人，是其潜心《内经》研究的心得体会，也是对《内经》文字研究的独特贡献。

《读素问识小录》非全本通篇注释《素问》之作，乃选取部分条文，注释有重点，解释字词约 64 处。如注《六节藏象论篇第九》"脾胃大肠小肠三焦膀胱者"，认为此节论述应专指脾脏立说，与其他脏腑不相干，以验证文后"此至阴之类，通于土气"。而下文之"凡此十一脏取决于胆"一句，不能联属上文，当是错简。诸如此类，足证其研读《内经》用功之勤，思索之深。

张氏熟读儒家经典，善小学，注重中西合参。校注《内经》时多引用《广韵》《康熙字典》《文选》《西周策》《史记集解》等书，而医家中唯引用王冰、张志聪两家之言，对可疑之处，多能抒发己见，有理有据，信而可征。不解之处，亦如实说明，治学态度十分严谨。

陈无咎（1884—1948），义乌人，原名瑞梯，字揽登。庠名绿绣，字兰澄，号汪如。因村旁有黄山溪淙淙流过，故又号"黄溪"。与元代的朱震亨、明代的虞抟（虞天民）同称为"义乌三溪"，著有《内经辨惑提纲》。

陈无咎私淑丹溪，故论病必本于《内经》。其谓《内经》原文因有后人篡入，加之又有脱漏，必须辨正，故名"辨惑"。《内经辨惑提纲》中，将《内经》诸篇内容分上经、下经、附经三编进行辨疑解惑，上经曰气、藏、诊，下经曰病、变、输、针，附经曰续、伪、篡，表明上经偏于介绍生理、藏象，下经主要介绍病理和针灸，附经阐述作者认为的伪篇等。如作者明确主张"运气七篇""素问遗篇"纯属伪作，宜删之而后快。表明作者在仔细研究《内经》后提出的鲜明观点，其取舍态度明确，堪为参考。

陈无咎医学功力深厚，认为医学正途，当从医经入手，其学术思想的源流就是医经，他提出"论病必宗《内经》，治方必明《本草》，脉诀必参《太素》"。其论病诊治之法，往往以《内经》立论，呼吁后学要重视医经学习，并注重医学实践，揆度奇恒，治病救人。如其在《黄溪大案·自序》说道："夫国医之学，渊于《灵》《素》，而《灵》《素》之道，寓于奇恒，证求奇恒之律，则在揆度。揆度者，生可循量而得之，死可解剖而视之，故揆度为上乘。"当代中医教育学家任应秋对其评价：

"论病必宗《内经》，并以征诸实验者，近代医家中，当推陈无咎。"并在所编著的《中医各家学说》中，将其归为"医经学派"，进一步评述曰："实具有河间、丹溪之遗绪，而驾于《拾遗方论》之上矣。"从中也可窥见其一代浙江医经大家之风范。

陈无咎还将《内经》理论与临床实践紧密结合，既有继承，又有创新。其根据《内经》的理论，总结了一百个病例，著成《明教方》。书中论病必本于《内经》，而处方则多为自制的新方，是将《内经》理论结合临床应用的范例。

雷丰（1837—1888），字松存，号侣菊，又号少逸，浙江衢州人。雷丰出身于世医之家，自幼随父习医，行医于江南各地。雷丰性喜读书，勤于临证，他将《阴阳应象大论》"冬伤于寒，春必病温；春伤于风，夏生飧泄；夏伤于暑，秋必痎疟；秋伤于湿，冬生咳嗽"八句经文作为全部纲领，兼参先圣后贤之训，撰成《时病论》一书，发挥《内经》伏气温病学说。

《时病论》首先论病，论其常也；其次治案，治其变也。谓能知其常，而通其变，则时病不难治矣，所望知时者，按春温夏热秋凉冬寒之候而别新邪伏气之疴，更审其体实体虚，而施散补之法。雷氏对温病伏气与新感的阐发，论述时病，立论精纯，随机活法，常变会通。同时，此书也一反中医古籍繁冗复杂的特点，布局体例简洁，行文逻辑严密，思路清晰，结构严谨，具有极高的可读性，便于研读者学习掌握。而从《时病论》所举的临证治案来看，危症轻病并载，有成功的治疗经验，也有失败的教训。也可谓是理论联系实际，既有临床经验，且又理、法、方、药俱全，其治法和成方多切于实用，故流传甚广，备受后世医家推崇。因此，《时病论》既是《内经》专题发挥的近代大作，也是很有实用价值的临床参考书。

四、近现代《内经》哲学研究

迨至现代，随着马克思主义的传播，出现了从哲学角度来研究《内经》思想的新方法。新中国成立后，浙江中医界非常重视对《内经》的学习、研究，许多名老中医在教学和带徒时又把《内经》放在首位，注重对《内经》学习研究方法和理论体系的研究，其中最为著名的代表是杨则民和徐荣斋。

杨则民（1893—1948），为浙江近现代名医，诸暨人。杨则民曾在浙江中医专门学校执教，编有《内经讲义》等多种，其撰写的《〈内经〉哲学之检讨》一文，尤为医界所推许，当时有 11 种医刊均刊载此文。杨则民是以唯物辩证法思想为指导，开展《内经》研究的第一人。首先，杨则民肯定了朴素的唯物辩证法是《内经》论医之"真价"，批判了余岫岩之流企图废除《内经》的错误思想。他说："管见以为《内经》之最高理论，本不自误，误在先民滥取材料，以为论证，此则时代之所限也。"并指出："吾人欲讨论《内经》的真价值，宜以哲学的眼光衡量之，不当以自然科学之见解批判之。"因此，他认为空泛的"平议""考据"，和"刺取《内经》单文只义"，均不是研究《内经》的正当方法，"皆不足以呈露《内经》之本质"。他主张去粗取精，用辩证法去观察研究《内经》，才是正确的思想方法。其次，探讨了《内经》的基本理论，特别对阴阳学说做了系统的阐述。指出"《内经》之最高理论为阴阳五行，生长收藏与调节，而以辩证法叙述之，故欲研究而理解其内容之精义，自以辩证法为最正确之途径"，鲜明地提出《内经》的指导思想是辩证法，研究《内经》应从其哲学思想入手。他用辩证法思想分析《内经》中阴阳、五行、四时及治疗等理论时，充分肯定其正确性。《内经哲学之检讨》一文，首先发表于 1933 年《浙江中医专门学校校友会会刊》，后转载于 1935 年《国医公报》第 2 卷，又连载于 1942 年《国医砥柱》1 ～ 12 期。新中国成立后，上海中民学院、中华全国中医学会又分别于 1962 年、1984 年进行翻印，在全国具有较大影响。

杨则民研究《内经》的医学思想，大体可分为四个方面：其一为养生论。认为《内经》养生理论开后世养生保健学说之先河。其二为病理论（生理病理论）。认为脏腑、经络的病理生理，是《内经》中有关中医学的重要内容，也是中医学核心理论。其三为体质论。专立体质论一项，论述《内经》体质分类与特质，为我们重视和研究体质学说启迪不少。其四为治疗理论，即《内经》治则理论。阐述因人因时因地制宜，注意标本缓急，正治反治，方剂配伍等，较系统地阐明了《内经》的治疗原则。

徐荣斋（1911—1982），字国椿，晚年自号三补老人，浙江绍兴人。20 世纪 50 年代末，徐荣斋开始任教于浙江中医学院，曾担任《浙江中医学院学报》编辑室主任。治学严谨，博览群书，勤于著述，对中医经典著作，特别是对《内经》《伤寒论》有较精深的研究。著有《重订通俗伤寒论》《妇科知要》《内科精要汇编》《读书教学与临证》《内经精要》，校点了《医宗必读》等。

徐荣斋在《内经精要》中将《内经》理论分为脏腑、气血形体、经脉、阴阳四时、防病、病因病机、诊法、治疗原则 8 类 27 节，集经文917 条，予以详细归类研究，方便了学习者研读引用。其又在《中医杂志》发表"病机十九条的临床应用"论文，把经文的理论印证临床，通过临床实践体会经文，将病机与症状和病因作的必要联系或互相推勘，甚或从主证以外追求兼证；主因以外探索兼因，这是对病机十九条进行阐要的方法之一。他认为研读《内经》要注重实践，从治疗上来推求病机症状；对《内经》病证的研究，要做到穷源溯流。穷源，即搞清《内经》病证的真实含义；溯流，则是搞清后世的注释及对后世的影响。

徐荣斋治学《内经》可谓一生劬劳善始善终，始于《内经》而终于《内经》。始于《内经》者，学医从《内经》始；终于《内经》者，终生以阐释《内经》为己任，孜孜矻矻数十载春秋。徐荣斋学习《内经》，首先读的是李士材的《内经知要》，以后又先后读过薛生白《医经原旨》，王冰注《黄帝内经素问》，张介宾《类经》，马莳、张志聪合注的《素问》《灵枢》，高世栻《素问直解》，日本人丹波氏父子的《素问识》《素问绍识》和《灵枢识》，等等。他在学习《内经》过程中，采用了四种方法：一是原文注文，边读边想边记，有时连贯读，有时分段读；二是已读懂的篇文，读到成诵；三是不懂的原文，检阅注疏及工具书，从字到句细细读；四是精短的文句，抄且读（读后抄，能加强记忆，抄后再读，能加深理解）。可以看出，徐荣斋研习《内经》功夫之深。徐荣斋研究《内经》有两个重要特点：其一，是注意内容的选择。他研读《内经》重点在《素问》，而《素问》八十一篇中，讲"刺法"十二篇、讲"岁运"七大论以及文理浓于医理的"著至教论""方盛衰论"等六篇，作为泛读内容；而把《素问》中论述阴阳变化之旨，脏腑、经脉、病、治之要作为精读深研的内容。此外，他认为"离合真邪论""至真要大论""天元纪大论"等篇也有丰富内容值得探索。其二，是重视内容的相互联系。如《上古天真论》中"虚邪贼风"一词，他与《素问·四气调神大论》《素问·八正神明论》《灵枢·九宫八风》《灵枢·贼风》《难经·五十五难》等相类似的内容进行比对以探索确切含义。同时他主张将《内经》某些学说或理论与汉、晋、唐、宋相关医籍联系，例如将病机与巢元方《诸病源候论》、刘完素《素问玄机原病式》等汇参，既相得益彰，又见学说的源流。正因为这样，他在《内经》的研究上硕果累累，1985 年由人民卫生出版社出版的《读书教学与临证》中，共收集徐荣斋研究《内经》论文十篇。有探讨阴阳学说的、有阐发病因病机的、有研究"五郁"病证的、有剖析治则治法的、有评述不同医家注释《内经》之特点的。徐荣斋推崇秦伯未的《内经类证》，并以脏腑、气血形体、经脉、阴阳四时、防病、病因病机、诊法、治疗法则八个方面，分类精研《内经》取得较高成就。1980 年，他在《山东中医学院学报》上发表了"以治学三境界的精神学习《内经》"一文，把学习和研究《内经》的方法归纳为守约以自固，互勘以求证，比类而索义理，汇参而互见源流共二十二个字，受到中医界好评，影响深远。

参考文献

[1] 陈春圃. 浙江医家对《内经》的研究 [J]. 浙江中医学院学报，1998，22（2）：10–12.

[2] 沈敏，孙大兴. 俞樾《素问四十八条》及其学术价值 [J]. 浙江中医学院学报，1997，21（6）：31–32.

[3] 徐荣斋，方春阳. 明清间绍兴的《内经》四大注家 [J]. 浙江中医学院学

报，1981（04）：42-45.

[4] 杨丹，翟双庆.章虚谷著《灵素节注类编》学术成就 [J].中医药学报，2012，40（6）：143-145.

[5] 钱超尘.黄帝内经太素研究 [M].北京：人民卫生出版社，1998：20.

[6] 冯兆张.冯氏锦囊秘录 [M]// 王新华点校.北京：人民卫生出版社，1998：13.

[7] 刘荣喜.陈士铎《外经微言》医学思想探讨 [J].中医文献杂志，2000(4)：20-21.

第三章　学派的学术传承与创新

《黄帝内经》作为中医四大经典之首，是中国医学的始源，也是临床实践的圭臬，历代医家无不苦心孤诣潜心研习。浙江医经学派诸医家也在深入研究《内经》的基础上，通过对《内经》开展全方位多角度的不断精研，在理论传承与实践应用，以及研究方法与体系创新方面均卓有成效，推动了《内经》学术研究的发展，扩大了浙江医经学派的学术影响力，取得了世所公认的杰出成就，为弘扬中医学术作出了独特贡献。

第一节　主要学术传承

一、采用考校编次方法传承学术

《内经》自全元起训解《素问》后，历代各家之注各有千秋，始终存在或意义艰深，或肤浅不经等不尽如人意之处，由于注本繁多，良莠不齐，且卷帙浩繁，令不少后学之辈望而生畏。浙江医经学派医家通过汇参诸家，或分类编次，或以王冰篇目为纲，通过解说经文字词、补充订正、注明音读、疏通文义、阐明思想等传统方法对《内经》进行校订编次与注释解读工作，治学严谨扎实，很好地传承了《内经》的学术思想。

考校方面，如滑寿《读素问钞》校勘的内容涉及误文、脱文、衍文、异文、存疑等多个方面。其注释的内容包括释词、注音、释通假、释文句、提示要点、串讲文义、阐发医理等审慎精细，准确到位。如《脏气法时论》"开腠理，致津液，通气也"，滑寿注云："此一句九字，疑原是注文。"《金匮真言论》"北方黑色，入通于肾，开窍于二阴，藏精于肾，故病在溪"，其中"病在溪"，王冰注云："肉之大会曰谷，肉之小会曰溪。溪乃小分之肉，连于筋骨之间，是肾主骨，而溪乃骨气所生之分肉也。"滑寿认为王冰之注不能很好地明了病位，补注曰："溪犹溪谷，言深外也，故病在深外。"滑寿在王冰注的基础上，对病位进行了诠释，使经文大义豁然。

张志聪举侣山堂众人之力，集思广益，集体注释《素问》《灵枢》。全书采用逐字逐句、通篇注释的方法，在以上两书中大量运用注音，据统计，标注多音或声调 80 余处，用反切注音 50 余处，直音 140 余处。

高世栻在《素问直解》的撰著中十分重视校勘学的应用，仔细考校《素问》内容脱误之处，增补、订正文字脱落、残缺之处，并以简练的语言注释经文。如《素问·六节藏象论》的一段原文："脾、胃、大肠、小肠、三焦、膀胱者，仓廪之本，荣之居也……此至阴之类，通于土气。"高氏经过反复推敲，认为系旧本混入下段，改订为："脾者，仓廪之本，荣之居也，其华在唇四白，其充在肌，其味甘，其色黄，此至阴之类，通于土气。胃、大肠、小肠、三焦、膀胱，名曰器，能化糟粕，转味而入出者也。"改订后的文字不仅能和上文"心者，生之本，神之变也，其华在面，其充在血脉，为阳中之太阳，通于夏气……"等四条原文前后相呼应，而且使文中经义明畅。

俞樾在《内经辨言》一书中主要运用本校法、理校法进行勘校，间或运用他校法，对《素问四十八条》予以校正，从音韵、版本、衍文、传抄错误、文字演变等角度训诂考证，为后世研究《内经》提供了很好的语言文献研究资料。

编次方面，常见的王冰注本，为宋、元、明、清四代许多注家所沿循，或略有更改。浙江医经学派对《内经》研究后采用的编次方法主要有择要类分编次、全文类分编次和九卷编次等，均各有千秋，能便利后学研读。

采用择要类分者如滑寿《读素问钞》，该书将《素问》有关内容分门编次共三卷十二类：卷上为藏象、经度、脉候、病能四类，卷中为摄生、论治、色诊、针刺四类，卷下为阴阳、标本、运气、汇萃四类。滑氏研究《内经》的方法对后世学习和研究《内经》产生了积极的影响。又如沈又彭《医经读》分"平、病、诊、治"四集，也以分类择要的方法研究《内经》，其分类方法较杨上善之《太素》、张景岳之《类经》较为简明，是类分研究《内经》最为简洁之分类方法。再如姚止庵的《素问经注节解》一书，以王冰本为底本，修改了王冰原来的排布顺序，节删了《素问》部分原文后，进行注释。姚氏将原有79篇内容先分为内、外两编，遗篇《本病论》及《刺法论》未收录。

全文类分者如张景岳《类经》，他对《黄帝内经》全部内容进行整体分类，系统阐发，并对其内容开展深入研究，释疑正误，在研究形式上大胆创新，科学分类，全面整理类编。该书将《素问》《灵枢》合撰，分十二类：阴阳、藏象、脉色、经络、摄生、标本、气味、论治、疾病、针刺、运气、会通等，共三百九十条。为今天的阴阳、五行、藏象、治则等中医基础理论体系的形成、完善奠定了基础。

九卷编次最具代表性的是马莳《素问注证发微》《灵枢注证发微》。马莳坚持恢复《素问》《灵枢》各九卷的编次，并引用《素问·离合真邪论》"余闻《九针》九篇，夫子乃因而九之，九九八十一篇，余尽通其意矣"。可见其极力主张《素问》与《灵枢》当如其他神圣经典著作，取法于神圣遗意，以九九为规制，共八十一篇的体例。高世栻《素问直解》的分卷分篇以及八十一篇的排列次序与《素问注证发微》相类似。《素问注证发微》中，除第八卷计十篇、第九卷计八篇外，其余均为九篇，《素问直解》则突破这种表面的平衡，按照各篇内容将其重新排列分配至各卷，从内容归类的角度看，《素问直解》较之《素问注证发微》的拘定九篇之归类法要更为合理。

二、采用《素》《灵》互注方法以经解经

在经典考据、注释过程中，浙江医经学派诸多医家常常使用《素》《灵》互注，以经解经的方法，最大程度地传承维护经文要旨，阐发大义，同时避免主观成见。这种方法主要采用经文相互印证来探求经文原旨，或根据原书多个章节中对同一观点的不同论述，加以整理归纳，从而探求原文大义。在中医古籍的训诂过程中，过多加入个人主观臆断可能会造成对中医古籍本身价值的损坏，所以尊重客观事实，克服主观揣测极其必要，而以经解经也就成为研究经典的一个重要方法。

《内经》既非一时之作，亦非出自一人之手，而是战国以前许许多多的医学著作的总结。这可以从《内经》引用了大量的古文献及《素问》《灵枢》互引、各篇互引等现象上得到证明。如《灵枢·小针解》用了大段的文字阐发了《灵枢·九针十二原》中"粗守形，上守神。神乎神，客在门"等关于"小针之要"的内容。此外，《素问·离合真邪论》与《素问·针解》也有相关的条文。马莳在注释的过程中，发现了《内经》这一特点，其云："内有九针之名，又有十二原穴，故名篇。自篇内小针之要以下，岐伯尽解于第三篇《小针解》之内……《素问》有《针解篇》，亦与此二篇小同，当合三篇而观之，其义无余蕴。"故在《黄帝内经灵枢注证发微》中他提出："……愚注释此书，并以本经为照应，而《素问》有相同者，则援引之。"

马莳"以经解经"的方式大致分三种：其一，以同名存义；其二，比事见义；其三，以常变观义。通过以经解经，针对《内经》各篇对于人体脏腑、经络、诊断、治疗等采用常变互证，正反互言的方法进行说理，从而达到生动鲜明的程度，同时又起到前后对应，互相印证的效果，具有较强的说理作用。

无独有偶，徐荣斋亦采用过类似马莳比类见义的方法。徐氏认为研读《内经》，既要有自己明确的想法，又要学会将各种内容联系起来，做到纵横联贯。一词一句，从大致的概念到具体内容，经过比同析

异，得出结论。这种方法，需要把散见于各篇的同类句或联绵句汇聚起来，比类而观。例如《素问·上古天真论》"虚邪贼风"，此四字可以连起来称为一个名词，也可以分开来理解为"虚邪""贼风"两个词。邪气乘虚而入，叫"虚邪"，四季不正常的风，叫"贼风"。在《上古天真论》《太阴阳明论》中，将"虚邪贼风"连起来统称，而在《移精变气论》中，则把这个名词分成对句，称之为"贼风数至，虚邪朝夕"。单称"虚邪"，在《八正神明论》一书中有三种观点，分别是："八正者，所以候八风之虚邪以时至者也。""虚邪者，八正之虚邪气也。""八正之虚邪而避之勿犯也。"《灵枢·九宫八风》篇记载："谨候虚风而避，故圣人日避虚邪之道，如避矢石然。"

这些经文所指虚邪即虚风，也即是邪气乘虚而入，所以《难经·五十难》中记载"从后来者为虚邪"，这是以天地气象来推论。《八正神明论》还有一段记载"以身之虚，而逢天之虚，两虚相感，其气至骨，入则伤五脏"，也论及虚邪与天地四时的关系，从而将此段经文的解释说得有理有据，为后世对"虚邪""贼风"的定义提供了理论依据。

三、采用征引旁证方法明确经义

浙江医经学派的医家在注解《内经》时，不但使用《灵枢》《素问》经文互证，还广泛援引各家之说，旁征博引。除大量引用王冰等人注释与新校正补注之外，还涉猎各类医学典籍，凡与经文相关又立意鲜明者，一概兼收并蓄，体现了浙江医家的深厚治学功底和力求精准的治学态度。

马莳《素问注证发微》所参考医籍达三十余种，其中包括《难经》《伤寒论》《金匮要略》《脉经》《针灸甲乙经》《诸病源候论》《千金方》《三因极一病证方论》《脉诀》《袖珍方》《医学纲目》《汤液本草》等一系列具有代表性的医学著作。该书参考各家之言，集李东垣、陈无择、朱丹溪、滑寿等名家之论，辨其真谬。这样避免了一家之言的偏执，融各家之长，有褒有贬，评价中肯，为后辈学医之人拓宽了眼界和思路，对于《内经》学术思想的传承具有重要的促进作用。例如《素问·阴阳别论》中"二阳结谓之消"一句，马莳分列《素问》《灵枢》及历代有关上、中、下三消的论述进行准确注释。以下消为例，其引《素问病机气宜保命集》云："消肾者，初发而为膏淋，谓淋下如膏油之状，至病成面色黧黑，形瘦而耳焦，小便浊而有脂液，治宜养血以肃清，分其清浊而自愈。"又传陈无择"消肾者属肾，盛壮之时不谨而纵欲，年长多服金石，真气始衰，口渴，精液自泄，不饮而利"的观点，又承刘河间"渴而饮水不绝，腿消瘦而小便有脂液者，名曰肾消"的看法，继以李东垣"下消者，烦躁引饮，耳轮焦干，小便如膏"的描述，再辅以王叔和"焦烦水易亏，此肾消也，六味地黄丸治之"的主张，认为前人以下消之病位在肾并无非议，但根据《灵枢·邪气脏腑病形》有"肾脉微小为消瘅，及肝脉微小为消瘅"的记载，最终凸显其"肾肝俱有消瘅，此正下消之谓"的观点，可谓在继承前人的基础上，又有新的创造。

此外，诸位医家积极引用非医学类的典籍，如《尚书》《礼记》《诗经》《易经》《白虎通》《史记》《汉书》《三国志》《阴阳书》《仙经》《山海经》等，均在征引之列。求索此类古代文、史、哲学著作甚至是野史稗传，目的大多是阐释《内经》名词术语和医学理论，为中医学基本概念正本清源，也为明确《内经》经文旨意，并进而指导临床运用提供翔实依据。

又如姚绍虞会通《内经》原文文义，注重"根其义"而"求其理"。《素问·脏气法时论》有"毒药攻邪"句，《新校正》谓"下药为使"，其意单指下药而言。姚绍虞云："邪者不正之气，害人正气者也，欲扶正不能不攻邪，是非毒药不可，然所谓毒药者，非必如狼毒，人言也，凡气味俱重，质性驶利足以辟除邪气者皆是也，《新校正》单指下药，偏矣。"

徐荣斋提出，在研读《内经》过程中要做到汇参各家。他总结出了两种方法，分别为"综合汇参"与"分类汇参"。综合汇参，针对学术价值高、具有很大印证意义的必参书，细细品读，每处字句都有它的意。分类汇参，则是围绕对《内经》某个学说或理论有所阐发的汉、晋、唐、宋中有关的医籍展开汇参。例如"脉法"部分，参证了张仲景的《伤寒》《金匮》论脉部分及王叔和《脉经》；藏象部分，参证了《中藏经》及《千金方》论脏腑部分；病因、病机、病症，参证巢元方的《诸病源候论》及刘完素（河间）的《素问玄机原病式》；经络针灸，参证了《针灸甲乙经》《脉经》及《十四经发挥》。《内经》所记载的其他种类疾病，则参考了刘完素的《素问病机气宜保命集》及骆龙吉、刘裕德的《内经拾遗方论》。

通过汇参征引古本，既能够印证《内经》中的内容，又能够借此总结出古医学派源流的部分内容。汇参诸家不仅能够起到互勘互证的作用，同时还能达到触类旁通的效果。

四、采用援易入医方法阐发阴阳

金元时期，各派学理之争绵延纷纭，形成了百家齐放的繁盛局面，也成就了如金元四大家的学术流派，各家学说各有源流，影响较大。迨至明代，其中医易汇通成为当时颇具特色又广泛得以认同的研究方法，从易学角度来阐释医理更是成为一种研究中医经典的普遍现象，故而浙江医经学派涌现出了许多以易通医，援易入医，医易兼通的优秀学者，如张景岳、章虚谷等人。

张景岳非常重视医易同源，擅长运用易理解释医道，这一认识源自于他对《内经》阴阳学说的顿悟的过程。在《类经附翼·医易义》中讲到："宾尝闻之孙真人曰不知《易》，不足以言太医。每窃疑焉。以谓《易》之为书，在开物成务，知来藏往；而医之为道，则调元赞化，起死回生。其义似殊，其用似异。且以医有《内经》，何借于《易》……而今也年逾不惑，茅塞稍开，学到知羞，方克渐悟。乃知天地之道，以阴阳二气而造化万物；人生之理，以阴阳二气而长养百骸。……虽阴阳已备于《内经》，而变化莫大乎《周易》。""今夫天地之理具乎《易》，而身心之理独不具乎《易》乎？""医不可以无《易》，《易》不可以无医，设能兼而有之，则《易》之变化出乎天，医之运用由乎我。"（《类经附翼·医易》）故景岳认为若能对易理学习通透并运用于临床，则不断能更好地通达《内经》的阴阳学说，于临床应用《内经》理论也能得心应手。

清代医家对易学尤其重视，章虚谷亦然。他熟读《周易》，精通易理，又擅触类旁通，以此及彼，融会贯通，为当时医易汇通的代表人物之一。田晋元在为其作序时也形容其"不独明于医，而且明于《易》，明于天文历律，而融贯百家"。

章虚谷在提及《周易》时，将其称为"四大圣人共成天地间第一部言道之书"，又因其受宋明理学强化"正统"的影响，亦有尊经崇圣的"正统"观念。他对《黄帝内经》《伤寒论》推崇有加，认为《内经》乃是大道的体现。他在其著作《论易理》中说："医为疗病说法固然，但《灵枢》《素问》之言，从天地说到人身，从人身说到天地，互举互证，文如连环，三才一贯之道畅发无余。"又与《论景岳书》中提到："天下道理，一而已矣。医理即易理，儒道即医道。"认为易学与医学皆为阐发天地大道的途径，两者虽角度不同却殊途同归，自有相通之处，在他看来，医与易系出同源，"羲圣作八卦以垂象，轩岐论六气以明病，同出阴阳太极之源。前圣后圣，其揆一也。"

在此基础上，章虚谷同时也对医与易的区别做了阐述。首先，他认为医经与易经虽源出同门，但歧出双径，此所谓"体同而用异"。他虽在《论景岳书》中提到"医即易，易即医"，《内经》《易经》"同出阴阳太极之源"的说法，但亦认为"《易经》论治世，以扶阳抑阴为主;《内经》论治病，以阴平阳秘为宗，其用则不同也"。其次，他认为两者虽皆为论天地大道之书，然也有大小之别，正如道有大小一般。他在《论易理》中有过"儒者治国，医者治身。……易象为大道之源，医理、儒理俱在其中。易辞为儒者之言，可用治世不可治病也"的论述，认为两者虽有"相须之道"，然却各有所司，不可混淆一团。

阴阳学说，是研究阴阳的内涵及其运动变化规律，并用以解释宇宙万物万象的发生发展和变化的一种古代哲学理论，春秋战国时期，医学家开始将阴阳概念应用于医学理论之中。《内经》运用阴阳学说来阐释医学中的诸多问题以及人与自然的关系，使阴阳学说与医学紧密结合，成为中医学的中医思维方法之一。浙江医经学派诸家在研究《内经》的同时，都十分重视对其中阴阳学说的把握。

张景岳提出"一分为二"是阴阳对立统一的根本原理，并且用于指导理论和临床。他认为"天人一理者，一此阴阳也；医易同原者，同此变化也。岂非医易相通，理无二致哉"。宇宙的形成是由太极之气一分为阴阳二气所构成，故而依据易理，他明确提出"阴阳者一分为二"的著名论点，《类经·阴阳类》云："道者，阴阳之理也。阴阳者，一分为二也。太极动而生阳，静而生阴，天生于动，地生于静，故阴阳为天地之道。""阴气流行则为阳，阳气凝聚则为阴。"

在"一分为二"的基础上，景岳进一步强调阴阳的互根，同时把阴阳互根具体化，落实到"精气互根""水火同源"。"以精气分阴阳则阴阳不可离。""凡阴阳合而万形成，无不先从精始，故曰常先身生是谓精。"《类经·阴阳类》中在对于《素问·阴阳应象大论》之"气归精，精归化……精化为气，气伤于味"一段原文的解释时，就明确提到："然上文既云气归精，是气生精也；而此又曰精化气，是精生气也。二者似乎相反，而不知此正精气互根之妙。"《类经·摄生类》也提到："精之与气，本自互生。"《景岳全书·传忠录》又说："道产阴阳，原同一气，火为水之主，水即火之源，水火原不相离也。何以见之？如水为阴，火为阳，象分冰炭。何谓同源？盖火性本热，仗火中无水，其热必极，热极则亡阴，而万物焦枯矣；水性本寒，使水中无火，其寒必极，寒极则亡阳，而万物寂灭矣。此水火之气，果可呼吸相离乎？"

又如对人体阴阳之气的理解，朱丹溪倡"阳常有余，阴常不足"论，认为人生之阳气常有余，而阴血常不足的观点影响很大。景岳在仔细研究《内经》后，大胆质疑，提出"阳非有余"的观点，明确指出："丹溪但知精血皆属阴，故曰阴常不足，而不知所以生精血者先由此阳气。"（《景岳全书·传忠录·辨丹溪》）同时，在《类经附翼·求证录》专门作文《大宝论》："……天之大宝，只此一丸红日；人之大宝，只此一息真阳。"对后世学者认识应用《内经》的阳气理论提供了重要启迪。

张景岳还从自然界变化的形气、寒热、水火三个方面说明阳气的重要性。《类经附翼·求证录·大宝论》指出："夫形气者，阳化气，阴成形，是形本属阴，而凡通体之温者，阳气也；一生之活者，阳气也；五官五脏之神明不测者，阳气也。……二曰寒热者，热为阳，寒为阴；春夏之暖为阳，秋冬之冷为阴。……是热能生物，而过热者惟病；寒无生意，而过寒则伐尽。然则热无伤而寒可畏，此寒热阴阳之辨也，非寒强于热乎？三曰水火者，水为阴，火为阳也。造化之权，全在水火，而水火之象有四，则日为太阳，火为少阳，水为太阴，月为少阴，此四象之真形而人所未达也。……阳主乎外，阴主乎内，此阴阳之定位也；阳中无太阴，阴中无太阳，此阴阳之专主也。日丽乎天，此阳中之阳也，非太阳乎？"可以说是对《内经》真阳理论的重大发明，也对后世温补学派的形成奠定了理论基础。

人体真阴即天一真水之义，义出《周易》河图洛书，张景岳援引之以阐释《内经》肾中阴精，其谓"真阴之义，即天一也，即坎水也，丹家谓之元精"，真阴之象为人身之精、人身之形。《类经附翼·求证录·真阴论》云："所谓真阴之象者，犹家宅也，犹器具也，犹妻外家也。所贵乎家宅者，所以蓄财也，无家宅则财必散矣；所贵乎器具者，所以保物也，无器具则物必毁矣；所贵乎妻外家者，所以助夫也，无妻外家则夫必荡矣……观形质之坏与不坏，即真阴之伤与不伤，此真阴之象，不可不察也。"认为外在的形肉由内在之阴精所生，精藏于内，内形于外，故形质之坏与不坏，可察真阴之伤与不伤。

《景岳全书·传忠录·治形论》中提到了真阴与形的关系，并指出治形必以精血为先："治形之法，非止一端，而形以阴言，实非精血二字足以尽之。……精血即形也，形即精血也，天一生水，水即形之祖。故凡欲治病者，必以形体为主；欲治形者，必以精血为先。"《类经附翼·求证录·真阴论》提到了真阴的作用以及其与命门真火的互根互生关系，书中写道："所谓真阴之用者，凡水火之功，缺一不可。命门之火，谓之元气；命门之水，谓之元精。五液充，则形体赖而强壮；五气治，则营卫赖以和调。此命门之水火，即十二脏之化源。故心赖之，则君主以明；肺赖之，则治节以行；脾胃赖之，济仓廪之富；肝胆赖之，资谋虑之本；膀胱赖之，则三焦气化；大小肠赖之，则传导自分。此虽云肾脏之伎巧，而实皆真阴之用，不可不察也。"

张景岳还探讨了人体真阴之病和真阴之治，指出阴虚阳虚病证的病机皆在于命门水火无源。《类经附翼·求证录·真阴论》云："所谓真阴之病者，凡阴气本无有余，阴病惟皆不足。即如阴胜于下者，原非阴盛，以命门之火衰也；阳胜于标者，原非阳盛，以命门之水亏也。水亏其源，则阴虚之病叠出；火衰其本，则阳虚之证迭生。……寒之不寒，责其无水；热之不热，责其无火。无火无水，皆在命门，总曰阴虚之病，不可不察也。"命门为真阴之府，即为真阴之形，真阴之象，欲治病者，必以形体为主，欲治真阴，必治命门。"所谓真阴之治者，凡乱有所由起，病有所由生，故治病必当求本。盖五脏之本，本在命门，神气之本，本在元精，此即真阴之谓也。"（《类经附翼·求证录·真阴论》）

徐荣斋精研《内经》后，针对其中的"阴阳"部分内容，总结归纳出以下看法：阴阳二字运用甚广，含义也是多种多样的，上下之升降浮沉，前后之向背表里，性别之牝牡雌雄，以及有病情之虚实寒热，药性之温凉，凡属互相对立的现象，都可以命名为阴阳。阴阳在代表具体事物中其所指各有不同，如阴胜阳衰，阴胜的"阴"，指的阴邪，阳衰的"阳"，指人身的阳气；讲到阴虚阳亢，阴虚的"阴"，指的是阴液，阳亢的"阳"，指的是阳气，都是人身固有的东西。又如阴阳偏衰者，可以阴损及阳，阳损及阴，因为这里的阴阳，指的是人身中的阴液与阳气，两者有相互资生的关系；阴阳偏胜者，不会阴胜及阳、阳胜及阴，因为这里的阴阳是指邪气，没有相互资生的关系。徐氏还指出，在某些章节中，必须看出它们是各有所指，而且在应用上各有特定范围，不能盲目地用一种意思去理解不同章句中的阴阳。例如在某些章句里，阴阳是指寒和热，在另一些章句里，阴阳却是指精和气，而且各有不同的规律。要全面正确地辨识阴和阳所指的不同含义，必须反复体会经文的上下，彼此对勘，前后印证，找到它们之间内在联系，才能完整地认识与分析。可以说，他的认识是对《内经》阴阳学说重要意义及其应用的心得体会，颇具有启发后学的作用。

五、应用药物经气理论阐释五运六气

"五运六气"学说是古代用来研究天时气候变化规律以及气候变化对人体生命影响的理论，简称运气学说，多载于《素问》七篇大论。五运者，木运、火运、土运、金运、水运五运；六气者，厥阴、少阴、太阴、少阳、阳明、太阳，三阴三阳是也，分别为风木、君火、湿土、相火、燥金、寒水之化。中医理论以气为本，以气的运动作为事物发展的动力，五运代表一年春、夏、长夏、秋、冬五季的气候变化，以及全年气象的总体规律；六气用来说明时令节气的气化特征，运气学研究自然气候变化规律、探讨气象运动对人体生理病理的影响，气象与疾病发生之间的联系，旨在揭示人与自然的统一性，即天人相应。因此，五运六气对于中医学有着很大贡献，对预防疾病、治疗疾病以及摄生等方面均具有重要的指导作用。

五运与六气密不可分，正是五运六气的不断运行和变化，产生了世间万物。《素问·天元纪大论》记载道："神在天为风，在地为木；在天为热，在地为火；在天为湿，在地为土；在天为燥，在地为金；在天为寒，在地为水。故在天为气，在地成形，形气相感，而化生万物矣。"中医学整体观念的天人相应观也是与五运六气密切相关，所以人体的生理病理变化离不开五运六气，人类与自然界息息相关，即《灵枢·岁露》篇所谓之"人与天地相参也，与日月相应也。"

方本恭精通五运六气和经络学说，对《内经》多有推崇，对其中的运气、经腧学说颇为看重。方氏认为经腧和运气的理论广博至深，并且对当时认为"经腧征于实""运气濒于虚"的说法并不赞同，认为他们并没有正确理解这两者的真正内涵，所以得出了片面的错误结论，即所谓的"抑经之所谓运气者，其本旨不如是也"。

在研究《内经》和临床实践的过程中，他总结出了一套独有的对运气的观点和理论，形成了自己的一套辨证体系，将其写入于《内经述》中，其云："予故于《灵枢》则取经腧而列其文，于《素问》则取运气而实其旨，合运气于经腧，而医之能事毕矣，经之大要明矣。"

《素问·天元纪大论》云："天有五行，御五位，以生寒、暑、燥、湿、风。……阴阳之气，各有多少，故曰三阴三阳也。"又云："天地者，万物之上下也；左右者，阴阳之道路也；水火者，阴阳之征兆也。"《素问·五运行大论》则说："天地之动静，神明为之纪。阴阳之升降，寒暑彰其兆。"《素问》中所说之五运与阴阳并行，同为"天地之道""万物之纲纪"，方本恭在此基础上加以推演，认为"阳左阴右，顺东西之道而与运旋转者存乎正；阳上阴下，贯南北之枢而与气升降者存乎奇"，阴阳与运气同属天地，共同主宰着天地旋转运行，"奇与正同原"，两者相互依赖，相辅相成。与此同时，人亦有"运气"。人之运气与天地之运气交感，在身体内同样有"运"之回旋运转、"气"之升降出入，与经腧相互照应，其云："故腧体天地，经用水火，用水火者候以行，体天地者候以次。"体现了人与自然环境相统一的整体观念，并将运气之旋转升降与经腧相互融合，"经者乾坤之昼夜，而气之升降视腧；其者六子之冬夏，而经之旋转视运。"经腧与运气相结合，共同促成了四时阴阳之变化，这一观点较之于之前运气是六气影响的传统观点具有较大的创新意义，更加切合于临证运用。

方本恭还认为，"运气者为病之本，经俞者受病之区"，人体所生之病，归根结底都是其运气的正常运转产生了变化，而后反应在经腧之上，故当"以为病之本合受病之区，即以受病之区求为病之本"，此即《素问·阴阳应象大论》所谓之"治病必求于本"。因而治病要以运气为根基，理法方药落实于经腧之上。这个诊疗思路贯穿于《内经述》始终，并进一步演化，形成其独特的辨证体系。

第二节　主要学术创新

一、创立摘要分类研究《内经》之法

滑寿认为《素问》虽内容详备，然流传过程中，错简却多，杂散而不成系统。故其对《素问》重新分门别类，同时选择性地吸收，对《素问》钞而读之，即先将《素问》删繁撮要，再以类相从，著成《读素问钞》。该书是滑寿分类整理、择要类编《素问》之作，开节略类编《素问》之先河。他采用"删去繁芜，撮其枢要"的方法，大胆提出分门别类。钞而读之，选取《素问》中的精华内容，对其精审训解，并结合临床予以明释。他将《素问》分为藏象、经度、脉候、病能、摄生、论治、色诊、针刺、阴阳、标本、运气、汇萃十二类，最后附补遗一篇，这种有选择的分类研读《素问》的方法，起到了钩玄提要的作用。

元代以前，虽有晋代皇甫谧以《素问》《灵枢》为本，采用"使事相从"的归类法，使各书相类原文辑集一起，"删其浮辟，除其重复"进行编次而成《黄帝甲乙经》(又名《针灸甲乙经》)，隋唐时期杨上善取法于皇甫谧之《甲乙经》，将《素问》《灵枢》各篇，全部拆散，按其不同内容的性质，采用兼收并蓄分类法，合编而成《黄帝内经太素》。而滑寿类分研究《内经》的方法相较皇甫谧、杨上善更有难度，也更加契合后人学习研究经典的实际情况，而且《黄帝内经太素》流传至宋代以后已在国内失传，公私书目均无著录，故而推断滑寿在著作时已无从参阅，他所撰著之分类体系当属首创之举。

后世医家对滑寿《读素问钞》给予了充分肯定和赞誉。如明代著名医家汪机称其"各以类从，秩然有序，非深入岐、黄之学者不能也"，并为之补注收入《汪氏医学丛书》中。其后又有丁瓒为之补注，名为

《素问钞补正》。《读素问钞》是中外医学史上第一部对《素问》进行摘要分类的专著，此种对《素问》有选择的分类法对后世医家具有很大的影响和启发，明代张景岳《类经》、李中梓《内经知要》、清代汪昂《素问灵枢类纂约注》、沈又彭《医经读》等，都参仿了滑寿的分类法。

二、开创全文注释《灵枢》之举

马莳著的《黄帝内经灵枢注证发微》，为历史上第一部《灵枢》全注本。现存的九卷本《灵枢》，即是马莳本。其所注《灵枢》，开全文注释《灵枢》之先河。马莳以南宋史崧收藏的《灵枢》家传本为基础，将该书分为九卷八十一篇，仿照注释《素问》的体例，逐篇逐节加以注释，成为《灵枢》的第一部全注本。又因其擅长针灸学，注释过程中尤其重视对经络腧穴详加阐明，并附有经络腧穴图解，同时注文在剖析医理及申明字义方面有所发挥，对后人学习研究《灵枢》很有参考价值。如《灵枢·经筋》篇谓经筋之痛，"阳急则反折，阴急则俯不伸。焠刺者，刺寒急也；热则筋纵不收，无用燔针。"马莳注："寒急有阴阳之分，背为阳，阳急则反折；腹为阴，阴急则俯不伸，故制为焠刺者，正为寒也。焠刺即燔针。"这类注释并不是单纯擅长考订注疏之学的人所能胜任的，而必须要有丰富的针灸临证经验。马莳结合自己丰富的临证经验，以及其娴熟的针灸技术，运用天人合一的整体观，全方位、深层次地剖析《灵枢》，著成《灵枢注证发微》，使深奥晦涩之经典变得明白平易，首次完整详尽地注释《灵枢》，可以说是浙江医经学派医家对《灵枢》传承与创新的重大贡献。

三、首创集体注释《内经》先例

张志聪注释《内经》擅长在前人的研究基础上独出心裁，力辟蹊径。其受卢之颐（字子繇，卢复之子，开创了中医教育聚徒讲学的先例）在家中聚众讲学问道的启发，集同学及门人弟子数十人，于胥山脚下构建侣山堂书院，将卢氏家庭讲学模式上升为民间教育模式，开堂讲学，集思广益，著书立说，诊治疾病，开集体创作的先河，举众人之力汇编成《素问集注》《灵枢集注》等著作。正如《素问集注·序》中所载："以昼夜之悟思，印黄岐之精义，前人咳唾，概所勿袭，古论糟粕，悉所勿存，惟与同学高良，共深参究之秘，及门诸弟，时任校正之严，剞劂告成，颜曰《集注》。盖以集共事参校者，什之二三。先辈议论相符者，什之一二，非有弃置也，亦曰前所已言者，何烦余言，唯未言者，亟言之以俟后学耳。"全书采用逐字逐句、通篇注释的方法，以经解经，注释质量颇高。张志聪所注《黄帝内经集注》是继唐代王冰、明代马莳之后的又一注释佳作，具有很高的文献价值。同时，也为后世学者共同参研参编《内经》学问起到了榜样示范作用，可以说是浙江医经学派代表医家的研习经典之壮举，为传承创新《内经》学术作出了重要贡献。

四、创立《内经》篇名注释体例

马莳所注《素问注证发微》《灵枢注证发微》首创注解《内经》篇名体例，全面完善《内经》注释，发前人所未发，言前人所未言，使一篇之总纲得以提要钩玄，给后世学者以重要启迪。如阐释《素问·五脏生成》篇之篇名："按篇内以五脏之所主所伤所合，五色之见死见生，五脏所生之外荣，五色当五脏之味，五色当五脏之合，及后半篇能合色脉之义推之，皆本于天地生成。如《易》之所谓天一生水，而地以六成之；地二生火，而天以七成之；天三生木，而地以八成之；地四生金，而天以九成之；天五生土，而地以十成之。故五脏之义有如本篇者如此，即名之曰五脏生成篇。"指出该篇的主要内容以论述五脏与五色、五味以及脉象上的相互关系，这种关系与天地五行总的规律相同。掌握了这种规律，既可以作为五脏所生、所荣、所伤、所死的判断依据，又可以指导医生临床用药的思路，还可凭色脉合参"以图完全"，突出体现了五行学说对于中医学理论建构的重要作用。又如，注《素问·阴阳应象大论》之篇名，其云："此篇以天地之阴阳，万物之阴阳合于人身之阴阳，其象相应，故名篇。"深刻揭示该篇的主旨是探讨阴阳是天地万物与人体活动的共同联系，因此只有将养生、治病等皆取法于阴阳，才能取得临床效应，可谓是注解精妙，提纲挈领，深得《内经》旨意。

在马莳的影响下，此后的《内经》注家，如张志聪、高世栻等，都采用了这种注解篇名的方法，以展现自身对《内经》各篇总的学术观点的理解与发挥。如关于《素问·阴阳应象大论》，张志聪即在篇目之下谓："此篇言天地水火、四时五行、寒热气味，合人之脏腑形身，清浊气血，表里上下，成象成形，莫不合乎阴阳之道。致于诊脉察色，治疗针砭，亦皆取法于阴阳，故曰阴阳应象大论。"高世栻则谓："阴阳者，太极初开，始为一画之所分也。应象者，天地之阴阳，人身之阴阳，皆有形象之可应也。天地之阴阳，应象于人身，人身之阴阳，应象于天地，五运五行，应象无方，此篇为《五运行大论》之提纲，故曰阴阳应象大论。"虽然各家解题的角度有所区别，但其注解篇名之法皆宗于马莳。

五、创立图表歌诀注解《内经》之法

由于《内经》经文文义深奥，医理难明，又兼篇帙宏大，内容繁芜，令研习之人难以总其纲领，把握要旨。浙江医经学派医家在校订注释的同时将部分内容归纳总结，辅以图表或歌诀，为后学者研读《内经》提供了极大的便利。

如马莳在注文的过程中，十分注意将相关的内容进行总结性的归类，如关于十二经"井、荥、输、（原）、经、合"诸穴的论述，分散于《灵枢·本输》中各节之中，为了能给学习者一个整体性的印象，马莳专设"五脏六腑井、荥、输、原、经、合总图"加以概括。又如，《灵枢·经脉》中关于各经循行路径，马莳不仅绘制了十四幅经络循行图，并逐一注明各经腧穴的大体位置，还总结出十二经脉及任、督二脉"诸穴歌"及"分寸歌"共二十八首。此外，他还尝试着根据《难经》各个篇章中关于脏腑实体考证的相关记载，手绘脏腑形态图，这在《内经》注释史上是史无先例的。又如，《素问》七篇大论中关于运气学说的注释，马莳不仅通考了明代及明代以前的所有相关著作，作出了丰富而详尽的解说，而且为了更形象地说明该学说的理论内涵，还专门绘制了 76 幅图表来阐释运气学说，如《天道六六之节盛衰图》《地理应天六节气位左转图》《天道六气与地理五行相错图》等，以明了直观的方法，以提纲挈领的表述，极大地帮助了学习者理解掌握运气学说。

《灵枢》被誉为针灸专著，该书已详细介绍经络名称、循行路线，穴位名称、定位，以及针刺方法。张志聪及门生在此基础上对十四经穴位及穴位分寸以歌诀的形式，附于条文后，一目了然，以方便后世学者记忆。如肺经诸穴歌照马氏补辑。"手太阴，十一穴。中府云门天府列，侠白下尺泽，孔最见列缺。经渠太渊下鱼际，抵指少商如韭叶。"又如分寸歌，"太阴肺兮出中府，云门之下一寸许。云门璇玑旁六寸，巨骨之下二骨数……少商大指端内侧，相去爪甲韭叶许。"将肺经上所有穴位、分寸皆一一展示，方便穴位定位，熟读熟记，方便学习。

张景岳有感于邵庵虞先生所说之"未必经之当难者，止此八十一条"，从而对《类经》一书中意义较深言不尽意之处，再编《类经图翼》和《类经附翼》，加图详解，再附翼说。这种图说阐释医经的研究方法，对阐明医理便利读者理解《内经》奥旨具有极大的辅助阅读理解作用，可以使医者"理透心明斯至矣"（《类经图翼·序》）。他在《类经图翼》中不仅附出太极、阴阳、五行、六十花甲、运气相关等各种图像数十余幅，还在书中详细讨论脏腑、骨度部位、十二经脉起止、经穴、诸证主治针穴及针灸技术操作等问题，并附十二经脉和奇经八脉循行图像。针灸要览内收十四经针灸要穴歌和诸证灸法要穴等。针灸诸则中详细列举五大法则，并于书中列出九针图像，说明其针具特点，明确了《灵枢》九针的形制功用等。《类经图翼》卷末，并附针灸诸赋，收录天元太乙歌、标幽赋等共十一首，方便诵读。

滑寿也将人体十四经脉周于身之隧穴缀以韵语，以押韵的歌诀表示出来，语言流畅，句式整齐，富有文采，朗朗上口，便于记诵和流传。

六、创立哲学辩证法切入《内经》研究

19 世纪中期由于西方文化的影响，我国传统文化受到冲击，作为中国传统文化的重要组成部分，中医也受到质疑和责难，面临被"废黜"的危难境地。杨则民认为只着眼于中西医的异同进行针锋相对的争论，很难有突破性进展，应该抓住问题的本质，从方法论的角度入手。

为驳倒否定中医的言论，反对国民政府废除中医的政策，浙江医家杨则民结合马克思主义深入研究《内经》哲学思想，并以辩证法为指导思想编写《内经讲义》，对中医进行了系统的、全面的分析。杨氏指出《内经》以阴阳表示对立统一，以五行表示发展变化，以整体的观念认识疾病，以调和的方法治疗疾病，明确提出《内经》的核心思想是辩证法。他认为由于当时医学知识的局限，《内经》所采用的论证材料与现世的医学知识有不同之处，但其最高思想理论以及由其哲学思想引申而来的治疗原则并无错误，是数千年医疗经验的精华与结晶，不该轻易废除。

杨则民认为《内经》中关于人体生理、病理、脏腑、经络的论述虽有浅陋错误之处，但由其哲学思想引申而来的治疗原则，经过了数千年的实践检验，是具有临床指导价值的。他指出《内经》的核心治疗原则在于"以辩证法的观察，以辨证用药；又以辩证法的方法而处方施治"，即辨证论治。在中西医废存之争日益激烈，中医面临被废黜的危难境况下，杨则民提出"《内经》之最高理论为阴阳五行生长收藏与调节，而以辩证法叙述之，故欲研究而理解其内含之精义，自以辩证法为最正确之途径"。他以哲学辩证法思想为指导，对《内经》进行了深入的研究，明确指出《内经》核心思想为辩证法，批判了废黜《内经》的错误思想。

《内经》的哲学辩证法思想主要体现在精气学说、阴阳学说与五行学说几方面：首先，《内经》中的精气是指充斥于宇宙之中的无形而运动不息的极细微物质，是构成宇宙万物的本原，其自身的运动变化推动

着宇宙万物的发生、发展。

其次，《内经》的阴阳学说是对自然界相互关联的事物或现象对立双方属性的概括，把一切事物都看成是对立统一的整体，认为任何事物都包含阴阳两个方面。阴阳对立统一，是事物平衡协调的根源；阴阳相互作用，是事物发展变化的动力。

另外，中医从人与自然、人与社会和人体脏腑之间的关系出发，推导出自然界万物之间是一个相互联系、相互作用的整体，并取五行以生长化收藏之义来解释这种相互联系。《内经》将事物按其不同的性质、特征纳入五行之中，并用五行间的生克制化规律来解释这种既递相资生又互相克制的关系。《内经》把自然界一切事物的属性特征及其之间的相互作用和变化规律都归纳在精气、阴阳、五行之中，是对唯物辩证法的高度概括和总结。

杨则民是我国近代医学史上自觉从哲学角度全面研究《内经》的医家，也是中医界以辩证法观点研究《内经》的第一人，他创新挖掘了《内经》的哲学思想，为中医的振兴与发展作出了一定贡献。

七、创立《内经》"封殖""炉冶"生理概念

浙江医经学派诸多医家自幼习儒，博学多才，思维活跃，不拘传统，在研读经典时往往能不局限于前人的注解，推陈出新，创立新说。同时，他们又大都善于利用前人的成果而实现借鉴创新，为研究《内经》树立了典范，也为后世医家治学弘扬中医经典提供了新的思路、新的视角。

如方本恭通过治学《内经》就提出了"封殖""炉冶"的独特生理概念，将人体与外界饮食空气的物质交换称为"封殖"与"炉冶"两个部分，其云"封殖存于内而饮食以任其功""炉冶寄于外而呼吸以神其用"。实际上，就是对《内经》脾胃运化水谷精微，以及肺主气司呼吸生理作用的发挥，是一种对《内经》脏腑功能研究后的高度概括，对后世中医理论的形成具有一定的启发作用主。

"封殖"本意为栽培、培植，《左传·昭公二年》云："宿敢不封殖此树，以无忘《角弓》。"方本恭认为，人体就像一块土壤，饮食便像栽种培植的工具一般，对促进人体的正常生长起到重要作用。"封殖"的过程分为"涵濡、渗化、济泌、蒸溽、摩荡、沦浃、吻合、滋长"八个步骤，自成循环。人体之精微物质若滋润有余，则渗透转化；渗透有余，则过滤涓流；过滤有余，则闷湿潮热；闷湿有余，则摩擦震荡；摩荡有余，则继续深入；深入有余，则相互吻合；吻合有余，则丛生滋长；滋长有余，则四处滋润。

"炉冶"其本意为冶炼之术，《晋书·文苑传·王沉》云："融融者皆趋热之士，其得炉冶之门者，惟挟炭之子。"方本恭认为，天地之气自呼吸入体，经冶炼之过程，方可为人所用。"炉冶"的过程分为"融洽、萦结、坚卓、凝定、专注、莹彻、明湛、精纯"八个步骤，自成循环。天地之气自口鼻呼吸入体，若融合有余，则回旋缠绕；缠绕有余，则坚固卓绝；卓绝有余，则安定静止；凝定有余，则心神专注；专注有余，则明洁澄澈；莹澈有余，则清莹明亮；清亮有余，则精良纯粹；精纯有余，则四处融合。故方氏认为人体之所以能够正常运作，乃是内外各步骤共同运作的结果。

八、提出四时外感发病"伏气理论"

《时病论》为雷丰代表著作，是一本以《内经》经文为提纲，从而展开论述外感时令病的专书。该书独到之处颇多，其中尤以伏气理论为该书突出特点，在创新《内经》伏气理论方面以及指导临床实践方面多有创见。

伏气理论源于《素问·阴阳应象大论》，其云："冬伤于寒，春必温病；春伤于风，夏生飧泄；夏伤于暑，秋必痎疟；秋伤于湿，冬生咳嗽。"《素问·生气通天论》中亦有相似论述，指出邪气有潜伏发病的特点。雷丰以上述医经八句作为提纲展开论述，将外感病分为伤于外邪"感之即病"的新感时病和"不即病"的伏气病证，且认为当先辨此处，二者关系是"相去天渊，当细辨之"。

雷丰在《时病论·卷一》肯定了伏气的存在，其道："《经》谓：'冬伤于寒，春必温病'是训人有伏气之为病也。"他认为六淫皆可伏于体内，伺机发病。如咳嗽有伏气咳嗽，是秋之伏气所致，至冬发为咳嗽，分为燥、湿两种，干咳因体内有伏燥，痰嗽是因体内有伏湿。伏邪所伏之地，后世主要持吴又可所提出的"邪伏膜原"观点。雷丰细析伏气特点，认为六淫邪气侵犯人体的部位有特定的倾向性。伏寒多潜藏于肌肤、骨髓或足少阴肾经；伏风之气内通于肝，次传于脾；伏暑内舍于营分；伏湿之气伏于脾，上传于肺；伏燥之气内伏于肺。除此之外，雷丰还指出伏邪所伏部位和体质有很大关系，《时病论·卷一》道："其藏肌肤者，都是冬令劳苦动作汗出之人；其藏少阴者，都是冬不藏精肾脏内亏之辈。"

对于伏气发病的机制，雷丰在《时病论》中做了相关论述。首先是邪气潜伏的原因，雷丰从内、外两方面予以总结。当外邪不足以立即引起发病，邪气可潜伏机体，《时病论·卷五》道："夏令伤于暑邪，甚者即患暑病，微者则舍于营。"而内在原因，就是机体正气亏虚，雷丰认为"此即古人所谓最虚之处，便是容邪之处"，又结合《内经》"冬不藏精，春必温病"，指出正气亏虚是邪气潜伏一大因素。简言之，邪气潜伏的原因是感邪轻微、正气亏虚。

对于伏气发病的形式，雷丰认为主要有三种：新感引发伏邪、伏邪应时而发、伏邪因虚自发。新感引发伏邪的发作方式，雷丰所论最多，如咳嗽之证，雷氏认为可由秋之伏湿或伏燥，至冬稍感寒邪而引发。再如冬之伏寒化温，至春由寒邪触发者可发为春温，其中细分风邪引发的病症为风温，而新感温热邪气所引发的为温毒。机体顺应自然界而变化，邪气亦是如此。故雷丰指出伏邪可顺应时令而发生转化，应时而发。如机体冬季感受微寒，却不发病，伏寒化温，至次年春季阳气升发开泄，顺应春气从而发病，而成温病、晚发二证。至于因虚自发虽少有，但也是存在的，《时病论·卷一》有言："不因外邪而触发者，偶亦有之。"如雷氏在《时病论·卷三》提到的："春伤于风，风气通于肝，肝木之邪，不能条达，郁伏于脾土之中，中土虚寒，则风木更胜，而脾土更不主升，反下陷而为泄也。"

总的来讲，雷丰在《时病论》将不同季节的伏气为病进行了总结分析，概述为时病 62 种，拟定治法有 64 则，附有临证验案 85 例，在伏气理论应用于临床治疗方面极有见地，可以说是雷氏对于《内经》伏气学说的系统论证与全面完善，并一举将之提升至创新的全系统理法方药皆备之伏气理论。

九、提出"病无纯虚"病机理论

莫枚士在《病无纯虚论》篇云："然湿与寒、热，惟当其王时则有之，而风乃四时皆有，故风之病人独多。人以劳役解脱、喜怒阴阳、饮食醉饱、人鬼惊恐、跌打堕压、虫兽咬伤而致虚，有一于此，则风即凑之。其在湿与寒、热之令，及有贼邪时者，亦各凑之。"莫氏对"风者，百病之长也，至其变化乃生他病也"做了进一步发挥，从而提出"第既凑之后，反见为实。其为状也，有相半者，有相过者，无纯虚也"，即"病无纯虚"的理论，认为病无纯虚，方无蛮补。同时以"老年聋盲"为佐证，指出"老年血气当衰，药不能托，且托之而后者乘虚续至，故永不愈耳。其不愈者在虚，其为病者仍属风"，进一步强化了"病无纯虚"的论点。

《原荣卫》篇中云："人有三气：卫气出于上焦，荣气出于中焦，二者皆气也。二气合行于心肺之间，则积而为宗气，本无形质，必有所附丽以行。故荣行脉中，附丽于血；卫行脉外，附丽于津。惟血随荣气行，故卫气衰则津停。治血以运化荣气为主；治津以温通卫气为主。"这是对《内经》营卫气血理论提出了新的解读，颇具新意，足以启迪后学。

十、提倡 "中西汇通" 学术观点

在近现代西医渐盛，中医经受挑战的环境下，浙江医经学派的医家们勇于担当，在主张复兴经典，重视传统的旗帜下没有盲目地肯定中医，更没有全盘接受西化，而是以自身研究《内经》理论的前提上下冷静地评判中西医之优劣处，认为两者可以相互学习提高，主张中西汇通，这种兼容并包的态度可谓开中西医汇通之先河。

对于中西医之争，陈无咎认为是毫无意义的，《医轨·结论》中道："余述医轨，以抵抗疗法开其端，而以阴阳五行终其卷，所以见余治学，不主一家，中善于西则执中，西长于中则从西。"其在《医轨·论中风》中道："征诸生理学，血之循环始于心脏右房，压入肺脉管，通过肺之两叶微血管，再入心脏左房，通过肝脉管，进入肝回管，及出肝回管，上行头部微血管，下注肢体微血管，先慢后快，心房上下有收缩膜，心肺肝三脏进出，有总回管总脉管，如此继续不已，流转无停，是谓全体循环。"详细地讲述了西医的血液循环，在当时的中医师中，能有如此学术观点，实属可贵。更难得的是，陈氏又将此观点与医经观点相结合，而创制了"一循环饮""二循环饮"等相应方剂，可谓独开一面。

陈氏积极地将西医的一些学说观点融合到中医之内，期以解释中医的一些含糊不清的问题，如膵的问题，其在《医轨》中专篇"论膵"，在《脏腑通诠》中"析脾"，又在《黄溪大案》中"主脾析"，从命名、解剖、文献等多方面论析，认为膵当为中医的脾之大络，在西医上即为胰脏。另外，陈氏在一些疾病的论述之中，分别列出其中西医病名、治法，并加以对比论述，如《医轨·论胆枯》讲到："胆枯一症，西医谓之结石，日医谓之胆囊炎，中医谓之胆实热，又有胆蒸、胆瘅、胆黄、胆胀之名，皆与此症近是。"又如《医轨·论胃大》称："胃大之症，西医名为胃扩张，日医谓之胃痕，或谓之胃部膨满，中医谓之胃胀。"期以西医补中医之不足，进一步完善中医之学。

陈无咎对中医是极其推崇的，认为中医之精妙，西医不可及。正所谓爱之深，责之切，陈氏对于中医的弊端也有着清醒认知。陈氏期待借用西医的学术观点让中医推陈出新，焕发出更大的作用。基于这样的想法，陈氏屡屡强调中西医学各有偏重，宜取长补短，如《脏腑通诠·补脑》中道："西医是侧重生理解剖的，中医是偏在心理哲学方面的。"

裘吉生亦倾向于中西医融洽，各取所长。他希望国内的医家们能够不分地域，不限种类，融会贯通古今中外医学之说，提高诊疗水平和治疗效果。同时在编辑报刊时，较倾向于发表中西医汇通的医家文章，如刊载张锡纯的"论中医之理多包括西医之理沟通中西原非难事"等文，主张在汇通中西医的基础上，更好地保存国粹，引入新知，衷中参西。同时在选编医学著作时则注重提纲挈领，简洁实用。

在西学东渐的大背景下，近现代的浙江医经学派医家们竭力复兴中医经典，衷中参西，以兼容并包的态度接纳了西医，期以汇通中西，造福人类，其鲜明的观点以及务实的研究态度，赢得了世人的肯定，也值得后世学者敬仰。

参考文献

[1] 杨美霞，张君，郑红斌.浙派中医对《黄帝内经》学术传承的贡献 [J].中医杂志，2018，59（06）：455-458.

[2] 张宏儒，张晓虎.中华人物史鉴：第四卷 [M].北京：团结出版社，1997：4362.

[3] 张志聪，高世栻.侣山堂类辩医学真传 [M].北京：人民卫生出版社，1983：137.

[4] 马莳.黄帝内经灵枢注证发微 [M]// 孙国中，方向红点校.北京：学苑出版社，2007：1.

[5] 马莳.黄帝内经素问注证发微 [M].北京：中医古籍出版社，2017：62.

[6] 徐荣斋.读书教学与临症 [M].北京：人民卫生出版社，1985：9-11.

[7] 莫枚士.研经言 [M]// 王绪鳌，毛雪静点校.北京：人民卫生出版社，1990：3，4，23-24，57-58.

[8] 张介宾.类经图翼 [M].北京：人民卫生出版社，1965：390，446，447，449，450.

[9] 章原.章楠医易思想研究 [J].南京中医药大学学报（社会科学版），

2017, 18（3）: 155-60.

[10] 张景岳. 类经 [M]. 太原: 山西科学技术出版社, 2013: 14, 17.

[11] 杨威, 于峥, 刘寨华. 五运六气基本原理探讨 [J]. 中国中医基础医学杂志, 2011, 17（10）: 1058-1059.

[12] 方本恭. 内经述 [M]. 北京: 中医古籍出版社, 1988: 22.

[13] 孟光.《素问经注节解》咀华 [J]. 山东中医药大学学报, 2004, 5（28）: 368-369.

[14] 汪昂. 素问灵枢类纂约注 [M]. 北京: 中国中医药出版社, 2016: 2.

[15] 张志聪. 黄帝内经素问集注 [M]// 孙国中, 方向红点校. 北京: 学苑出版社, 2011: 6, 89-90.

[16] 马莳. 黄帝内经素问注证发微 [M]// 王洪图, 李云点校. 北京: 科学技术文献出版社, 1999: 33, 89.

第四章　主要代表人物与学术成就

第一节　滑寿

一、生平简介

（一）生平纪略

滑寿，字伯仁，号撄宁生。祖籍许州襄城（今河南省襄城县），元代初年，其祖父受官江南，自襄迁居仪真（今江苏省仪真县）。元成宗大德八年（1304），滑寿诞生于仪真，据史书记载，滑寿幼年笃实详敏，好学能诗，温雅有法。按《仪真县志》曰："滑寿，世为许襄城人，当元时，父祖官江南，自许徙仪真。寿性警敏，习儒书，日记千余言，操笔为文词，有思致，尤长于乐府。"据载，滑寿本姓刘，乃元代开国元勋刘基之弟，其为医后改换姓名。《浙江通志》云："滑寿，医通神，所疗无不奇效。寿与宋僖为友，其诗雅健，元时曾乡举。按滑氏家谱，则刘基之兄弟也。基尝访之于余姚，留数月而去。其子孙散居余姚、武林，而武林为最盛。"滑寿晚年居于浙江余姚，明洪武十九年（1386）卒。

滑寿一生居无定处，每到一处更换一名。在淮南称滑寿，在吴称伯仁，在越称撄宁生。伯仁者，与东晋周颢之字同，乃取风雅、清正之意。撄宁生者，《庄子·大宗师》云："其为物无不将也，无不迎也，无不毁也，无不成也，其名为撄宁。撄宁者，撄而后成者也。"

其治多效验，在江浙一带颇负盛名。其所至人争延致，以得撄宁生一决生死为无憾。生无问贫富，皆往治不责报，遂知名吴楚间。

滑寿医术高超，医德高尚，行医不问贫富，活人无算。其不喜功名，独善养生，据载，其年七十二岁，容色仍如童颜，行步矫健，饮食不衰，寿至八十又三而终。戴良题滑伯仁像赞曰："貌不加丰，体不加长，英英弈弈，其学也昌。早啄《诗》《礼》之精华，晚探《素》《难》之窈茫。推其有，足以防世而范俗；出其余，可以涤脏而湔肠。"

（二）从医经历

滑寿幼年习儒，工于诗赋，为其后学习中医奠定了扎实的古文功底。后其弃科举而转习中医，闻人有擅长医道者，即从而学之。京口（现江苏镇江）名医王居中医名昭著，滑寿数次前往拜谒，终得其传。王氏推崇《素问》《难经》，授其以岐黄之术。在老师的影响下，滑寿认真研究《内经》《难经》《伤寒论》等经典医籍，医学理论功底颇深，而其临床实践能力渐臻佳境。据载，其医术高超，在江浙一带负有盛名，被称为"神医"。

按《仪真县志》载："京口王居中，名医也！客仪真，寿数往叩。授以《素问》《难经》。居中曰：医祖黄帝岐伯，其言佚不传，世传者，惟《素问》《难经》，子其习之！寿受读终卷，乃请于王，曰：《素问》详矣！独书多错简，愚将分藏象、经度等为十二类，抄而读之。《难经》又本《素问》《灵枢》，其间营卫脏腑，与夫经络腧穴，辨之博矣！而缺误或多，愚将本其义旨，注而读之。何如？居中跃然曰：甚矣！子之善学也，速为之！寿遂分藏象、经度、脉候、病能、摄生、论治、色脉、针刺、阴阳、标本、运气、汇萃，凡十二类，抄而读之。自是寿学日益进，所向莫不奇中。"《医学入门》曰："受王居中习医，而理识契悟过之。"

按《明外史》本传："京口王居中，名医也，客仪真，寿从之学，授以《素问》《难经》。……寿晨夕研究，参会张仲景、刘守真、李明之三家，既学针法于东平高洞阳，尽得其术。尝言人身六脉，虽皆有系属，惟督任二经，则包乎腹背而有专穴，诸经满而溢者，此则受之，宜与十二经并论。乃取《内经》骨空诸论，及《灵枢》篇所述经脉，著《十四经发挥》三卷，通考隧穴六百四十有七。他如《读伤寒论抄》《诊家枢要》《痔瘘篇》及采诸书本草为《医韵》，皆有功于世。故所至人争迎致，以得其一言定死生为无憾。"

滑寿虽然医术精湛，却仍然保持着谦虚的品质，他虚怀若谷，常向同道中人虚心学习，医道日益长进。据传，滑寿行医于余姚之时，因医术精湛，来求诊者甚众。然仍虚心向医术精良的医生学习，如当时江西的名医黄子厚、山东的针灸名医高洞阳等。其精于诊而审于剂，每起沉疴，活人无算。江南诸医，未能或之先也。

《难经本义·张翥序》载"寓鄞滑伯仁，故家许，许去东垣近，早为李氏之学，遂名于医"；《难经本义·刘仁本序》载滑寿"学仿于东垣先生"，盖朱丹溪生活于元代末年，滑寿为元末明初人，受四大家思想影响，其采诸家之长，融会贯通，并创新之。

由上，滑氏伯仁，早从东垣，既而学于王居中，复得高氏针术之传。其上窥《素》《难》，下极群书，更明经络，利医济民，起废愈痼，不可胜计。

二、学术渊源与特色

（一）学术渊源

滑寿医文精邃，诗韵雅健，长于乐府，曾应乡举，后弃功名，专心医术。其早从东垣，既而学于江苏名医王居中，复得山东名医高洞阳针术之真传。学术上深研《素》《难》，下及各家，精于理论，长于临床，自成特色。

1. 医文相兼，先儒后医 "儒医"之称首见于南宋洪迈的《夷坚志·甲志》卷二《谢与权医》，其中有载云："有蕲人谢与权，世为儒医。"而明代李梴在其名著《医学入门》卷首《历代医学姓氏》中，撰有《儒医》一篇，其云："秦汉以后，有通经博史，修身慎行，闻人巨儒，兼通乎医。"

俗云："儒学医，菜作齑。"此句话乃喻学医者当有较高的国学功底素养，方能很好地理解文诘义奥的中医经典，进而窥入医途门径。古代之儒医在名医中所占比例较大。儒医们或先儒后医、先官后医、以官通医、以儒通医、或因病学医等。医圣张仲景即是典型的儒医代表，相传其于"汉灵帝时举孝廉，官至长沙太守"。而同时代的华元化亦为儒医，《后汉书》卷八十二下《方术列传·华佗》载：游学徐土（今徐州），兼通数经，沛相陈珪、太尉黄琬均曾召其做官，皆不就。其通晓养性之术，精于医疗。他如魏晋的皇甫谧，汉和帝时期的太医丞郭玉，西汉末年的楼护，元代朱丹溪、葛可久、王安道等，均乃儒医之代表，他们构成了中国医学史上蔚为壮观的儒医群芳谱。

儒医们认为，深厚的儒学功底是学好中医的根本。如《外科正宗·五戒十要》"十要"中的第一"要"明言"先明儒理，然后知医理。或内或外，勤读先古明医确认之书，须旦夕手不释卷，参明融化机变，印之在心，慧之在目，凡临证时自无差缪矣"。而儒家所提倡的"仁爱""尽心""重义轻利""知天""孝"等伦理思想更是医生人格素养的根本。医乃仁术，救民疾苦，行医治病正是儒家仁爱思想的体现。

滑寿最初从韩说先生学习儒术。朱右《撄宁生传》载云："寿……性警敏，习儒书于韩说先生，日记千余言。操笔为文辞，有思致，尤长于乐府。"滑寿幼年极其聪慧，又精勤不倦，博涉群书，跟随儒学大家韩说先生学习儒学，为其转而习医奠定了坚实的文化基础。

滑寿工于诗文，更精于医术，多才多艺。其性倜傥，喜交游，儒友颇多，常一起吟诗品茗。如《四明山志》中即录有滑寿在游玩四明山白水宫时所做之诗《流白水宫》，全诗如下："白水仙宫亦罕逢，十年两度追陈踪；寒流光垂玉蟏蛛，晴峦秀削金芙蓉。临溪无鱼石磊磊，采药有路云溶溶；明当扶我九节杖，更来陟彼三台峰。"

滑寿儒学功底深厚，擅于舞文弄墨、著书立说，具有很强的研究

医经学派

和写作能力，可以说，其儒学经历是其多部医学著作问世的重要原因之一。而其医学著作，亦体现了其儒学经历，如将人体十四经脉周于身之隧穴缀以韵语，以押韵的歌诀表示出来，语言流畅，句式整齐，富有文采，朗朗上口，便于记诵和流传。

滑寿重视经典理论，强调经络重要性，临证看病不拘泥于理论，灵活施治、融会贯通，治病多奇中。其在中医理论和临床实践方面均取得了显著成就，素为医林称颂。

2. 转益多师，终成名医　李东垣的脾胃学说，对后世影响很大。滑寿早从东垣，不仅全面继承了李东垣的脾胃理论观点，又有进一步发挥。如其善用东垣补中益气汤治疗阴火诸证。《古今医案按·怔忡》曾载："滑伯仁治一人，病怔忡善忘，口淡舌燥，多汗，四肢疲软，发热，小便白而浊，众医以内伤不足，拟进茸、附等药，未决。脉之虚大而数。曰：是由思虑过度，厥阴之火为害耳。夫君火以名，相火以位，相火代君火行事者也。相火一扰，能为百病，百端之起，皆由心生。越人云：忧愁思虑则伤心。其人平生志大心高，所谋不遂，抑郁积久，致内伤也。服补中益气汤、朱砂安神丸，空心进小坎离丸，月余而安。"

青年滑寿随京口名医王居中习医。王氏长于治方脉术，尤其重视《黄帝内经》《难经》等中医经典著作。滑寿从其学习，其建议滑寿认真研习《黄帝内经》《难经》《伤寒论》等。在王氏的鼓励与影响之下，滑寿致力于注释、疏解古代医学经典著作。他不仅对《素问》进行摘抄并分类汇萃，对《难经》文字缺漏、编次错乱处进行校订并补注之，也对《伤寒论》进行类编注释。历经十数年，著成《读素问钞》《难经本义》《伤寒例钞》等书。滑寿对经典之注释，发前人之所未发，扩前圣而启后贤，促进了中医理论发展。

高洞阳，山东东平人，元代著名针灸大家。高氏长于子午流注、灵龟八法、方圆补泻之术，滑寿尽得其传。据《针灸大成》记载，滑寿"传针法于东平高洞阳，得其开阖流注交别之要。至若阴、阳、维、跷、带、冲六脉，皆有系属，而惟督、任二经，则包乎背腹，而有专穴，诸经满而溢者，此则受之，宜与十二经并论。"在老师的影响下，滑寿汲取《素问》《难经》《针灸甲乙经》等经典医籍中的相关内容，对人体十四经脉的循行路线、腧穴、位置等内容详论之，发展了经络学说，对后世影响巨大。

经过专益多师，以及自身多年的刻苦努力，滑寿不仅著作颇丰，同时更是一位名彻江南的"神医"，其"愈疴起瘤，活人居多""人争相迎，以得其一言，定死生为无撼"。可以说，滑寿不论在医学理论方面，还是在医学实践方面，都不愧为元代医林中之佼佼者。

（二）学术特色

1. 注释《内经》特色 滑寿在王居中、高洞阳等的影响下，重视中医经典著作的学习。滑寿认为医学之源出于岐黄，而天下之事，循其故则其道立，峻其源则其流长，学习中医必须在经典上下功夫，故分别对《内经》《难经》等经典著作进行类编与注释，对经络理论进行深究，并重视脉诊在疾病诊疗中的重要性。其治学严谨，笔耕不辍，著作颇丰。

（1）摘要类编《素问》，简洁明了：《类经》序中有云，"粤稽远古，则周有扁鹊之摘难，晋有玄晏先生之类分，唐有王太仆之补削，元有滑撄宁之撮钞，鉴此四君子而后意决"，景岳撰著《类经》时以滑寿《读素问钞》为先导。《读素问钞》一书，是第一本对《素问》进行了摘要分类的专著，使《素问》有了更系统的概念，对后世影响深远。

滑氏认为《素问》虽内容详备，然流传过程中，错简却多，杂散而不成系统。故其对《素问》重新分门别类。同时，他并不把《素问》《灵枢》看作是"言言金玉，字字珠玑"，而是选择性地吸收，先将《素问》删繁撮要，再以类相从，进行编次，分作藏象、经度、脉候、病能、摄生、论治、色脉、针刺、阴阳、标本、运气、汇萃共十二类。汪机在《续素问钞·序》中赞云"删去繁芜，撮其枢要""非深于岐黄之学者不能也"，并又补入注释。其后又有丁瓒为之补注，名为《素问钞补正》。

（2）诠解分类标题，提要钩玄：滑寿对《内经》经典原文进行分类，重新编排，并对每一类标题进行简要注释。如卷上之一"藏象"

类，滑寿注云："五脏以位，六腑以配，五行攸属，职司攸分，具藏象钞。"提纲挈领地将《内经》中论述脏腑相关的内容加以提要，并对脏腑相关条文进行汇总。例如"藏象"一词，出自《素问·六节藏象论》，滑寿将此论中所载藏象相关内容进行抄录："藏象何如？……心者，生之本，神之变也。其华在面，其充在血脉，为阳中之太阳，通于夏气。……"全段经文较为完整地论述了脏腑的基本性能及体表与自然界的外部征象，体现了形神关系和天人一体关系。接着，又将《金匮真言论》《阴阳应象论》参并。将《灵兰秘典论》中"十二藏之相使"的内容摘录，用取类比象的方法，论述了五脏六腑的职司和心的主宰地位，并将《五脏生成》篇的五脏与五体、五味等的关系进行摘要阐述。最后，滑寿又将《宣明五气》《五脏别论》《三部九候论》的内容相并，摘录有关脏腑生理特性和生理功能的重要条文，将藏象学说的核心内容统一汇聚在第一类"藏象"中，以示"藏象"的重要性。同时，利于读者进行研读，可以随时联系比较，提纲挈领突出重点，易于学习。

滑寿在"藏象"类后，又将《内经》中论述人身"经脉"的相关内容搜集选录为卷上之二"经度"类。在"经度"类篇中，滑寿注云："周乎身惟经度，荣卫注焉，吉凶寓焉。其注、其寓、其审查之，具经度钞。"在本篇中，滑氏首先选录《血气形志论》内容，论述三阴经、三阳经的相为表里。选录《阴阳离合论》的相关内容，论述阴、阳经脉之离、合。选录《皮部论》的相关内容，论述十二皮部，并以之测知经络受邪，以及疾病性质等。选录《骨空论》相关内容，论述冲、任、督脉之为病。

"脉候"类中，滑寿注云："日月行天，厥候有常，薄蚀侵饵，愆乎于常也，脉于人身有常候焉，愆则见之，具脉候钞。"以日月运行规律比喻人身脉之运行有常有变。此卷中，滑寿首选《脉要精微论》中诊脉方法以及与时令、疾病的关系等内容，又将《玉机真脏论》与《平人气象论》相关内容归并，以论平人之脉、病人之脉，妊娠之脉以及五脏脉与四时之关系等内容。选取《阴阳别论》的内容，讨论脉象及其主病。选取《六节藏象论》中论述人迎、气口、关格之脉的相关内容。选取

《至真要大论》的内容，论述六经之气到来时的脉象等内容。选取《大奇论》的内容，论经文中关于从脉象变化来分析某些疾病病机和预后等内容。《内经》中言"脉"的内容极其丰富，他把《素问》中有关"脉"之论汇总，其选取的内容，有层次的择录，大凡脉候的基本原则、临床应用等，由简及繁，知常达变地做了多方面的整理抄录，几乎涉及《素问》的所有脉学内容，便于后世学习。

"病能"类中，滑寿注云："六气之淫，七情之祟，是动所生，奸在荣卫，具病能钞。"将《素问》中有关疾病病位、病因、病机的相关内容汇总为"病能"类。首先，将《至真要大论》中病机十九条的相关内容选录，又选录《风论》中关于风邪为病的经文，诸如论述风邪的性质、治病特点，以及多种风病的病因、病机、分类、症状和诊察方法等。选录《痹论》论述痹病病因、病机、症状、分类、治法等内容的相关经文。选录《痿论》中关于痿病的相关经文，论述痿躄、脉痿、筋痿、肉痿、骨痿等五种痿证的病因、病机、证候、鉴别要点及治疗原则等内容。选录《厥论》《五脏生成》《评热论》中关于厥病的相关经文，论述厥证的成因、分类、病机、证候等问题。选录《评热论》中论述因风和热侵袭所致阴阳交、肾风的成因、病机、预后等内容。选录《热论》中论述热病的概念、成因、主证、传变规律、治疗大法、禁忌和预后等内容。选录《疟论》中论述疟疾的病因、病理、症状、治疗等内容。选录《咳论》中论述咳嗽的成因、症状、传变、治疗等内容。选录《举痛论》中论述各种卒痛证候病因病机、症状等内容。选录《生气通天论》中论述四时气候、饮食五味影响脏腑致病、阴阳失调所致疾病等内容。在此卷中，滑寿选录《素问》中涉及各种疾病的23个篇章的经文汇总，并根据经文所述内容，调整经文顺序，便于读者理解相关条文。

"摄生"类中，滑寿注云："天地能生人，人能养人，全真导气，人自为养也，天地弗与焉，具摄生钞。"指出养生当顺应天地自然之性，心向内求，是为根本。其将《素问》中有关养生的内容汇总为"摄生"类。滑寿分别选录《上古天真论》《生气通天论》《阴阳应象大论》中有关内容，把《素问》中有关养生的经文系统的归类汇总。

"论治"类中，滑寿注云："干戈甲胄以治乱也，礼乐教化以治治也，矢醴廒衔治人疾也，具论治钞。"分别以行军打仗之干戈、甲胄，以道德伦理的礼乐教化，譬喻治病之大法。在本类中，滑寿首选《异法方宜论》关于地理环境、自然气候、生活习惯不同与治疗大法的关系的经文，强调治疗疾病当因地、因时、因人治宜。选取《阴阳应象大论》中关于疾病之传变规律，感受邪气当早期治疗，诊治疾病当辨别疾病阴阳、气血、上下、表里、轻重、虚实等经文。又选取《汤液醪醴论》关于上古、中古、暮世治病之不同，疾病与神气的关系等经文。选取《移精变气论》关于治病祛邪当及时等内容。在"论治"类中，将《素问》有关疾病治疗法则相关内容进行归类，使后学者一目了然。

"色诊"类中，滑寿注云："迎渊瞻云，吉凶之征，机存乎人，具色诊钞。"以自然之现象比喻色诊的重要性。在本类中，首先选取《移精变气论》中关于色、脉是诊病的关键等内容。又选《脉要精微论》中关于面、目的望诊，旧病从五脏发动之色、脉等条文。选取《五脏生成》关于五脏气色见于面部等内容。选取《玉版论要》关于面容的五色变化等内容。选取《经络论》关于经络色泽变化等内容。选取《举痛论》关于望诊以查病情等内容。选取《阴阳应象大论》中关于善诊当察病人之色、脉等内容。选取《诊要经终论》关于十二经脉气绝败坏证候等内容。选取《示从容论》关于以年龄比类三脏等内容。最后，又选取《玉机真脏论》关于诊脉之精神在于"神"等内容。综上，滑寿将《素问》中有关色诊的经文归类，以使后学者一目了然，便于连贯学习。

"阴阳"类中，滑寿注云："阴阳者，造化之权，与物各有阴阳，人云乎哉，具阴阳钞。"天地之道，以阴阳二气而造化万物；人生之理，以阴阳二气而长养百骸。阴阳者，乃中医辨证之魂。滑寿将《素问》中有关论述阴阳的重要条文归于本类。本类中分别选取《阴阳应象大论》《生气通天论》《金匮真言论》等篇章中的条文，以示阴阳的重要性。

"标本"类中，滑寿注云："标本，根干之喻也。草木得根干，则生意行，阴阳瘥。知标本，则治道明，具标本钞。"标，上首也；本，根元也。治病当知标本。本卷之中，滑寿首先选取《标本病传论》关于论述疾病标本关系及其治法的相关条文，又选取《至真要大论》中六气标本及其治法的相关内容，汇总了《素问》论述与标本相关的条文，以使读者一目了然。

"运气"类中，滑寿注云："五运六气，天地之纪用也。生物芸芸，介乎两间，同纪用者斯人尔，具运气钞。"运气内容是中医整体学说的重要内容之一，《内经》重视五运六气，强调人与自然相通。唐代王冰著有《元和纪用经》以五运六气之理阐明医理药性。滑寿认为五运六气是天地运行之根本，其从运气角度将《素问》中有关运气的重要条文汇聚为"运气"类。本类中，滑寿选取《六节藏象论》《天元纪大论》《五运行大论》《六微旨大论》《六元正纪大论》《至真要大论》等篇章的内容，并根据条文内容调整相关条文顺序。条文内容涉及用以确定天度、气数的六六之节和九九制会，太过、不及、平气的岁气变化，五运六气变化对人体的影响和对万物生化的关系，主岁主时加临之六气，天地之气胜复等。五运六气是《素问》的重要内容之一，更是中医临床的指导思想之一，滑寿将《素问》五运六气的内容汇聚，更有利于学习时参考。

"汇萃"类中，滑寿注云："辞不可属，事不可比，森乎众也，具汇萃钞。"汇萃者，汇集也。本类内容颇丰，先后选取了《上古天真论》关于论述人之生、长、壮、老的生理年龄及各个时期的身体内外之变化的条文，选取《六节藏象论》关于论述天之五气、地之五味的条文。选取《四气调神大论》关于论述天气之规律、圣人当从之的条文。选取《痹论》关于论述阴气等的条文。选取《五常政大论》关于论述神机、气立的条文。选取《三部九候论》关于论述三部、九候等的条文。选取《举痛论》关于论述七情致病等的条文。选取《疏五过论》关于论述诊治疾病时当结合患者的社会地位、饮食居处、精神状态、发病经过、天时等的条文。选取《征四失论》关于论述医者在临证中的四种过失的条文等等，内容涉及生理、病因、病机、经络等，内容颇广。

综上，滑寿谙熟于《内经》，其删繁择要，对《素问》条文"各以类从，秩然有序"，起到了钩玄提要的目的。明代程文杰盛赞此书云："医之有《素问》，犹吾儒之有《四书》，不读《素问》，不知病源；不读《四书》，不知道理。时医只知检方疗疾，不知病源，误人多矣。许昌滑伯仁氏《读素问钞》九卷，其删取之精，编辑之审，其功犹程、朱二夫子之于《四书》也。"

（3）精审训释文字，明白晓畅：滑寿由儒及医，有着深厚的古文功底，其在类编《素问》时，对《素问》进行了认真的校释。于文义苦涩难通之处详细加以考校注释。其校勘的内容涉及误文、脱文、衍文、异文、存疑等多个方面。其注释的内容包括释词、注音、释通假、释文句、提示要点、串讲文义、阐发医理等方面。如《脏气法时论》"开腠理，致津液，通气也"滑寿注云："此一句九字，疑原是注文。"《金匮真言论》"北方黑色，入通于肾，开窍于二阴，藏精于肾，故病在溪"，其中"病在溪"，王冰注云："肉之大会曰谷，肉之小会曰溪。溪乃小分之肉，连于筋骨之间，是肾主骨，而溪乃骨气所生之分肉也。"滑寿认为王冰之注不能很好地明了病位，补注曰"溪犹溪谷，言深处，故病在深处"，滑寿在王冰注的基础上，对病位进行了诠释，将二位医家之注互参，经文大义豁然。又，《五脏生成》"徇蒙招尤"，对于此句，滑寿摈弃王冰之注，其详加考注，注云"当作眴蒙招摇"，认为徇、眴声近，摇、徭古通用，故误眴为徇。又结合上下文"目瞑耳聋"，可见徇当为眴也，而"尤"，乃古字"繇"，通"摇"。《卷上之四·病能》"仆击偏枯痿厥，气满发逆，甘肥贵人，则高梁之疾。隔则闭绝，上下不通，则暴忧之病也。暴厥则聋，偏闭塞不通，内气暴薄也。不从内外中风之病，故瘦留著也"，王冰认为，"高，膏也。梁，粱字也。跖，谓足也。夫肥者令人热中，甘者令人中满，故热气内薄，发为消渴、偏枯、气满逆也。逆者，谓违背常候，与平人异也。然忧愁者，气闭塞而不行，故隔塞痞闭，气脉断绝，而上下不通也。气固于内，则大小便道，偏不得通泄也。何者？脏腑气不化，禁固而不宣散，故尔也。外风中人，伏藏不去，则阳气内受，为热外燔，肌肉消烁，故留薄肉分，消瘦而皮肤着于筋骨也。湿胜于足则筋不利，寒胜于足则挛急，风湿寒胜则卫气结聚，卫气结聚则肉痛，故足跛而不可履也。"滑寿训释为："高粱之疾，暴忧之病，内气暴薄，此三者不从内外中风之病，谓非外伤也。以非外伤，故为病留瘦住著，不若风家之善行数变也。瘦当作"廋"，如"人焉廋哉"之"廋"。廋，匿也。故下文云：蹠跛，寒风湿之病也。此则从外伤而言。厥谓气逆；高，膏；粱，粱也。夫肥者令人热中，甘者令人中满，故热气内薄发为消渴、偏枯。气满逆也，逆谓违悖常候，与平人异也。然忧愁者，气闭塞而不行，故膈塞否闭，气脉断绝而上下不通也。脏腑之气不化，禁固于内而不得宣散，故大小便道偏不通泄也。膏粱、暴忧及内气暴薄，此三者非风之中于内，亦非风之伤于外，故廋匿住著而不去也。"

2. 注释《难经》特色　《难经》是秦越人发挥《内经》之作，滑寿认为能"扩前圣而启后贤"，乃"医经之心髓，救疾之枢机"，为医家之大经。粤稽往古，注释《难经》之版本甚众，而滑寿的《难经本义》广征博引，结合己见，对《难经》进行了全面注释，传承发挥《内经》学术甚多，对后世影响较大。

（1）溯其本求其源，考释各难：滑寿认为，《难经》本源于《内经》，而先贤注释《难经》，皆未考其所出。滑寿阐释《难经》本源《内经》以求其理之根，旁涉诸家以畅其义，参己心得以求其用。如《难经本义》自序中谓："本《素问》《灵枢》之旨设为问答，经释疑义，其间营卫度数，尺寸部位，阴阳王相，脏腑内外，脉法病能，与夫经络流注，针刺俞穴，莫不赅备。"

例如，《内经》中寸口诊法早有论述，《素问·平人气象论》云："欲知寸口脉太过与不及，寸口之脉中手短者，曰头痛；寸口之脉中手长者，曰足胫痛；寸口脉中手如从下上击者，曰肩背痛；寸口脉中手沉而坚者，曰病在中。"而《难经》在《一难》中进一步明确指出了独取寸口的理论，《一难》曰："十二经皆有动脉，独取寸口，以决五脏六腑死生吉凶之法，何谓也？然，寸口者，脉之大会，手太阴之脉动也。人一呼脉行三寸，一吸脉行三寸，呼吸定息，脉行六寸。人一日一夜，凡一万三千五百息，脉行五十度，周于身，漏水下百刻，荣卫行阳二十五度，行阴亦二十五度，为一周也，故五十度复会于手太阴。寸口者，五脏六腑之所终始，故法取于寸口也。"

滑寿在《难经本义》中多次引用《内经》原文并论证之："寸口，谓气口也，居手太阴鱼际，却行一寸九分，气口之下曰关、曰尺云者，皆手太阴所历之处。而手太阴又为百脉流注，朝会之始也。"补充指出了诊脉独取寸口的机理。滑氏又注曰："《五脏别论》帝曰：气口何以独为五脏主？岐伯曰：胃者，水谷之海，六府之大源也。五味入口，藏于胃，以养五脏气，而变见于气口也。《灵枢》第一篇云：脉会太渊。《玉版论》云：行奇恒之法，自太阴始。注谓先以气口太阴之脉，定四时之正气，然后度量奇恒之气也。《经脉别论》云：肺朝百脉。又云：气口成寸，以决死生。合数论而观之，信知寸口当手太阴之部，而为脉之大会明矣。此越人立问之意，所以独取夫寸口，而后世宗之，为不易之法。著之篇首，乃开卷第一义也。"同时，滑氏更引用《素问·平人气象论》中语"人一呼脉再动，一吸脉再动，呼吸定息脉五动，闰以太息，命曰平人。"指出平人之脉动，又进一步注曰："故平人一呼脉行三寸，一吸脉行三寸，呼吸定息，脉行六寸，以呼吸之数言之，一日一夜凡一万三千五百息。以脉行之数言之，则五十度周于身，而荣卫之行于阳者二十五度，行于阴者亦二十五度，出入阴阳，参考互注，无少间断。五十度毕，适当漏下百刻，为一晬时。又明日之平旦矣，乃复会于手太阴。此寸口所以为五脏六腑之所终始，而法有取于是焉。盖以荣卫始于中焦，注手太阴、阳明，阳明注足阳明、太阴，太阴注手少阴、太阳，太阳注足太阳、少阴，少阴注手心主、少阳，少阳注足少阳、厥阴，计呼吸二百七十息，脉行一十六丈二尺，漏下二刻，为一周身，于是复还注手太阴。积而盈之，人一呼一吸为一息，每刻一百三十五息。每时八刻计一千八十息。十二时九十六刻，计一万二千九百六十息。刻之余分，得五百四十息，合一万三千五百息也。一息脉行六寸，每二刻，二百七十息。脉行一十六丈二尺，每时八刻，脉行六十四丈八尺；荣卫四周于身。十二时，计九十六刻，脉行七百七十七丈六尺，为四十八周身，刻之余分，行二周身，得三十二丈四尺。总之为五十度周身，脉得八百一十丈也。此呼吸之息，脉行之数，周身之度，合昼夜百刻之详也。行阳行阴，谓行昼行夜也。"滑寿在此段注文中对人身脉之运行法度进行了详细的论述。

又如《三难》中滑寿引用《素问·六节藏象论》及《灵枢》第九篇、第四十九篇，以论关格，其云："太过不及，病脉也。关格覆溢，死脉也。关格之说，《素问·六节藏象论》及《灵枢》第九篇、第四十九篇，皆主气口人迎，以阳经取决于人迎，阴经取决于气口也。今越人乃以关前关后言者，以寸为阳而尺为阴也。"

在其他诸难中，滑氏亦大量引用《素问》《灵枢》原文，以经释经，并结合自己见解，注释考证之，使得《难经》经文理有源而论有据。如《七难》《十五难》《十六难》引用《素问》语以论脉，《十一难》《十二难》中滑寿引用《灵枢》语以论证五脏脉气，《十三难》引用《灵枢》语以论色脉，《十六难》又引用《灵枢》语以论"噫"之原义，其他各难滑氏也均引用《素问》《灵枢》原文以探究经文源流本末。

滑寿引用《内经》以求其理之根，同时也旁涉诸家以畅其义，如《二难》中引用《说文》中语论证之，《三十六难》引《项氏家说》语以论肾与命门说，《二十三难》中除引用《灵枢》语，又引用《考工记》以论证之，《二十四难》引用《论衡》以论疾病之预后，《二十五难》引谢缙孙语、虞庶语以论命门与三焦，《四十难》引陈瑞孙语五脏所主，《四十五难》引谢晋孙语引论三焦、又引陈瑞孙语以论八会，《四十八难》引《脉经》、谢晋孙语、杨玄操语以论脉之虚实，《四十九难》引谢缙孙语以论"伤脾"，引《左氏传》以论五邪，《五十一难》引纪天锡语以论腑病、脏病，《五十二难》引丁德用语以论腑脏发病，《五十三难》引纪天锡语以论七传，引吕广语以论间脏，更结合《素问》《灵枢》语以论证之。《五十五难》引杨玄操、周仲立语以论积、聚，《五十七难》引谢缙孙、陈瑞孙语以论小肠泄、大肠泄、大瘕泄、胃泄、脾泄，《五十八难》引纪天锡语以论伤风、伤寒、湿温、热病、温病，引谢晋孙语、庞安常《伤寒总病论》以论中风、伤寒、湿温、热病、温病之脉，引《外台》语以论伤寒虚实预后，《六十一难》引袁坤厚语以论五脏五声，《六十二难》引虞庶语以论经脉之井荥，《六十三难》引《公孙洪传》、陈瑞孙语以论"五脏六腑荣合，以井为始"之缘由，《六十四难》引《易》、丁德用语以论十天干与井荥输经合之配属缘由，《七十二难》引陈瑞孙语以论迎随补泻之法，引杨玄操语以论调气之方，《七十五难》引陈瑞孙语以论"东方实，西方虚"之理。此外，滑寿还分别引用东汉张仲景《伤寒杂病论》、西晋王叔和《脉经》、唐孙思邈《千金方》、宋刘温舒《素问入式运气论奥》、宋庞安时《补伤寒书》等二十余位医家著作，可谓广征博引，充分说明其涉猎之多，治学之严。滑氏参诸医家，同时，更结合己见，对《难经》八十一难分别进行详注精辨，其不仅继承了元以前诸注家注解《难经》的成就，同时，其独特的注释方法，对《难经》医理的阐释，给后世产生了深远的影响。

（2）本《素问》参《灵枢》，探赜索隐：滑寿注释《难经》，博引《内经》原文。如关格之说，《内经》《难经》中均有描述，滑寿经过认真的考证，认为两者所指实有不同，宜从《素问》《灵枢》所论而详加考释，溯本求源。《素问·六节藏象论》云："故人迎一盛病在少阳，二盛病在太阳，三盛病在阳明，四盛以上为格阳。寸口一盛病在厥阴，二盛病在少阴，三盛病在太阴，四盛以上为关阴，人迎与寸口俱盛四倍以上为关格。关格之脉羸，不能极于天地之精气，则死矣。"《内经》中所指关格指人迎与寸口之脉象，为人迎与寸口俱盛极，系阴阳离决之危象。《难经·三难》曰："三难曰：脉有太过，有不及，有阴阳相乘，有覆有溢，有关有格，何谓也。然，关之前者，阳之动也，脉当见九分而浮。过者，法曰太过，减者，法曰不及。遂上鱼为溢，为外关内格，此阴乘之脉也。关以后者，阴之动也，脉当见一寸而沉。过者，法曰太过，减者法曰不及。遂入尺为覆，为内关外格，此阳乘之脉也，故曰覆溢。是其真脏之脉，人不病而死也。"此句中所云之关格却指真脏之脉，与《内经》所指内涵大不相同。《三难》所云关格专指病脉，乃阴阳异变所致。滑寿注云："《素问·六节藏象论》……皆主气口人迎……外关内格，谓阳外闭而不下，阴从而内出以格拒之，此阴乘阳位之脉也。……内关外格，谓阴内闭而不上，阳从而外入以格拒之，此阳乘阴位之脉也。……此篇言阴阳之太过不及，虽为病脉，犹未至危殆。若遂上鱼入尺，而为覆溢，则死脉也。此'遂'字最为切紧，盖承上起下之要言。不然，则太过不及，阴阳相乘，关格覆溢，浑为一意，漫无轻重矣。或问：此篇之阴阳相乘，与二十篇之说同异？曰：此篇乃阴阳相乘之极而为覆溢，二十篇则阴阳更相乘而伏匿也。'更'之一字，与此篇'遂'字，大有径庭。更者，更互之更。遂者，直遂之遂。而覆溢与伏匿，又不能无辨。盖覆溢为死脉，伏匿为病脉，故不可同日语也。……《三难》言阴阳之变。"由此经文注释可以看出，滑寿虽认为《难经》本源《内经》，然遇到具体条文，则是结合文义，具体分析之。"盖《难经》所引经言，多非《灵》《素》本文，盖古有其书，今已亡佚而已。"

（3）重训诂精校勘，疏通经义：滑寿在注释《难经》经文之时，重视校勘，对经文中注音、句义、错简误文等逐一进行注释。

首先，滑寿对《难经》经文中字、词的正确读音特别重视。认为读音正确方能正确理解经文原义。滑寿首先对《难经》之"难"字读音进行注释，在《难经汇考》中，其云："圭斋欧阳公曰：切脉于手之寸口，其法自秦越人始，盖为医者之祖也。《难经》先秦古文，汉以来答客难等作，皆出其后。又文本相质，难之祖也。……宋治平间，京兆黎泰辰序虞庶《难经注》云：世传《黄帝八十一难经》，谓之难者，得非以人之五脏六腑隐于内，为邪所干，不可测知，唯以脉理究其仿佛邪？若脉有重十二菽者，又有如按车盖，而若循鸡羽者，复考内外之证参校之，不其难乎！按欧、虞说，则'难'字当为去声，余皆奴丹切。"滑寿引诸家之言，得出"难"当读为去声。又如，《十九难》："经言脉有逆顺，男女有恒，而反者，何谓也？"其中，"恒，胡登反，常也。""脉有逆顺，据男女相比而言也。男脉在关上，女脉在关下；男子尺脉恒弱，女子尺脉恒盛，此男女之别也。逆顺云者，男之顺，女之逆也；女之顺，男不同也。虽然，在男女则各有常矣。反，谓反其常也。"《二十二难》中，"气主呴之，血主濡之"句中，滑寿注释云"香句反。濡，平声。呴，煦也。"滑寿指出，"呴"注音反切，音"香句"，即"xù"，释义为"气煦嘘往来，熏蒸于皮肤分肉也"。濡，音"rú"，释义为"濡润筋骨，滑利关节，荣养脏腑也"。《二十四难》中"故骨髓不温，即肉不着骨，骨肉不相亲，即肉濡而却。肉濡而却，故齿长而枯"一句，其中的"濡"字，与《二十二难》读音则不同。此句中的"濡"乃假借也，滑寿注云："濡，读为软。肾其华在发，其充在骨，肾绝则不能充于骨，荣于发。肉濡而却，谓骨肉不相着而肉濡缩也。"《三十一难》中"其治在脐旁"句，滑寿注释云："上焦其治在膻中，中焦其治在脐旁天枢穴，下焦其治在脐下一寸阴交穴。治，犹司也，犹郡县治之治，谓三焦处所也。或云治作平声读，谓三焦有病，当各治其处，盖刺法也。"滑寿对"治"的注音进行了辨析并解释之，使得经文清晰明了。《五十九难》中在注释癫疾、狂疾病因病机时，指出"重阳者狂，重阴者癫，脱阳者见鬼，脱阴者目盲四句，当属之。此下重读如再重之重，去声。重阳重阴，于以再明上文阴阳俱盛之意。又推其极至，脱阳脱阴，则不止于重阳重阴矣。"《七十八难》中，"弹而努之"中的"努"，滑寿认为，"努，读若怒"，"弹而努之，鼓勇之也"。《八十难》云，"经言有见如入，有见如出者，何谓也？然，所谓有见如入者，谓左手见气来至乃内针。针入，见气尽，乃出针。是谓有见如入，有见如出者也。"此句中"如"，滑寿认为当读作"而"，"而"当读"如"，其音可通用。其注云："所谓有见如入，下当欠'有见如出'四字。如，读若'而'。《孟子》书：望道而未之见。而，读若如。盖通用也。有见而入出者，谓左手按穴，待气来至乃下针，针入，候其气应尽而出针也。"

其次，滑寿对《难经》中的字、词本义非常重视，进行了认真地训释，以利于理解经文。如《十五难》中"如循榆叶……如循长竿"，滑寿注云"循，抚也，按也"。《三十一难》云"三焦者，何禀何生？何始何终？其治常在何许？可晓以不？然。三焦者，水谷之道路，气之所终始也。上焦者，在心下，下膈，在胃上口，主内而不出。其治在膻中，玉堂下一寸六分，直两乳间陷者是。中焦者，在胃中脘，不上不下，主腐熟水谷，其治在脐傍。下焦者，当膀胱上口，主分别清浊，主出而不内，以传道也，其治在脐下一寸。故名曰三焦，其腑在气街。一本作冲。"滑寿注云："三焦，相火也。火能腐熟万物。焦，从火，亦腐熟之气，命名取义或有在于此欤。"滑寿又在《四十二难》中对"回肠"进行了名词解释，其云："回肠即大肠。广肠、肛门之总称也。"《五十六难》论五脏之积，《本义》据原文分别对五积进行了阐发："伏梁，伏而不动，如梁木然。……痞气，痞塞而不通也。疸病发黄也，湿热为疸。……息贲，或息或贲也。……贲豚，言若豚之贲突，不常定也。豚性躁，故以名之也。"

滑寿在解释《难经》中字词本义之时，还善于使用训诂学方法，如《二难》曰："脉有尺寸，何谓也？然，尺寸者，脉之大要会也。"滑寿注云："尺，《说文》云：尺，度名，十寸也。人手却十分动脉为寸口，十寸为尺，规矩事也。古者寸、尺、只、寻、常、仞诸度量，皆以人之体为法，故从尸从乀，象布指之状。寸，十分也，人手却一寸动脉，谓之寸口，从又从一。"在此段经文解释中，滑寿就引用了《说文解字》，以因形求义的形训法来解释"寸"之本义。对于《难经》中的同义词的细微差别，滑寿又用义训法进行解释。如《二十三难》中对经脉、络脉的"经""络"解释时就使用了义训法："直行者谓之经，旁出者谓之络。"滑寿对《难经》中出现之专有之名词旁征博引，更结合自己见解，对之进行认真阐释，由上可见一斑。

再次，《难经》代远年湮，其文难免存在各种错简、缺漏、衍文等，滑寿注释《难经》之时，对文中错简之处进行了认真的校勘。首先，滑寿在"凡例"中即指出："经中错简、衍文，辨见各篇之下，仍为阙误总类，以见其概。"同时列"阙误总类"计一十九条。同时在各难中逐一指出错简纰误之处。如"十四难"中，"至于收病也"一句，滑寿校勘后认为，"于、收"两字有误，当作"至脉之病也"。《十六难》："脉有三部九候，有阴阳，有轻重，有六十首，一脉变为四时。离圣久远，各自是其法，何以别之？"滑寿注云："谢氏曰：此篇问三部九候以下共六件，而本经并不答所问，似有缺文。今详三部九候，则《十八难》中第三章言之，当属此篇，错简在彼。"《十七难》："经言病或有死，或有不治自愈，或连年月不已，其死生存亡，可切脉而知之耶？然，可尽知也。"滑寿注曰："此篇所问者三，答云：可尽知也，而止答病之死证，余无所见，当有阙漏。"《十八难》："脉有三部九候，各何主之？然，三部者，寸关尺也；九候者，浮中沉也。上部法天，主胸以上至头之有疾也；中部法人，主膈以下至脐之有疾也；下部法地，主脐以下至足之有疾也。审而刺之者也。"滑寿注曰："谢氏曰：此一节，当是《十六难》中答辞，错简在此，而剩出'脉有三部九候，各何主之'十字。审而刺之，纪氏云：欲诊脉动而中病，不可不审，故曰审而刺之。刺者，言其动而中也。《陈万年传》曰：刺候谓中其候。与此义同。或曰：刺，针刺也。谓审其部而针刺之。"《二十难》"重阳者狂，重阴者癫。脱阳者见鬼，脱阴者目盲"一句，滑寿认为此四句乃"《五十九难》经文错简在此。"《二十八难》中"其奇经八脉者，既不拘于十二经，皆何所继也"，此句滑寿认为"继"又作"系"，而"其受邪气，蓄则肿热，砭射之也"三句，滑寿注云："云云十二字，谢氏则以为于本文上下当有缺文。然《脉经》无此，疑衍文也。或云当在《三十七难》关格'不得尽其命而死矣'之下，因邪在六腑而言也。"《三十一难》"其腑在气街"一句，滑寿认为，此"疑错简，或衍"。《三十四难》"五脏各有声色臭味"一句中，滑寿注云"此五脏之用也，声色臭味下欠'液'字，因经文"五色五臭五味五声"下尚有"五液"。《四十八难》"濡者为虚，紧牢者为实"二句，滑寿注云："濡者为虚，牢者为实，《脉经》无此二句，谢氏以为衍文。"《四十九难》"虚为不欲食，实为欲食"，滑寿认为此二句"于上下文无所发，疑错简衍文也"。《六十难》"手足青者，即名真心痛。其真心痛者……"，滑寿注云："其真心痛者，'真'字下当欠一'头'字，盖阙文也。"认为此句中少一"头"字，使句义更加清晰明了，而"手足青之'青'，当作清，冷也"。《六十九难》"虚者补其母，实者泻其子。当先补之，然后泻之。不虚不实，以经取之者，是正经自生病，不中他邪也。当自取其经，故言以经取之"，此句经文滑寿注云："先补后泻，即后篇阳气不足，阴气有余，当先补其阳而后泻其阴之意。然于此义不属，非缺误即衍文也。"

综上，滑寿对《难经》经文进行了大量的校勘工作，强调经文字、词的正确语音，重视字、词之本义，对经文中各种错简、缺漏、衍文亦逐一进行了认真的校勘，力求更符合经文原义，更利于理解经文。

（4）汇各家取众长，独创己见：滑寿注释《难经》常能在综合各家之言的基础上，结合自己的认识而提出独特的见解。如注《五十八难》曰："伤寒有几？其脉有变否？然，伤寒有五，有中风，有伤寒，有湿温，有热病，有温病，其所苦各不同。"滑寿在注解中引杨玄操谓"温病乃疫疠之气，非冬感于寒，至春变为温病者。"此论点对温病学的发展较有意义。注《五十九难》曰："狂癫之病，何以别之？然，狂疾之始发，少卧而不饥，自高贤也，自辩智也，自贵倨也，妄笑好歌乐，妄行不休是也，癫疾始发，意不乐，僵仆直视。"《本义》注："狂疾发于阳，故其状皆自有余而主动；癫疾发于阴，故其状皆自不足而主静。其脉三部阴阳俱盛者，谓发于阳为狂，则阳脉俱盛；发于阴为癫，则阴脉俱盛也。"此段注释中对"癫""狂"的性质进行了明确的定义，即狂发于阳，癫发于阴，使得后学者更加清晰地明晓癫、狂的区别。

再如注《六十三难》曰："《十变》言五脏六腑荣合，皆以井为始者，何也？然，井者，东方春也，万物之始生，诸蚑行喘息，蜎飞蠕动，当生之物，莫不以春生，故岁数始于春，日数始于甲，故以井为始也。"本难中"诸蚑行喘息，蜎飞蠕动，当生之物，莫不以春生"中的"喘息"一词，历代医家大致有两种不同解释。其一，"蚑行喘息，蜎飞蠕动"句读为"蚑行，喘息，蜎飞，蠕动，"其中，将"喘"释为"虫豸"，"息"作为动词解，译为："呼吸"。滑寿在《难经本义》中即释为此。其二，将"喘息"作为同义复词，"喘"作"息"解。如明代熊宗立之释文云："至于诸蚑方为喘息，蜎飞小虫方始蠕动，草木蛰虫当生之物，莫不以春而生。"即取此解。滑寿《本义》注云："十二经所出之穴，皆谓之井，而以为荣输之始者，以井主东方木。木主春也，万物发生之始。诸蚑者行，喘者息。息谓呼吸气也。《公孙洪传》作蚑行喙息，义尤明白。蜎者飞，蠕者动，皆虫豸之属。凡当生之物，皆以春而生。是以岁之数则始于春，日之数则始于甲，人之荣合则始于井也。冯氏曰：井，谷井之井，泉源之所出也。四明陈氏曰：经穴之气所生，则自井始。而溜荣注俞，过经入合，故以万物及岁数日数之始为譬也。"

医经学派

滑寿注释《难经》，以《内经》为本，同时广征博引，更结合己见，对《难经》经文逐一进行注释。其非常重视对经文字、词本义、注音等的辨析，善用训诂学方法，深入探析经文内涵主旨，是众多注释《难经》版本之佼佼者，对后世影响较大。故而《四库全书总目》认为《难经本义》一书"其注融会诸家之说，而以己意折衷之，辩论精确，考证亦极详审"。

总而言之，滑寿探究《内经》《难经》的贡献十分卓著，《读素问钞》影响了后世整理研究《素问》的方式，《难经正义》使《难经》的注释达到了一个新的高度，现在医学院校《内经选读》的编写方法就大多遵循了滑氏分类摘要编写的方式，而《经络腧穴学》的教材依旧参考循经列穴的模式，也多参考滑寿经文注释。滑氏二书在国内医经学派著作中具有重要影响，也都对现代教学与临床发挥着深远意义。

三、著作简介

滑寿著述甚多，有《十四经发挥》《读素问钞》《难经本义》《伤寒例钞》《诊家枢要》《医韵》《本草发挥》《医家引彀》《五脏补泻心要》《滑氏脉诀》《痔瘘篇》等。惜现存著作仅剩《读素问钞》《难经本义》《十四经发挥》《诊家枢要》等。

1.《读素问钞》 刊于明正德十四年（1519），共计三卷。在前人研究《素问》的基础上，滑寿对《素问》进行了分类研究，分三卷十二类。其中，卷上为藏象、经度、脉候、病能四类，卷中为摄生、论治、色诊、针刺四类，卷下为阴阳、标本、运气、汇萃四类。

继皇甫谧《针灸甲乙经》、杨上善《黄帝内经太素》之后，滑寿进一步对《素问》进行大胆分门别类，钞而读之之作。其分类方法对后世医家影响深远，明代张景岳参考此书分类法，编写了《类经》。滑寿不仅对《素问》重新进行了分类，还结合自己的临床实践，对《素问》原文进行注释，使得《素问》一书的临床意义更为彰显。后世医家汪机、丁瓒在本书的基础上，分别撰注了《续素问钞》《素问钞补正》，足以显示本书对后世的影响力。

2.《难经本义》 成书于元至正二十一年（1361）。滑寿基于《难经》一书编次错简，文字遗失，而后世医家注释不尽其义，故其融合唐、宋、金、元二十余家的论说，以正其义。本书共计上、下两卷。

鉴于历代《难经》注本多不能解释清楚其原始意义，滑寿不仅对《难经》重新释义，同时，针对经文错简、衍文之处，修订了《难经》的部分内容。其首列"汇考"一篇，论书之名义源流，更引用诸家之说，结合个人之见解，对《难经》经文进行仔细的诠释。其后条释图陈，脉络尺寸，部候虚实，简而通，决而明，发前人之所未发，首列诸图，后疏本义。

本书集各家注之精粹，探其隐赜，考证细致，辩论精确，其疑者辨之，误者正之，诸家之善者取之，并以己见而折衷之，条分缕析，辞达理明，注解《难经》独具特色。对后世医家影响巨大，启迪了后世无数医家。

四、原文选释

【原文】象，谓所见于外，可阅者也。五脏以位，六腑以配，五行攸属，职司攸分，具藏象钞。(《读素问钞》滑寿注《黄帝内经》分类标题"藏象类"）

【阐释】滑寿对《内经》经典原文进行分类，重新编排，并对每一类标题进行简要注释。以"藏象"为例，滑寿解释象为在外的、可观察的生理病理现象；藏是藏于体内的五脏六腑；以及脏腑与五行的相关性。接着标注了本篇讲述五脏六腑的位置、形态、表里、五行、功能等，将《内经》中论述脏腑相关的内容汇总，对《内经》原文删繁择要。

【原文】假如下气虚乏，中焦气壅，胁肋满甚，食已转增，今欲散满则恐虚其下，补下则满甚于中。或谓不救其虚，且恐其满，药入则减，药过依然。故中满下虚，其病常在，乃不知疏启其中，峻补于下，少服则资壅，多服则宣通，由是而疗，中满自除，下虚斯实，此则塞因塞用也。（《读素问钞》滑寿注《素问·至真要大论》"塞因塞用"）

【阐释】"塞因塞用"是《内经》提出的反治治则之一，并未详细解释。滑寿假定了"中满下虚"这个病理前提，提出中满是由于下虚导致的，并非实证。如果单纯行气，则下虚更加严重；如果纯补下虚，那么中满的情况始终存在。只有透过中焦气壅的现象而补下虚则中满自除。滑寿认为，此时应该峻补于下，少补则塞，峻补则通，因峻补后下气不虚，气机调畅，中满自除。对后世真虚假实证病机变化以及塞因塞用治法应用提供了很好的解读。同时也从此可见，滑寿注解《内经》除了理论阐述，更是结合临床经验，举例说明，使得简略晦涩的经文明了易懂。

【原文】寸口，谓气口也，居手太阴鱼际，却行一寸之分。气口之下曰关、曰尺云者，皆手太阴所历之处。……《五藏别论》：五味入口，藏于胃，以养五脏气，而变见于气口也。《灵枢》第一篇云：脉会太渊。……《经脉别论》云：肺朝百脉。又云：气口成寸，以决死生。合数论而观之，信知寸口当手太阴之部，而为脉之大会明矣。（《难经本义》滑寿注"独取寸口"）

【阐释】滑寿认为，《难经》本源于《内经》。《内经》中寸口诊法早有论述。如五脏之气的变化可在寸口呈现、肺朝百脉、全身血脉汇聚于太渊（太渊位于鱼际，寸口亦在其旁），更是以"以决死生"明确表明了寸口的重要性。《难经》则是在《一难》中进一步明确指出了独取寸口的理论，将《内经》三部九候法和遍身诊脉法归结为独诊寸口法，创新了《内经》诊脉方法，简化便利了后世对切脉法的临床运用。同时，滑寿引用《内经》原文并加以汇总摘要论证，以求理论之根，补充指出了诊脉独取寸口的机理，也证明其对《内经》理论的充分尊崇与合理应用。

【原文】覆溢与伏匿又不能无辨，盖覆溢为死脉，伏匿为病脉，故不可同日语也。(《难经本义》滑寿注"关格")

【阐释】滑寿认为《内经》是《难经》的本源，并常引《内经》注释《难经》，但仍会结合文义、具体分析，并不全然对应照搬。如关格之说，虽然《内》《难》中均有描述，但《内经》的"关格"指人迎与寸口之脉象，是人迎与寸口俱盛极、阴阳离决的危象。而《三难》中的"关格"，则有别于《内经》脉象，覆溢与伏匿，一为死脉，一为病脉，乃阴阳异变所致，预后各不相同，两者不可混为一谈。

【原文】《说文》云：尺，度名，十寸也。人手却十分动脉为寸口。十寸为尺，规矩事也。古者寸、尺、咫、寻、常、仞诸度量，皆以人之体为法，故从尸从乀，象布指之状。寸，十分也，人手却一寸动脉，谓之寸口，从又从一。(《难经本义》滑寿注"脉有尺寸")

【阐释】原文中只出现了"尺寸"二字，并未详细解释，滑寿引用了《说文解字》，通过因形求义的形训法来解释"尺""寸"的含义，对《难经》中出现的专有名词从字形字义的解读入手，旁征博引，展现了非凡的文字训诂功底，更结合自己见解，使"尺寸"之度更为形象，解释精准，并使人容易理解。

【原文】狂疾发于阳，故其状皆自有余而主动；癫疾发于阴，故其状皆自不足而主静。其脉三部阴阳俱盛者，谓发于阳为狂，则阳脉俱盛；发于阴为癫，则阴脉俱盛也。(《难经本义》滑寿注"其脉三部阴阳俱盛是也")

【阐释】滑寿在文中描述了"癫""狂"各自对应的病因病机与发病症状，并对"癫""狂"的性质、主脉等进行了明确的定义，即狂发于阳而阳脉俱盛，癫发于阴而阴脉俱盛。文中该句临证鉴别重点当在"狂者阳脉俱盛，癫者阴脉俱盛"，也即是对《二十难》"重阳者狂，重阴者癫"原文作出的深入诠释，也是对《灵枢·癫狂》篇"视脉之盛者皆取之"的临证要点的深入阐发，使后学者更加清晰地明晓癫与狂的鉴别要点及其渊源，是其精研《内》《难》的有力证明。

五、临床诊治特色

滑寿重视《素问》《灵枢》等经典理论，临证治病深谙经旨，辨证论治，以意处之。

（一）强调经络腧穴在针灸治疗中的作用

滑寿认为，"《内经》所载服饵之法才一二，为灸者四三，其它则明针刺，无虑十八九。针之功，其大矣。厥后方药之说肆行，针道遂寝不讲，灸法亦谨而获存。针道微而经络为之明。经络不明，则不知邪之所在。求法之动中机会，必捷如响亦难矣"。他有感于针道衰微，于是潜心研究经络学说，以《灵枢·本输》《素问·骨空》等论，衷而集之，得经十二，又认为"任、督脉云行腹背者二，其列穴之周于身者，六百五十有七"，便考其阴阳之所以往来，推其骨空之所以驻会，图章训释，缀以韵语，著成《十四经发挥》以为临床指导针灸治病的基础，又因其临证擅长针灸之术，在对《灵枢》经络腧穴理论发挥中较之其他医家体会尤深见解独到，作为传承《内经》经络学说的代表，历代以来广受好评。

滑寿强调在经络学说的应用方面，尤其要重视任督二脉的应用，他将任督二脉与十二经脉并称，提高了任督二脉的地位，又用阴阳理论阐释任督二脉的生理病理及其联系，以及任督二脉在治病过程中的效用，为后世医家开拓了新的思路。同时，滑寿在每条经脉后面附上相应的循行图，后接穴位的歌诀，在理论难点上也会加上自己的注释，便于读者理解记忆的基础上，便利临床应用经络腧穴。滑寿还首创循经列穴，注意各经之间的比较，先将各经循行大概的规律走向标明，继而把各经的循行分拆开来，这样更方便读者对各经循行的横向比较，从而推陈致新。时人吕复赞叹道："许昌滑君伯仁父尝著《十四经发挥》……纲举目张，足以为学者出入向方，实医门之司南也。"近代针灸大家承淡安亦高度评价曰："针灸得盛于元代，此滑寿之功也。"可见滑寿重视经络学说应用的观点和传承发挥《内经》经络腧穴理论的贡献对于后世针灸学的发展起到了相当重要的作用。

（二）重视脉诊在诊病中的重要作用

脉诊是望闻问切四诊之一，为中医诊察疾病的重要依据，脉象与症候同样是疾病本质的真实暴露，滑寿在对《内经》脉诊精研的基础上，于临证中也十分重视脉诊在诊病中的重要作用。为此，他对《内经》脉法进行专门的研究后，撰著《诊家枢要》一书阐论脉象大旨及辨脉方法，此书也是滑氏研究经典结合临证实践的经验结晶，表现了滑氏在脉诊方面的高深造诣。

滑寿强调临证治病当以脉诊为重，因其反映病证的本质真实可信，值得临证特别加以准确把握。如治潘子庸得感冒证，愈后数日复大发热，恶寒头痛，眩晕呕吐，却食烦闷，咳而多汗，滑寿诊其脉"两手三部皆浮而紧"，断其证在卫表，当以汗解，为作麻黄葛根汤，汗出而愈。又一人病恶寒发热，头体微痛，苦呕，下泄五日，他医以小柴胡汤治之不解，滑寿诊其脉"弦而迟"，乃以真武汤取效，所谓"病在阴当温之"。又治一人病怔忡，善忘，口淡舌燥，多汗，四肢疲软，发热，小便白而浊，众医以内伤不足拟进鹿茸、附子辈，滑寿诊其脉"虚大而数"，乃曰"由思虑过度，厥阴之火为患"，遂命服补中益气合朱砂安神等"月余而安"。此外，滑氏还凭借其娴熟的脉诊技术常常挽治危重急症，如某妇人盛暑洞泄不止，厥逆恶寒，胃脘当心而痛，呕哕不食，医误以中暑霍乱疗之，其症益剧，滑寿诊其脉"三部俱微短沉弱，不应呼吸"，乃辨属"阴寒极证"，以干姜、附子等温热之剂治之而安。

滑寿还依据脉象预测疾病进退和预后，这也是其临证医验的特色之一。如其治二婢子七八月间同患滞下之案，诊视一婢"脉鼓急，大热喘闷"，曰"此婢不可疗"；另一婢"脉洪大而虚软，虚热，且小便利"，滑寿曰"此婢可治"，即以下法，愈后调以"苦坚之剂"，结果一死一愈，皆凭脉而论，推论精准，用药切当。又一人病咳血痰，其人"脉数而散，体寒热"，滑寿曰"此二阳病，在法不治"，果不其然，至夏月乃亡。凡此种种，皆说明滑寿对《内经》脉法的精辨思考，也是其临证诊治的特色之一。《内经》诊法虽强调脉症合参与色脉合参，然而在临证实践中，有时脉诊确有决定性意义，滑氏诊病重脉的诊治特色颇值得后人学习借鉴。

（三）重视临证时的取象比类思维方法

滑寿治疾，不拘于方，以意处之，无不立效，表现在他对《内经》取象比类，同气相求理论的临床运用常能出人意料，灵活辨治以收获疗效。据《复斋日记》记载，滑氏尝于秋日姑苏诸士人邀游虎丘山，一富家有难产，求挽回，诸士人不可。滑氏登阶，见新落梧桐叶，拾与来人曰："归即以水煎而饮之。"未登席，报儿产矣。皆问此出何方，答曰："医者，意也。何方之有？夫妊已十月，而产者气不足也。桐叶得秋气而坠，用以助之，其气足矣，宁不产乎？"其治病神效多类于此。这一治病思路，突出反映了滑氏善用经典以求实效的灵活辨证思想，是根据《内经》取象比类思维方法，认为这位产妇应产而难产，是气不足所致。恰值秋季肃降之时，桐叶得秋气而落之于地，故用以煎汤以助产妇之气。天人相应，同气相求，药后果然顺产。

取象比类是从自然现象中获得的一种宏观的类比方法，即《素问·征四失论》所谓"不知比类，足以自乱，不足以自明"，以及《素问·五脏生成》谓"五脏之象，可以类推"之理。作为中医重要的思维方法，强调在研究事物相互联系作用时，从作为研究对象的一组事物中取出其特征性的"象"，然后"比类"到其他事物加以研究。滑氏重视将《内经》取象比类方法直接引入临床应用，结合天人相应之理以指导临床疾病治疗，体现了临证治病的灵活权变，其善用取象比类同气相求之法度，参天两地，法于阴阳，用之临证，诚属妙用！

（四）强调治病求本法则的灵活运用

治病求本之法，源出于《素问·阴阳应象大论》之"治病必求其本也"，其治本之法证之临床则有正治法与反治法，正治法包括热者寒之、寒者热之、虚者补之和实者泻之，而反治法则包含寒因寒用，热因热用，塞因塞用和通因通用诸法。滑寿强调临证时除了对正治法需要把握外，尤其对于反治一法的临床应用必须格外重视，方能符合《内经》要旨，即《素问·至真要大论》所强调的"正者正治，反者反治……必伏其所主，而先其所因"。

滑寿治病，每于临证运用之时，常能透过疾病假象，以反治之法直取病证本质而收获良效。例如《古今医案》载：其治一妇，年五十余，患疟。寒热涌呕，中满而痛，下利不食，殊困顿，医药不效。滑寿诊其脉，沉而迟。曰：是积暑与食，伏痰在中，当下之。或曰：人疲倦若是，且下利不食，焉可下？方拟进参、附。滑寿曰：脉虽沉迟，按之有力，虽利而后重下迫，不下则积不能去，病必不已。乃以消滞丸，微得通利，觉少快。明日再服之，宿积肠垢尽去。向午即思食，旋以姜、橘、参、苓淡渗和平饮子调之，旬余乃复。这一案例较充分反映了滑寿治病善用反治法治病求本的临床诊治特色，他善于从病症表现中把握疾病本质，通过细心辨证，断得病机是痰食积热聚于脾土，中焦受阻，脾土不能正常转输精微之故，因积滞内停，下迫于肠，故见下利而后重，当治以通因通用之法，进以消滞丸通导宿积，更以姜、橘、参、苓淡渗调之，果旬余而复。体现了其娴熟运用《内经》反治法的不凡功力，是治病求本治则指导下合理应用通因通用法的典型案例。滑氏根据经文主旨，结合临床实践，重视治病求本法则应用的临证诊治特色，足以启迪后人中医临证法无定法，当以意处之。清代徐灵胎有云"自古言医者，皆祖《内经》"，观滑氏治病立法用药，诚是斯语。

《内经》治病求本治则，其原文旨意乃是治病必求阴阳所在，也即探求疾病的根本原因之所在而施治，强调在治疗疾病的时候要抓住疾病的根本原因，采用针对性的治疗方法。由于疾病在发展的过程中常常有很多的临床表现，甚至出现假象，这就需要临证之时运用经典理论，认真地分析其发病的本质，从而针对其本质进行治疗。其中，通因通用即是在有比较复杂的疾病表现之时，通过对疾病假象进行认真辨识，透过假象而加以治疗的重要方法，也即是以通治通。临床上常用通利药治疗具有实性通泄症状的病症，适用于食积腹痛，泻下不畅及膀胱湿热所致尿急、尿频、尿痛病症之类。通因通用法如此，其他如热因热用、寒因寒用、塞因塞用诸法莫不如此。滑氏治病，可以说是对这一治则治法应用的切实体现，具有很好的诊治特色，给后世之人临证立法以重要启示。

（五）重视因时制宜法则的临证应用

滑寿临证治病，非常强调尊崇经典，既重视法则天地、取象比类和治病求本，又特别重视《内经》因时制宜治则的运用。他认为《素问》"必先岁气，毋伐天和"即是强调诊病时要充分考虑岁时季节因素，重视因时制宜。所谓因时制宜，就是临证时根据季节气候的不同特点来考虑治疗方药的原则，是《内经》因人、因地、因时的三因制宜原则之一。滑氏认为，因不同年份和季节表现为气候的特征各不相同，所以临证治病既要重视必先岁气，充分了解岁时五运六气的变化特点，也要重视在用药时尊崇《素问·六元正纪大论》提出的"用寒远寒，用凉远凉，用温远温，用热远热，食宜同法"的因时制宜原则，即在冬季应该顺应寒冷收藏之气，同时又要避免用寒药，以免寒气太过；在夏季应该顺应炎热生长之气，同时又要避免用热药；在春季应该顺应温暖生发之气，同时又要避免用温药；在秋季应该顺应凉爽降收之气，同时又要避免用凉药太过，这就是《内经》所强调的因时制宜用药法则。

《宋元明清名医类案·滑伯仁医案》曾经记载：滑伯仁治临安沈君彰，自汗如雨不止，面赤身热，口燥心烦。居楼中，当盛暑，帷幕周密。自云至虚亡阳，服术、附药已数剂。伯仁诊其脉，虚而洪数，视其舌上苔黄，曰：前药误矣。轻病重治，医者死之。《素问》曰：必先岁气，毋伐天和。术、附之热，其可轻用以犯时令耶？又曰：脉虚身热，得之伤暑。暑家本多汗。加以刚剂，脉洪数则病益甚。悉令撤幔开窗，初亦难之。少顷，渐觉清爽。为制黄连、人参白虎等汤，三进而汗止大半，诸证稍解。又兼以既济汤，渴用冰水调天水散。服七日，而病悉去。从遍身发瘖疹，更服防风通圣散，乃已。案中滑氏依据《内经》

"必先岁气，无伐天和"的论断，认为盛暑季节首先要考虑到气候炎热，暑邪伤人的这一季节特征，不可因为自汗亡阳而妄用术、附，以致违反因时制宜的这一原则，造成不可挽回的治疗错误。又依据其面赤，烦热燥渴，舌苔黄，脉虚而洪数等断为阳明热证，为制黄连、人参白虎，兼以既济汤而愈病。即是其充分运用《内经》必先岁气、因时制宜理论临床运用的典型案例，给后世从事中医临床者以重要启迪。

参考文献

[1] 王翰昶 . 撄宁生滑寿 [J]. 开卷有益（求医问药），2016（4）：50–51.

[2] 陈洪逵 . 文献名邦余姚 [M]. 宁波：宁波出版社，2004：61–63.

[3] 傅维康 . 中国医学史 [M]. 上海：上海中医学院出版社，1990：290–291.

[4] 龙月云 . 古代名医的学风与建树 [M]. 长沙：湖南科学技术出版社，1988：103–104.

[5] 滑寿 . 读素问钞 [M]// 汪机续注 . 北京：人民卫生出版社，1998.

[6] 滑寿 . 难经本义 [M]// 李玉清，李怀芝校注 . 北京：中国中医药出版社，1963.

[7] 李玉清，齐冬梅 . 滑寿医学全书 [M]. 北京：中国中医药出版社，2015.

[8] 滑寿 . 十四经发挥校注 [M]// 李德新校注 . 上海：上海科学技术出版社，1986.

[9] 俞震 . 古今医案按 [M]. 北京：北京科学技术出版社，2012：100.

[10] 彭述宪 . 古今名医百人赞 [M]. 西安：陕西科学技术出版社，2017：40.

[11] 党炳瑞 . 略述滑寿的学术思想及其对医学的贡献 [J]. 浙江中医杂志，1981（11）：483.

[12] 李濂 . 李濂医史：卷之六：张仲景外传 [M]// 俞慎初审定 . 厦门：厦门大学出版社，1992.

[13] 黄宗羲 . 四明山志 [M]// 四库全书存目丛书：史部：第 236 册 . 济南：齐鲁书社，1995：620.

[14] 许浩 . 复斋日记 [M]// 四库全书存目丛书：子部：第 239 册 . 济南：齐鲁书社，1995：733.

[15] 相鲁闽 . 皇甫谧与针灸甲乙经 [J]. 河南中医，2014，34（1）：158.

[16] 任应秋，刘长林 . 内经研究论丛 [M]. 武汉：湖北人民出版社，1982：48.

[17] 刘完素 . 素问玄机原病式 [M]. 北京：中华书局，1985.

[18] 王洪图.黄帝内经研究大成 [M].北京：北京出版社，1997：558-561.

[19] 许敬生.《难经本义》校注 [M].郑州：河南科学技术出版社，2015：1.

[20] 丹波元胤.中国医籍考：医经 [M].北京：人民卫生出版社，1956.

[21] 丁光迪.探讨滑寿的学术思想 [J].浙江中医学院学报，1984，8（6）：37.

[22] 李锄.《难经》喘息析疑 [J].上海中医药杂志，1987（11）：39-40.

[23] 司马朝军.四库全书总目精华录 [M].武汉：武汉大学出版社，2008：456.

第二节　马莳

一、生平简介

（一）生平纪略

马莳，字仲化，号玄台子，后人为避康熙讳，改为元台，会稽（今浙江会稽）人，庠生，任太医院正文。生卒年月不详。

马莳的生卒年代至今仍是无从知晓，绝大部分史志、医家传均认为，其大约生活于15—16世纪，相应于明代的嘉靖、隆庆、万历年间。但据考证推测，其生活于16世纪则更为合理。依据有二：一是从为马莳撰序者的生卒年代进行考证。一般来说，为人作序者，多年长而有盛名。如《素问注证发微》中有时任南京兵部右侍郎的王元敬的序言，其云："《内经素问注证发微》者，吾甥马子所撰也。"据明代过庭训著《本朝分省人物考》记载："王元敬，字廷臣，号古林，浙江山阴县（今浙江绍兴）人，嘉靖三十八年进士，历许州知州、刑部员外郎、郎中、荆州知府、副使、参政、按察使、广东布政使、应天府尹，进右副都御史，巡抚应天，再升为南京兵部右侍郎。不久，被落职闲住。后经奏辩，官复原职。未几于万历三十一年十二月二十四日卒于官，年八十七。"明万历三十一年是公元 1603 年，当时王元敬年寿八十七岁，说明其生卒年代为 1516—1603 年。而王元敬称马莳为"吾甥"，故马莳在年龄上不大可能高于王元敬。另一个佐证是，同为马莳《素问注证发微》作序的"华亭林下人冯行可"。华亭是上海莘庄的旧称。据《明史》记载：冯行可之父冯恩，乃明代著名的口、膝、胆、骨四铁御史，因直言谏君而招致杀身之祸，"长子行可年十三，伏阙讼冤。日夜匍匐长安街，见冠盖者过，辄攀舆号呼乞求。"1533 年，行可上书请求代父就死，不准；又用刀刺臂，以血上书，自缚于宫门前，冯恩始得免死。可见，冯行可所生活的年代亦大约在 16 世纪。故马莳出生年月的上限不可能早于冯行可或王元敬，也就是不可能早于 16 世纪。二是基于《素问注证发微》与《灵枢注证发微》成书时马莳已步入晚年进行推理的结果。两书初刻本均为明万历十四年天宝堂本，明万历十四年即公元 1586 年，时任尚书虞部郎的章宪文为《灵枢注证发微》作序中称："《素问注》成，已又闻马君注《难经》……不三年，《难经注》成……马君虽名闻诸，俟垂老而志不衰，欲再注《灵枢》以垂不朽……不三年而《灵枢注》复成。"从章宪文的序文中可以看出，马莳完成《灵枢注证发微》时已是垂垂老朽，且距离 16 世纪结束尚有至少 15 年的时间，因此推测马莳的生卒年代上下限均在 16 世纪范围内为准。

（二）从医经历

历代关于马莳生平的记载不多，这可能与马莳一生默默耕耘，勤求医理，不闻政事，未能"闻达于诸侯"有关。仅有的记录大多来自于其现存两部著作《素问注证发微》与《灵枢注证发微》的序文之中，如王元敬谓："吾甥马子少游诸生间，又踬场屋，患弱疾，从季父刺史白峰命更医，医更精也，名盖籍籍闻诸侯矣。"章宪文序云："马君初为于越诸生有声，一旦弃诸生工医，其志岂鲜小哉？环诵则缃为之溓，覃思则髻为之枯，含毫则研为之穴，杀青则囊为之涩，传写则纸为之贵，彼其志则鲜小哉？盖十年而经注成，经注成而名日益广，业日益精。"又曰："马君固名医，经注成，名益彰，海内人士慕上池之术者，即穷山深谷，靡不奔走马君矣。"据上文可以看出，在"万般皆下品，惟有读书高"等儒家正统思想的影响下，马莳年少时亦曾致力于儒子业以求取功名，但因科场失利，心情郁闷，兼患虚劳不足之证的双重打击，使其听从叔父刺史白峰的建议弃儒学医。

由于自身的勤奋刻苦，又兼习儒时打下的深厚的文史哲学功底，令他对于中医经典著作有着更深层次的理解和独到的观点，医术日益高超，成为当时名闻遐迩的医学名家，并被当时的太医院所选中，任太医院正文一职，后完成《灵枢注证发微》与《素问注证发微》两部著作，在阐发经文精微、补苴前人注释罅漏方面贡献颇大。可谓是注释《黄帝内经》的大家，并且有自己专门的注释特色，并将理论与临床紧密结合，他在医经学派发展史上的成就是不容忽视的，给后世的医家学者以重要启迪。

二、学术渊源与特色

（一）学术渊源

马莳因《素问注证发微》与《灵枢注证发微》而彰名，其师承授受关系虽无从考证，但回顾马莳当时所处的特定的社会文化背景，却可以反证马莳热衷于注解经典及其回归古制、卷篇九分的初衷。

马莳生活的绍兴地区，医学文化源远流长，"悬壶济世"成为该地区大量儒生科场失意后的最佳谋生途径。儒理与医理本来就有许多相通之处，加之习儒者大多有较好的文学功底与史学、哲学基础，使得读书人的"弃文从医"避免了学科的藩篱而更为简单易从，越地向来有"秀才学医，笼里捉鸡"的俗谚，正是儒生习医之易的生动写照。马莳"少游诸生间，又踬场屋，患弱疾，从季父刺史白峰命更医"的生活轨迹亦是符合这一杭绍地区的文化特质。

如果说马莳由儒更医的改变是社会风气使然的话，那么其在注释《灵枢》《素问》过程中厚古薄今的理念，更是来源于其深厚的儒学思想背景。马莳恢复《灵枢》《素问》各九卷九篇的形制，"以起黄钟之数焉""一本之神圣遗意耳"，完全是为了恢复传说中古代医籍的样貌。一如儒家文化的精神——尊经尚古。对于医学经典著作《内经》《伤寒论》的推崇，使得江浙习医之人多以研读医经为首要任务，而研究医学之士亦无不以注解医经为归宿。明清时期浙江籍医家的著作，以医经注释类著作最多，他们主张学岐黄术必潜心研读医经，而医经中除《内经》与仲景之书外，其他都可不读，甚至认为《难经》也是后人伪作而不足信。一时间，他们以经典的注解作为研究医学、表达思想的方式。因此，关于《内经》《伤寒论》《金匮要略》等经典的考订、校正、注疏层出不穷，除马莳的《素问注证发微》与《灵枢注证发微》外，还有张介宾的《类经》、张志聪的《金匮要略注》、沈好问的《素问集解》等，共百余种。

影响马莳学术思想的另一方面，是晚明经世实学思潮。台湾学者林庆彰研究发现，晚明经世实学思潮使各个研究领域对于本学科经典著作前人的注释进行重新审视。其一，开始怀疑或批评宋人注解的可靠性。其二，为确立经书的权威地位，对于先儒的疑经、改经，开始作较激烈的批评。其三，对于各经的真伪也都有考辨。其四，以通经学古必须从字学入手，开始研究小学，以便从其研究中达到通经的目的。其五，为全面性的了解经书的内容，辑佚工作也跟着产生。其六，以实事求是的考证方法来研究经书，从收集证据、归纳证据，然后再求出结论。马莳注证《内经》的许多特点与之相符，这显然不是简单地巧合。如马莳认为王冰之注文"随句解释，遇疑则默"，自己作注时多用以经解经、《灵》《素》互证之法，颇合当时注解经文多采汉儒之说的研究风气。他擅长小学之道，于文字学、音韵学、训诂学方面有较高的水平。他强调理论联系临床，从临床实际中求证经典理论的正确性，如注《素问·生气通天论》"劳汗当风，寒薄为皶，郁乃痤"句，马莳在平时的诊疗实践中发现，"皶"即俗称的粉刺，主要由于劳动汗出后，当风乘凉，寒气侵入毛孔玄府之中所致，若是寒郁日久，则发为痤疮，其较皶病有外形大小的区别。若是没有平日临证时周密细致的临床观察，又怎能对此作出如此生动形象区分。

（二）学术特色

1. 卷篇九分，意法上古神圣　在东汉班固的著作《汉书·艺文志》中，其据西汉刘歆《七略·方技略》中所载，言"黄帝内经十八卷"。晋代皇甫谧在《甲乙经》中自序云："按《七略·艺文志》'《黄帝内经》十八卷'，今有《针经》九卷、《素问》九卷，二九十八卷，即《内经》也。"此后的一些注本，如全元起的《素问训解》也都是九卷之数，但自隋代杨上善著《黄帝内经太素》，类取《素问》《灵枢》的内容，重新整理编次为30卷后，根据作者的编写意图，或注解，或类编，或校勘补注，各种卷次本纷至沓来。其中影响最大的，属唐代王冰的《素问》二十四卷本与南宋史崧的《灵枢》二十四卷本。

虽然马莳所处的明代末期，距离《内经》的成书年代已是年深岁久，其本人能看到的《内经》传本，也不外乎王冰、杨上善与史崧的注本，但其在儒医的"尊经崇古"思想驱动下，大胆怀疑后人的注文难免有语意未明、前后混淆，甚至歪曲先贤的本意，私自修改的原书编次也不符合古人神圣经典的原旨。如其谓："秦越人发为《难经》，误难三焦、营卫、关格，晦经之始。晋皇甫谧次《甲乙经》，多出《灵枢》，义未阐明。唐宝应年间，启玄子王冰有注，随句解释，逢疑则默，章节不分，前后混淆。元滑伯仁《读素问钞》，类有未尽，所因皆王注。惟宋嘉祐年间，敕高保衡等校正，深有裨于王氏，但仍分为二十四卷，甚失神圣之义。"因此，马莳极力坚持恢复《素问》《灵枢》各九卷的编次，并引用《素问·离合真邪论》中黄帝所述："余闻《九针》九篇，夫子乃因而九之，九九八十一篇，余尽通其意矣。"可见其极力主张《素问》与《灵枢》当如其他神圣经典著作，取法于神圣遗意，以九九为规制，共八十一篇的体例。

2. 注解篇名，总括诸节大义　马莳按《内经》原文的先后次序，逐句加以诠解，为了便于学习者能快速领会各个篇章、各个段落的核心内容，他创造性地以提纲挈领、言简意赅的寥寥数语加以小结，点明主旨大义。

一方面，马莳首创注解篇名，开《内经》注释之先河。如阐释《素问·五脏生成》篇之篇名，其云："按篇内以五脏之所主所伤所合，五色之见死见生，五脏所生之外荣，五色当五脏之味，五色当五脏之合，及后半篇能合色脉之义推之，皆本于天地生成。如《易》之所谓天一生水，而地以六成之；地二生火，而天以七成之；天三生木，而地以八成之；地四生金，而天以九成之；天五生土，而地以十成之。故五脏之义有如本篇者如此，即名之曰五脏生成篇。"指出该篇的主要内容以论述五脏与五色、五味以及脉象上的相互关系，这种关系与天地五行总的规律相同。掌握了这种规律，既可以作为五脏所生、所荣、所伤、所死的判断依据，又可以指导医生临床用药的思路，还可凭色脉合参"以图完全"，突出体现了五行学说对于中医学理论建构的重要作用。又如，注《素问·阴阳应象大论》之篇名，其云："此篇以天地之阴阳，万物之阴阳合于人身之阴阳，其象相应，故名篇。"深刻揭示该篇的主旨是探讨阴阳是天地万物与人体活动的共同联系，因此只有将养生、治病等皆取法于阴阳，才能取得临床效应。

在马莳的影响下，此后的《内经》注家，如张志聪、高世栻等，都采用了这种注解篇名的方法，以展现自身对于《内经》各篇总的学术观点的解读。如关于《素问·阴阳应象大论》，张志聪即在篇目之下谓："此篇言天地水火、四时五行、寒热气味，合人之脏腑形身。清浊气血，表里上下，成象成形，莫不合乎阴阳之道。致于诊脉察色，治疗针砭，亦皆取法于阴阳，故曰阴阳应象大论。"高世栻则谓："阴阳者，太极初开，始为一画之所分也。应象者，天地之阴阳，人身之阴阳，皆有形象之可应也。天地之阴阳，应象于人身，人身之阴阳，应象于天地，五运五行，应象无方，此篇为《五运行大论》之提纲，故曰《阴阳应象大论》。"虽然各家解题的角度有所区别，但其注解篇名之法皆宗于马莳。

另一方面，马莳还善于总结各节的核心思想，在逐句详解之前先阐明自己的观点。如《素问·四气调神大论》各节的注文，马莳在按照自己的理解分为八节的基础上，首先指出："此以下四节，言当随时善养也。"在前四节分别探讨了春、夏、秋、冬四时养生之法。又在后三节，就前文所提及的四时养生原则，指出圣人能寿永而今人多早夭的原因："人当顺四时之气，此言天地有升降之妙，惟圣人能从之，故病却而寿永也。""四时之气不可以有逆者，正以其当时而病，不必奉气而病也。""圣人尽善养之道，彼不善养者，失之也。"在上述认识的基础上，突出最后一节"圣人不治已病治未病，不治已乱治未乱，此正所谓圣人预养生长收藏之气，不待寒变、疢疟、飧泄、痿厥等病已生而始治之也"的观点。原本深奥的《内经》养生思想，经马莳如此阐释，变得简单明了，条理清晰，令学习者在阅读时犹如抽丝剥茧，逐渐深入，更容易掌握神圣经典的高超境界。又如，马莳将《灵枢·本输》共分为十八节，认为前十一节分别记载了五脏各经井、荥、输、经、合诸穴，以及六腑井、荥、输、原、经、合各穴的穴名、五行属性以及取穴方法。因此，在各节之前均冠之以"此言某经井、荥、输、（原）、经、合之穴也"。又在第十二节加以总结概括，"此承上文之论诸穴者，而结言其数也"，从而明确《内经》"五脏六腑之腧，五五二十五腧，六六三十六腧也"一句的内涵，令《内经》的"五输穴"理论有综论有详述，易于理解。从而证明，马莳对于经文的分节，并不是肆意妄断，而是经过反复考虑、仔细推敲方才确定的。

3.《灵》《素》互注，擅长以经解经 "以经解经"法在经典考据、注释过程中常常被使用，其方法有二：一是以诸经经文相互印证来探求经文原旨的方法。如北宋学者在注释《老子》时，常常征引其他经典的文字，有时甚至直接以其他经典的文字作为注文。王安石解《老子》首章中"道可道，非常道"一句，即以《庄子》相关文句为解，注云："常者，《庄子》所谓无古无今、无终无始也。"二是根据原书多个章节中对同一观点的不同论述，加以整理归纳，从而探求原文大义。马莳所擅长的"以经解经"便属此类。众所周知，《内经》既非一时之作，亦非自一人之手，而是战国以前的许许多多的医学著作的总结。这可以从《内经》引用了大量的古文献及《素问》《灵枢》互引、各篇互引等现象上得到证明。如《灵枢·小针解》用了大段的文字阐发了《灵枢·九针十二原》中"粗守形，上守神。神乎神，客在门"等关于"小针之要"的内容。此外，《素问·离合真邪论》与《素问·针解》也有相关的条文。马莳在注释的过程中，发现了《内经》这一特点，其云："第一篇《九针十二原》中有小针之要，而此篇正以解其首篇，故名之曰《小针解》。其解义俱见首篇，故此不重复解，当合两篇而观之。《素问》又有《针解篇》，与此小同。"故在《灵枢注证发微·凡例》中他提出："愚注释此书，并以本经为照应，而《素问》有相同者，则援引之。"

归纳马莳"以经解经"的方式，大概有以下三种。

（1）以比事见义：通过联属前后之文辞，以比类观看相同或相反之例子，由于文脉贯穿，因彼此相形，而见其详。如《素问·阴阳应象大论》有"阳生阴长，阳杀阴藏"句，马莳认为此"杀者，肃杀之杀，非杀戮之谓也。《天元纪大论》曰：天以阳生阴长，地以阳杀阴藏。与此同。故当以天地分之。"又如《素问·脉要精微论》有"阴盛则梦涉大水恐惧，阳盛则梦大火燔灼"句，马莳引《素问·阴阳应象大论》中"水为阴，火为阳"的论述，强调"梦必各从其类"，由于五脏属阴，故阴邪偏盛则梦涉大水恐惧，而六腑属阳，故阳邪偏盛则梦大火燔灼。

（2）以同名存义：通过综合《内经》各个篇章的不同记载，以其名虽相同，而其实则各异。如关于《内经》"逆从"的内涵，马莳认为"有气色之逆从，如《玉版论要篇》曰：色见上下左右，各在其要。上为逆，下为从。女子右为逆，左为从；男子左为逆，右为从。又《灵枢·卫气失常篇》云：美眉者，足太阳之脉气血多；恶眉者，血气少。其肥而泽者，血气有余；肥而不泽者，气有余血不足；瘦而无泽者，血气俱不足。审察其有余不足而调之，可以知逆顺矣。有四时之逆从，《平人气象论》曰：脉有逆从四时，未有脏形，春夏而脉瘦，秋冬而脉浮大，命曰逆四时也。《玉机真脏论》曰：所谓逆四时者，春得肺脉，夏得肾脉，秋得心脉，冬得脾脉，其至皆悬绝沉涩者，命曰逆四时也。"此外，关于《内经》"神"的定义，马莳总结了八种不同的情况："有指人身之血气言者""有指人身自有神气而言者""有指医工之针法言者""有自医工本身神气言者""有自病人神气言者""有自赞扬医工言者""自道之神妙而言""亦可以指赞扬神圣而言"。其引用的经文覆盖了《素问·八正神明论》《素问·上古天真论》《素问·调经论》《素问·宝命全形论》《素问·针解》《素问·天元纪大论》《灵枢·九针十二原》《灵枢·邪气脏腑病形》《灵枢·本神》等一系列篇章，考据不可谓不详尽。

（3）以常变观义：《内经》各篇对于人体脏腑、经络、诊断、治疗等的记载通常是有常有变，有正有反，马莳经常以这种常变互证，正反互言的方法进行说理，从而达到生动鲜明的程度。如《素问·阴阳应象大论》有"中满者，泻之于内"的方法，马莳认为："畜积有余，腹中胀满，当从而泻之也。《灵枢·胀论》论五脏六腑皆有胀，而言无问虚实，工在疾泻。但今之医工不敢言泻，而病人恐泻，致使中满之疾绵延日久，经络闭塞而死。噫！与其泻迟而死，孰若泻早而愈？故《灵枢》疾泻之旨深哉。"是通过治法之常与不治之变加以说理。又如《素问·阴阳别论》有"有不得隐曲，女子不月"的观点，马莳引《灵枢·营卫生会》中焦以"泌糟粕，蒸津液，化其精微，上注于肺脉，乃化而为血，以奉生身"为常，强调女子因不得隐曲之事，郁之于心，心不能生血，血不能养脾，脾不运化，胃失纳受，水谷衰少，更致水谷精微无以化生，而令血脉枯涸，月事不能时下为变。如此前后对应，具有较强的说理效果。

4. 旁征博引，择其善者而从　马莳在注解《内经》的过程中，不但使《灵枢》《素问》经文互证，还广泛援引各家之说，旁征博引，择其善者而从之。除大量引用王冰注释与新校正补注之外，他还涉猎各类医学典籍，凡与经文相关又立意鲜明者，一概兼收并蓄。据不完全统计，仅《素问注证发微》就参考明代以前医籍三十余种，包括《难经》《伤寒论》《金匮要略》《脉经》《针灸甲乙经》《诸病源候论》《千金方》《三因极一病证方论》《脉诀》《袖珍方》《医学纲目》《汤液本草》等一系列具有代表性的医学著作。他能参考各家之言，为我所用，注文集李东垣、刘河间、陈无择、张洁古、朱丹溪、滑伯仁等名家观点于一炉，辨其真谬，明其正误，既融各家之长，避免了一家之言的偏执，又有褒有贬，令后学之士开阔了视野，其中肯客观的评价，对于《内经》学术思想的传承，具有重要的促进作用。如《素问·生气通天论》曰："因于暑，汗，烦则喘喝，静则多言，体若燔炭，汗出而散。"马莳援引了张洁古、李东垣关于"动而得之为中热，静而得之为中暑"的观点，但认为"中暑证亦有于劳役动而得者，中热证亦有于违暑中静而得者"，其主要原因在于人之元气虚实有所不同，故治疗时亦不能拘泥于苍术白虎汤或清暑益气汤。"所变亦异，治之者，岂得无变法哉！"强调应根据病因灵活应对。又如，阐释《素问·阴阳别论》中"二阳结谓之消"句，其历举《素问》《灵枢》及历代有关上、中、下三消的论述。以下消为例，其引《素问病机气宜保命集》云"消肾者，初发而为膏淋，谓淋下如膏油之状，至病成面色鳖黑，形瘦而耳焦，小便浊而有脂液，治宜养血以肃清，分其清浊而自愈"，又传陈无择"消肾者属肾，盛壮之时不谨而纵欲，年长多服金石，真气始衰，口渴，精液自泄，不饮而利"的观点，又承刘河间"渴而饮水不绝，腿消瘦而小便有脂液者，名曰肾消"的看法，继以李东垣"下消者，烦躁引饮，耳轮焦干，小便如膏"的描述，再辅以王叔和"焦烦水易亏，此肾消也，六味地黄丸治之"的主张，认为前人以下消之病位在肾并无非议，但根据《灵枢·邪气脏腑病形》有"肾脉微小为消瘅，及肝脉微小为消瘅"的记载，最终凸显其"肾肝俱有消瘅，此正下消之谓"的观点，可谓在继承前人的基础上，又有新的创造。

此外，马莳还积极引用非医学类的典籍，如《尚书》《礼记》《诗经》《易经》《白虎通》《史记》《汉书》《三国志》《阴阳书》《仙经》《山海经》等，均在其征引之列。马莳求索此类古代文、史、哲学著作甚至是野史稗传，目的大多是为了研究《内经》的一些基本概念、治疗方法的起源提供依据。如马莳引《山海经》"高氏之山，有石如玉，可以为针"的记载，佐证了《素问·异法方宜论》中"砭石者，亦从东方来"的判断。又如其引《阴阳书》中"人中甲子，从甲子起，以乙丑为次，顺数之；地下甲子，从甲戌起，以癸酉为次，逆数之"，旨在于说明《素问·上古天真论》"逆从阴阳"的内涵等。

5. 大胆批驳，其不善者改之 马莳虽然尊经崇古，但是对于先贤注释及临床应用的错误之处，则勇于批驳，大胆斧正。如在《灵枢注证发微·卷一》注中，其自云："至于后世医籍有讹者，则以经旨正之于分注之下。"尤其是对于唐·王冰的注文，马莳在《素问注证发微》的序言中，就批评其"随句解释，逢疑则默，章节不分，前后混淆"，因此在马莳注疏《内经》的行文中，对王冰注释中的错误之处，进行了大胆的校勘与驳正。

如《素问·上古天真论》描述了"天癸"在人体生、长、壮、老、已的过程中所扮演的重要角色，但"天癸"究竟为何物，一直是中医学术界试图明确界定的对象。王冰认为"天癸"乃"肾气全盛，冲任流通，经血渐盈，应时而下，天真之气降，与之从事，故云天癸也"，即以"天癸"为女子之月事，此说法明显不妥，因为男子也有"天癸至"的一系列表现。马莳直斥其非，云："以女子之天癸为血，则男子之天癸亦为血耶？《易》曰：男女媾精，万物化生。故交媾之时各有其精，而行经之际方有其血，未闻交媾之时可以血言。"其他诸如《广嗣要语》诸书，皆谓精开裹血、血开裹精者，亦非"，他认为："天癸者，阴精也。盖肾属水，癸亦属水，由先天之气畜极而生，故谓阴精为天癸也。"从字面理解，"癸"属于十天干之一，与壬五行同属于水，壬为阳水，癸为阴水，先天精气藏蓄于肾，待充盈到一定程度后，方转化为能促进与维持人体生殖机能的物质——天癸，这种物质男女皆有，也并不局限于男精女血的表象。这一观点与现代"天癸，是肾精及肾气充盛到一定程度而产生的一种精微物质，具有促进人体生殖器官的发育成熟和维持人体生殖功能的作用"暗合。

又如，《素问·阴阳应象大论》有"形不足者温之以气，精不足者补之以味"的观点，王冰注曰："气，谓卫气。"马莳反驳说："盖温之以气，以卫气为解，则补之以味，岂人身亦有味乎？"《内经》关于饮食气味的论述颇多，如《素问·阴阳应象大论》就有"味归形，形归气，气归精，精归化，精食气，形食味，化生精，气生形""味伤形，气伤精，精化为气，气伤于味""形不足者温之以气，精不足者补之以味"等一系列观点，马莳看出了前后自相矛盾之处。如以"味归形，形食味"为指导，那么形不足当补之以味，若以"气归精，精食气"为原则，那么精不足则当温之以气，这与后面"形不足者温之以气，精不足者补之以味"自相抵牾。气为阳，味为阴，中医学素来强调孤阴不生、独阳不长，阴中有阳、阳中有阴方是生长之门，故马莳提出气不可无味，而味亦不可无气，养形当用阴味之药，却须佐之以阳气之品，生精当用阳气之品，亦应辅之以阴味之药。无论养形或是填精，若是一味用气味厚重的药物加以治疗，"则吾人之气不能当之，而反衰矣"，须在一派纯阴或纯阳的药物之中稍加反佐，方能令"补而不滞""温而不燥"，凸显补益之功。由此看来，马莳之注较王冰更符合临床实际，也更有利于指导临床用药。

再如，马莳对十二经气血"一时止行得一经"提出异议，便不自觉地运用了这种方法。其谓："如果十二经分配十二时，则一时止行得一经，何以能八刻之一千八十尽息，脉行六十四丈八尺，而四度周于身也？又何以能十二时之一万三千五百息，脉行八百一十丈，而五十度周于身也？况每经体有长短，穴有多寡，假如手少阴心，止有九穴，左右计一十八穴，不过自手小指至肘上臑内而已，今日行于午时，其一时当得一千一百二十五息，脉行六十七丈五尺，较之足太阳膀胱经有六十三穴，左右共计一百二十六穴，直至目之内眦，上行于头，转至项后，行背四行，下行委中，以至足之小指外侧，其穴道身体尽一身之长，今日行于申时，则一时之中，亦止得息数一千一百二十五息，脉数止得六十七丈五尺乎？其余各经长短不同，又皆息数、脉数俱以一时之中而尽合乎？所谓一时止行一经者，实理势之所必无也。"其以一个时辰之内人体呼吸"一千一百二十五息"，乘以"呼吸定息，脉行六寸"，显然在固定的时间内，气血向前运行的长度是恒定的。但若是认同"一时止行得一经"，即承认人体的每一条经脉的长度也是相等的，这与中医的人体经络认知观不符，而马莳显然是应用了数学逻辑方法对此进行了纠正。

6. 联系临床，注经不尚空谈 宋代至明清时期研究《内经》的学者，大体上可类分为两大群体：注重校勘训诂和注重医理注释。前者以

医经学派

俞樾、胡澍、段玉裁、孙诒让、于鬯等朴学家为主要代表，治学风格偏于文理的考证；后者以吴崑、张介宾、张志聪、高世栻等医家为主要代表，治学风格偏于医理的解释。马莳正是类属于医理注释派的医家之一，其对于《内经》经文的注释，主要依托于他本人深厚的理论功底和丰富的临床经验，尤其在针灸经络方面，马莳将其独到的临床感悟、精准的取穴定位、多样的针刺手法，用生动形象的语言表现得淋漓尽致，令后学之人研习时仿若有医者执手而教之感。

如《素问·刺志论》云："夫实者气入也，虚者气出也。气实者热也，气虚者寒也。入实者左手开针空也，入虚者左手闭针空也。"马莳认为，此句乃为说明针刺泻实补虚之法而设。所谓实者，乃"邪气之入而实也，非真实也"；所谓虚者，乃"正气之出而虚也，乃真虚也"。故应采用相应的针刺手法以达到补虚泻实的目的，操作时当以"右手持针，左手掐穴。方其入针泻实之时，则左手掐穴，开针空以泻之；及其去针补虚之时，则左手闭穴，闭针空以补之。先治伪实，而后补真虚，此要法也"。同理类推，即便是使用汤药进行治疗，亦需遵守"泻实补虚如针法耳"的临床思路，既要祛邪务尽，又要处处顾护正气。

又如，《素问·刺疟》篇云："疟脉满大急，刺背俞，用中针，傍五胕俞各一，适肥瘦出其血也。"关于疟病出现满大而急的脉象时，马莳认为"当刺背俞曰大杼穴者"，他以小字注明大杼穴定位方法及刺法为"项后第一椎下两旁，相去脊中各一寸半，针三分，留七呼，灸三壮"，他接受了王冰"五胕俞，谓譩譆"的观点，因该穴"去中行开三寸，自附分、魄户、膏肓、神堂数至譩譆为第五，故曰五胕俞"，与张介宾认为五胕穴乃"五脏俞傍之穴"，即以"魄户、神堂、魂门、意舍、志室"五穴共为五胕穴的观点不同。至于该腧穴之所以被命名"譩譆"，马莳给出的解释是：临床施针之时，不仅要求医者将手重按于病人脊中左右旁开三寸的位置，还需要病人密切配合，在正坐的同时口中发出"譩譆"之声，搏动应手之处便是施针的所在，充分体现了马莳自身独特的诊疗经验。对于体型胖瘦不同的病人，马莳也主张采取因人而异的针刺方法，对于体型较胖的采取深刺多出其血的方法，对于较瘦的则不宜深刺，更不能令其出血过多，惟恐伤其正气。

再如，《素问·水热穴论》中，马莳在讨论风水证的治疗时，他谈及了自己诊疗该证的临床体会，认为"后世止知水肿，不知有风水之义，但知利水而并不用风药"，其原因主要在于朱丹溪曲解经文之故，以至于"治水肿法诚有未全，后世循法用之，致人夭枉者不知几千万人也"。他认为风水证的证候特点当为周身浮肿，色黑或白，不黄，目下肿亮，肤如脂泽。治疗时若风药作引经报使之用，则疗效更加显著，如用羌活入膀胱经，独活入肾经，防风行四肢，苍术发表胜湿，干葛、白芷入阳明经，柴胡和解表里等。他还提出了风水证需要与臌胀病进行鉴别，区别对待，若仅腹中坚胀者，则以臌胀治之，方选《素问·腹中论》中鸡屎醴之类加以治疗。

从以上注文可以看出，马莳对于《内经》原文的注证，是有充分的临床依据的。他一方面注重阐发经文所蕴含的深刻的医学理论，另一方面又积极补充经文未载却切实可行的诊疗方法，这种崇尚理论联系实际的治学之风，以及求真务实的治学精神，直至今天还有相当重要的现实意义。

7. 阐发经旨，辅以图表诗文 由于《内经》经文文义深奥，医理难明，又兼篇帙宏大，内容繁芜，令研习之人难以总其纲领，把握要旨。马莳在注文的过程中，十分注意将相关的内容进行总结性的归类，如关于十二经"井、荥、输、（原）、经、合"诸穴的论述，分散于《灵枢·本输》中各节之中，为了能给学习者一个整体性的印象，马莳专设"五脏六腑井、荥、输、原、经、合总图"加以概括。又如，《灵枢·经脉》中关于各经循行路径，马莳不仅绘制了十四幅经络循行图，并逐一注明各经腧穴的大体位置，还总结出十二经脉及任、督二脉"诸穴歌"及"分寸歌"共二十八首。此外，他还尝试着根据《难经》各个篇章中关于脏腑实体考证的相关记载，手绘脏腑形态图，这在《内经》注释史上，还是史无先例的。又如，《素问》七篇大论中关于运气学说的注释，马莳不仅通考了明代及明代以前的所有相关著作，做出了丰富而详尽的解说，而且为了更形象地说明该学说的理论内涵，还专门绘制了76幅图表来阐释运气学说，如《天道六六之节盛衰图》《地理应天六节气位左转图》《天道六气与地理五行相错图》等，以明了直观的方法，以提纲挈领的表述，极大地帮助了学习者理解掌握运气学说。

三、著作简介

马莳一生所著之书，除广为流传的《素问注证发微》与《灵枢注证发微》之外，据日人丹波元胤所著《中国医籍考》，在当时还有《难经正义》九卷（即章宪文序文中所称的《难经注》）与《脉决正义》三卷流传于世，如其乡邻刘浴德亦在其著作《脉学三书》中称："所著有《素问发微》《灵枢发微》《难经正义》《脉决正义》，俱已镌行。"其中，存世者尤以《素问注证发微》与《灵枢注证发微》为代表。

1.《黄帝内经素问注证发微》 系马氏根据《汉书·艺文志》有关《黄帝内经》十八卷的记载，认为《素问》和《灵枢》各为9卷，故注释时将其恢复为9卷编次。是书不仅在注释篇名、解释病名、申明字义方面较为详明，同时通过运用《素》《灵》互证、归类条文、综合各家等方式，在剖析医理方面也有许多超越前人的见解。其注证过程中，《素问》经文虽本林亿之校，但在医理及词义上则主要采取对《素问》原文逐篇逐段加以注释的方法，故而注解较为详明，便于后学研读。同时，又因马莳素善针灸，故于注证《素问》有关经俞针灸等方面内容时也能有较好发挥。如注《针解篇》"邪盛则虚之"曰："邪盛则虚之者，言诸经邪气之盛者，皆泻其邪，出针之时勿按其穴，令气之发泄也。"可谓一语传神，颇为精当。又如注《骨空论》"厌之令病者呼谑谑"一句，明确指出"厌，读如压"则费解之经，为之豁然。但是，由于《素问》内容精深奥秘，其所注也不免存在部分内容有臆解、谬误之处。故汪昂尝谓"马注（《素问》）舛谬颇多"，此评虽有其片面性，却也代表了后世部分医家的见解。

2.《黄帝内经灵枢注证发微》 为历史上第一部《灵枢》全注本。马氏以南宋史崧所藏《灵枢》传本为基础，亦分为9卷81篇，逐篇逐节加以注释。更由于马氏擅长针灸学，因此他在《灵枢》的注释中，对经络穴位部分较为详明，并附有经络腧穴图解。

马氏注释《灵枢》也与其注释《素问》体例一致，采取的主要方法也是以经解经的方式，即引《素问》以解《灵枢》，依《灵枢》以明《素问》，从而保证了释义纯正，始终不游离于《内经》理论框架之外。这种融贯全书，首尾相顾，彼此照应的注释方法，使他的注释具有很高的价值。马氏将经文分段注释，首先用一句话总结概括此段大意，然后解字、释词、串讲经文，其特色在于解说经文时，整篇文字浑然一体，引经据典，信手拈来，与经文环环相扣。而且，马氏结合自己丰富的临证经验，以及其娴熟的针灸技术，运用天人合一的整体观，进行全方位、深层次的剖析，使深奥晦涩之经典变得明白平易。《灵枢注证发微》注文总体上较《素问注证发微》阐注为优，而于针灸与经络方面则更为显著。

四、原文选释

【原文】又人于劳苦汗出之时，当风取凉，使寒气薄于玄府之中，始则为皶（俗云粉刺），郁久则为痤，较皶则稍大矣。凡若此者，皆阳气不固使然也。（《黄帝内经素问注证发微》马莳注《素问·生气通天论》"劳汗当风，寒薄为皶，郁乃痤"）

【阐释】马莳注释《内经》强调理论联系临床，从临床实际中求证经典理论的正确性，对《素问·生气通天论》"皶"和"痤"病证的区别做出细致区分，对其病因病机的认识也十分到位。若是没有平日深厚的理论功底和临证时周密细致的临床观察，不可能对此做出如此生动形象的注解和区分。劳苦汗出，当风取凉，寒气内迫，以致阳气郁久致生痤与皶，临床表现则是形态大小之异，是对此句的精准注解。马莳此注，使得《内经》原文的内容变得通晓易懂，也为后学之人临床鉴别与应用提供指导。

【原文】按篇内以五脏之所主所伤所合，五色之见死见生，五脏所生之外荣，五色当五脏之味，五色当五脏之合，及后半篇能合色脉之义推之，皆本于天地生成。如《易》之所谓天一生水，而地以六成之；地二生火，而天以七成之；天三生木，而地以八成之；地四生金，而天以九成之；天五生土，而地以十成之。故五脏之义有如本篇者如此，即名之曰五脏生成篇。(《黄帝内经素问注证发微》马莳注《素问·五脏生成》篇名"五脏生成篇第十")

【阐释】马莳认为《素问·五脏生成》的主要内容以论述五脏与五体、五色、五味以及色脉的相互关系，是一种天人相应关系，犹如《周易》论述之天地五行生成之理，这种关系与天地五行总的规律相同。掌握了这种规律，既可以作为五脏所生、所荣、所伤、所死的判断依据，又可以指导医生临床用药的思路，还可凭色脉合参应用于临床诊治与养生康复，诵读此篇对于理解天人合人以及五脏生成理论十分重要。这种对篇名大义进行提要钩玄的注解方法是马莳所开创，开《内经》注释之先河，给后世学者以重要启迪，也能对后学者起到开宗明义，掌握各篇主旨的导读作用。

【原文】此篇以天地之阴阳，万物之阴阳合于人身之阴阳，其象相应，故名篇。(《黄帝内经素问注证发微》马莳注《素问·阴阳应象大论》篇名"阴阳应象大论篇第五")

【阐释】马莳对于《素问·阴阳应象大论》篇名的注释简洁而明了，正所谓要言不烦，深得要领。注文寥寥数语深刻地揭示了该篇的主旨，探讨阴阳是天地万物与人体活动的共同联系，重在天地万物之阴阳合于人身之阴阳，两者之间以象相通相应，和谐统一。阴阳是贯穿于整个中医学理论体系当中的重要哲学思想，也是指导中医防病治病的根本法宝，理解宇宙万物和人体生命现象一切皆要取法于阴阳，观马莳此注，也可谓是得其要矣。

【原文】人当顺四时之气，此言天地有升降之妙，惟圣人能从之，故病却而寿永也。四时之气不可以有逆者，正以其当时而病，不必奉气而病也。圣人尽善养之道，彼不善养者，失之也。（《黄帝内经素问注证发微》马莳注《素问·四气调神大论》"唯圣人从之，故身无奇病，万物不失，生气不竭"）

【阐释】马莳注《素问·四气调神大论》此句，充分体现了他对顺时摄养重要意义的认识。他认为养生应当遵循四时之规律，顺从天地阴阳升降变化，以平衡人体五脏气血运行，才能做到"病却而寿永"，即所谓的"圣人尽善养之道"。反之，则是逆四时之气，人体有可能"当时而病"，从而无法达到养生的目的。注释简明精当，原本深奥的《内经》养生思想，四时逆顺理论，经其合理阐发后，变得简单明了，得其精髓，展现了他高超的解读《内经》文字与理论的能力。

【原文】畜积有余，腹中胀满，当从而泻之也。《灵枢·胀论》论五脏六腑皆有胀，而言无问虚实，工在疾泻。但今之医工不敢言泻，而病人恐泻，致使中满之疾绵延日久，经络闭塞而死。噫！与其泻迟而死，孰若泻早而愈？故《灵枢》疾泻之旨深哉。（《黄帝内经素问注证发微》马莳注《素问·阴阳应象大论》"中满者，泻之于内"）

【阐释】《内经》对于人体脏腑、经络、诊断、治疗等的记载通常是有常有变，有正有反，马莳经常以这种常变互证，正反互言的方法进行说理，从而达到生动鲜明的程度。此段是通过治法之常与不治之变加以说理，从而对后世学者起到一种警示的作用，告诉后人应该辨证精当，该用针的时候意在疾泻不要迟疑，以免延误战机。同时，由此注也可看出，马莳注释《内经》常常采用以经解经的方法，提高解读经典的准确性，用《灵枢》注《素问》，并结合其临床经验分别对腹中胀满病机与治法予以精准解读，令人十分信服。

【原文】正以女子有不得隐曲之事，郁之于心，故心不能生血，血不能养脾，始焉胃有所受，脾不能运化，而继则胃不能受纳矣，故知胃病发于心脾也。由是则水谷衰少，无以化精微之气，而血脉遂枯，月事不能时下矣。《灵枢·营卫生会篇》中焦以"泌糟粕，蒸津液，化其精微，上注于肺脉，乃化而为血，以奉生身"今血既不化，月事何由而下？（《黄帝内经素问注证发微》马莳注《素问·阴阳别论》"二阳之病发心脾，有不得隐曲，女子不月"）

【阐释】"二阳之病发心脾"一句，历代医家对此解读始终存在较大分歧，如杨上善云"阳明所发，心脾等病也"，即认为心脾病乃由阳明所发。而马莳此注能结合下文"不得隐曲"之事，指出是气机先郁之于心，再影响到脾胃的功能，导致气血化生障碍，从而影响到月事。将经文"发"字，解读为"发于心脾"，推理精当，逻辑完美，令人十分信服。同时，他还以经注经，又引《灵枢·营卫生会》中焦化血之常变，说明女子不月之根源，《灵》《素》互参，前后呼应，证明《内经》理论的完整性，具有很强的说理效果。

【原文】张洁古云：动而得之为中热，静而得之为中暑。中热者阳证，中暑者阴证。李东垣曰：暑热之时无病之人或避暑纳凉于深堂大厦中，得之者名曰中暑……；若是人农夫于日中劳役得之者，名曰中热……苍术白虎汤凉药主之。其中热一例，虽云苍术白虎汤，而又当处以清暑益气之法。且中暑证亦有于劳役动而得者，中热证亦有于酷暑中静而得者。大抵因人元气虚实不同，故所变亦异。治之者岂得无变法哉？（《黄帝内经素问注证发微》马莳注《素问·生气通天论》"因于暑，汗，烦则喘喝，静则多言"）

【阐释】此段注释体现了马莳注重《内经》理论临床应用发挥，主张在临证时，不应该拘泥成说，而应当随机应变。认为《内经》"因于暑"的病机变化与临床表现可能由于人的先天禀赋差异，导致出现中热与中暑的二种不同情况，治法也应该随机应变。同时马莳援引了张洁古、李东垣关于"动而得之为中热，静而得之为中暑"的观点，在肯定前人所云的同时，也认为"中暑证亦有于劳役动而得者，中热证亦有于酷暑中静而得者"的变证，其最主要的原因是人的元气虚实不同，会导致病机变化和病变表现的差异，强调应根据病因病机和临证表现而灵活应对，辨证施治以收全功。

【原文】上消者，一名高消，一名膈消。《病机》云：上消者，肺也。多饮水而少食，大便如常，小便清利，知其燥在上焦也。治宜流湿，以润其燥。又云：高消者，舌上赤裂，大渴引饮。刘河间曰：饮水多而小便多者，名曰消渴。盖指上消而言。陈无择云：消渴属心，故烦心，致心火散漫，渴而欲饮，诸脉软散，皆气实血虚也。亦指上消而言。今《素问·气厥论》有云：心移热于肺，传为膈消。《灵枢·邪气脏腑病形》篇有：心脉微小为消瘅。又有：肺脉微小为消瘅。此正上消之义，还兼心肺为是，非独肺也。东垣曰：膈消者，以白虎加人参汤治之。(《黄帝内经素问注证发微》马莳注《素问·阴阳别论》"二阳结谓之消")

【阐释】马莳在阐释《素问·阴阳别论》中"二阳结谓之消"句，例举《素问》《灵枢》及历代有关上、中、下三消的论述，旁征博引，说理详尽，广泛引用文献和著名医家之论，使其注释内容既丰富又全面。即以上消而言，文中引《素问·气厥论》和《灵枢·邪气脏腑病形》之文，并刘河间《素问玄机原病式》、李东垣、陈无择之言，对其病机变化和传变规律，以及病证表现等均不厌其烦一一加以引用，足证其涉猎之广和临证之丰，其深厚的理论功底和扎实的临床实践能力，对后世研读应用《内经》具有较大启发借鉴意义。

【原文】按王冰谓天癸为月事者，非。盖男女之精皆可以天癸称，今王注以女子之天癸为血，则男子之天癸亦为血耶？《易》曰：男女媾精，万物化生。故交媾之时各有其精，而行经之际方有其血，未闻交媾之时可以血言。(《黄帝内经素问注证发微》马莳注《素问·上古天真论》"二七而天癸至，任脉通，太冲脉盛，月事以时下，故有子")

【阐释】马莳虽然尊经崇古，主张在《内经》篇章布局方面恢复九九旧制，对于前人的注释也是尊崇有加，但是在其注释《内经》原文时，对于先贤注释的不尽完善和错误之处，以及于文于理欠通顺处，以及《内经》理论与实际应用有出入之处等，则勇于批驳，大胆斧正。如其对王冰注天癸为月事一说，便运用日常男女媾精形成生命胚胎之理进行了大胆的质疑与驳正，同时也引用《周易》"男女媾精，万物化生"

予以佐证，说理透彻，令人信服。并由此传示后学研习经典之法，在诵读中医经典之时万不可迷信权威，对事物应持有自己的独立思考。

五、临床诊治特色

（一）强调脾胃后天之本的作用

脾与胃，一阴一阳，互为表里，共同参与饮食的消化吸收。《素问·灵兰秘典论》曰："脾胃者，仓廪之官，五味出焉。"将脾胃的受纳运化功能比作仓廪，可以摄入食物，并输出精微营养物质以供全身之用。人以水谷为本，胃主受纳水谷，脾主运化精微营养物质，胃与脾经脉络属，脾又有一支脾之大络从渊腋下三寸别出而散布于胸胁，名叫大包。脾胃在人体占有极为重要的位置，共为后天之本。基于此，马莳治病十分重视调理脾胃，同时对《内经》有关理论作了发挥。

马莳认为《内经》仅以脾独具二络，显然是不合理的，其云："五脏皆以胃气为本，故胃有大络……人但知十二经及督任二经共十五络穴，以脾有公孙、大包二络故也。然脾以大包为大络，而不知胃络丰隆之外，亦有大络曰虚里者，则不止于十五络，而当谓之十六络矣。"

十五络脉中脾既有足太阴之络公孙，又另有一条脾之大络大包。为何独以脾有二络，而他脏无第二条"大络"？这与脾脏自身的功能密切相关。在五行中，脾属土，土位居中央，四方兼顾，化生万物，灌溉五脏，洒陈六腑，濡养百骸，必须依赖于其健运功能的正常发挥。脾之大络，就是"土旺四旁"在经络理论体系构建过程中强调脾为后天之本的具体体现。马莳强调的脾胃为重这一学说对于传承《内经》脾胃理论，以及东垣脾胃学说具有很大的启发作用，对于临床治病用药重视后天之本也有很大的指导意义。

（二）重视临床阴阳脉的辨识

马莳强调，"脉体分阴阳，亦诊脉者所当知也"，即诊脉者需首先根据脉象来去之势、动静之态、迟速之貌以区别阴阳属性,在明确了这种属性之后,方能判断疾病的新久、病因病机、症状特点。如马莳云:"脉来小弱而又且涩,是皆阴脉来见,乃血气之虚也,谓之久病。脉来滑浮而且又疾,是皆阳脉来见,乃邪气盛也,谓之新病。"按营为阴、卫为阳的判断,涩脉、弱脉、小脉均属阴,出现阴脉是营气不足的表现,故证属血气不足,乃久病的表现,滑脉、浮脉、疾脉均属阳,出现阳脉是卫气奋起抗邪的表现,故证属邪气有余,乃新病之征;又马莳云:"寸口之脉沉而且弱,沉为阴盛,弱为阳虚,阴阳相搏,故为寒热往来也。"以寸口脉出现沉脉及弱脉的表现进行分析,沉候始见,举之则无,属阴邪偏盛;弱脉始见,脉来细软,为气血不足,阴阳相互搏结,所以表现出寒热往来的症状。又如,《素问·平人气象论》有"尺涩脉滑,谓之多汗"的记载,马莳认为脉涩是阴虚的表现,脉滑是阳盛的征象,根据《素问·阴阳别论》中"阳加于阴谓之汗"的记载,故患者出现多汗的症状符合其阳盛阴虚体质特征。再如,"脉来见滑,是滑为阳脉,风者阳先受之,故当病风。脉来见涩,是涩为阴脉,主阴血不足,故当病痹",均是以阴阳脉象来分析病因,判断病证。

马莳亦常借助阴阳脉分析法推测疾病预后。一是借疾病所现部位的阴阳属性与脉象的阴阳属性进行对比说理。如其谓:"人有阳病,或外感,或内伤,皆当见阳脉。人有阴病,外感则阴病当见阳脉,内伤则阴病当见阴脉也。故脉顺阴阳则病易已。有等脉逆阴阳,则病外感者,阳病见阴脉,阴病见阳脉;内伤者,阳病见阴脉,阴病见阳脉,皆病之难已者也。"所谓阳病,即人体上部或浅表部位以及属手足阳经的脏腑,不论是外感还是内伤,均应表现出属阳的脉象,若是出现属阴的脉象,则病为难愈。反之,若是人体下部或深层部位以及属手足阴经的脏腑出现属阳的脉象,则亦是脉逆阴阳,为预后不良的表现。二是借疾病所现症状的阴阳属性与脉象的阴阳属性对比。如马莳分析诊癫狂证,脉现搏大滑或小坚急所示预后的不同。其云:"阳证得阳脉,所以病久自己。若脉小坚急,则得阴脉,故死不治。"癫狂证,因其多表现为语言错乱、喧扰打骂、狂躁不宁的症状,故属阳证,脉搏大滑属阳脉,阳脉与阳证同步出现，因而是顺证，预后良好。脉小坚急是阴脉，阳证得阴脉为险逆证，因此预后不良、九死一生。

（三）强调临证色脉合参的重要性

马莳善于将五色与五脏的对应关系，结合到色脉合参诊法之中，强调色脉相生，是平人无病或者病轻的表现，而色脉相克或乘侮，是疾病的征象。如其谓："假如肝之脉弦，肾之脉沉，则肝与肾脉并至，宜乎肝之色苍，肾之色黑，其二色当并见也。今则见其苍，不见其黑，而见其赤，有心血之义参焉者，何也？须知肝脉而见肝色，必曾有恚怒，当病毁伤之疾，然见肾之沉脉，则色虽见赤，而必不见血也。若赤色不为徒见，而已曾见血，或口有所吐，或伤处亦有所出，则肾脉亦必不徒见，而中水、而湿必有之也，正以沉脉属水故耳。否则，色与脉反，宁无诸经之病互见于其中乎？"

（四）重视五运六气的临床运用

马莳指出"天地之气及胜复之作，统贯六位，难以诊候"，强调以"天人一体"思维指导临床脉诊辨病。其中，五运六气学说具有得天独厚的先天优势，即脉不合于天地之气，即是逆变的表现，可断人之生死，病之逆顺。马莳的这种判断，主要是基于《素问·五运行大论》中"先立其年，以知其气，左右应见，然后乃可以言死生之顺逆"的观点。其云："惟间气偏治一位，故可随其所在，期之于尺寸之左右也。"这里所谓的间气，即是在确立某年司天在泉之气后，所进一步明确的"左间""右间"之气。马莳强调："五运以甲己土运为尊，六气以少阴君火为尊。故以甲己土运为南政，乃南面而行令，其余四运为北政，以臣事之，则面北而受令者也。又以少阴为君主，凡脉之司天在泉而尺寸不应者，皆以少阴而论之，其脉主于沉也，是以期之之法，阳之所在其脉应，阴之所在其脉不应。"即除甲己年人气面南以外，其余年份均是人气面北，由于人气朝向的不同，尺寸之所居也有南北的区别，再以三阴脉沉，三阳脉不沉为常，从而确立出脉合五运六气之常与变。

所谓脉合五运六气，马莳认为应分为如下几种情况：第一大类是"北政之岁"，即人气面北，此时寸在北而尺在南，而"北政皆以在泉行运"，故"地左间之气在右寸，右间之气在左寸；天左间之气在左尺，右间之气在右尺。"其中又分为以下几种常态：①少阴在泉，其左间为太阴，右间为厥阴，俱为阴脉，因"阴之所在其脉不应"，故左右寸脉俱沉而不应，正如《素问·至真要大论》云"北政之岁，少阴在泉，则寸口不应"；②厥阴在泉，则左间少阴，右间太阳，左间阴脉，右间阳脉，故右寸脉沉而不应，如《素问·至真要大论》云"厥阴在泉，则右不应"；③太阴在泉，则左间少阳，右间少阴，左间阳脉，右间阴脉，当左寸沉而不应，如《素问·至真要大论》云"太阴在泉，则左不应"；④少阴司天，则左间太阴，右间厥阴，俱为阴脉，故左右尺脉均沉而不应；⑤厥阴司天，其左间少阴，右间太阳，左间阴脉，右间阳脉，故左尺当沉而不应；⑥太阴司天，其左间少阳，右间少阴，左间阳脉，右间阴脉，故右尺当沉而不应。另外一种情况是"南政之岁"，因人气面南，故寸南尺北，恰与"北政之岁"之寸北尺南相反，"天左间之气在右寸，右间之气在左寸；地左间之气在左尺，右间之气在右尺。"其具体亦可分成如下几种情况：①少阴司天，则左间太阴，右间厥阴，俱为阴脉，故左右手寸口脉皆当沉；②厥阴司天，则左间少阴，右间太阳，左间阴脉，右间阳脉，故当左寸脉沉；③太阴司天，则左间少阳，右间少阴，左间阳脉，右间阴脉，故当右寸脉沉；④少阴在泉，则左间太阴，右间厥阴，俱为阴脉，故左右手尺脉俱应沉；⑤厥阴在泉，则左间少阴，右间太阳，左间阴脉，右间阳脉，故当左尺脉沉；⑥太阴在泉，则左间少阳，右间少阴，左间阳脉，右间阴脉，故当右尺脉沉。以上皆马莳所谓"从其气则和者，阴阳各当尺寸本位也。"

但若脉证与司天在泉之气不相应，出现"迭移其位""失守其位""阴阳交""尺寸反"的情况时，则属脉象反常为病之征象。所谓"迭移其位"，马莳认为"乃阴阳迭皆移转一位也"。如南政少阴司天，本当左右手寸口脉皆为沉不应手的阴脉，而尺部现应手不沉的阳脉，却出现了左手尺寸皆阴脉、右手尺寸皆阳脉的表现，这是阴阳之气迭相左转的缘故；若是左手尺寸皆阳脉，右手尺寸皆阴脉，则是阴阳之气迭相右转的表现。所谓"失守其位"，马莳认为乃"本位他位皆失守不见也"，如阴失守则左右尺寸皆是阳脉，阳失守则左右尺寸皆是阴脉。所谓"尺寸反"，在马莳看来则为尺寸脉当沉却浮、当浮却沉之象，仅指南北二政少阴司天在泉立论。其谓："盖少阴司天，则司天之左右皆阴；在泉，则在泉之左右皆阴。"马莳还自创口诀归纳了这一现象，诀云："子午南少北卯酉，两手沉寸口；子午北少南卯酉，两手尺欠有。今寸该沉而不沉，则反应；尺该应而不应，则反沉，是谓尺寸反者死。"所谓"阴阳交"，则是着眼于尺寸浮沉左右相反，如北政太阴司天，当为左手阳脉、右手阴脉，却反现左手阴脉、右手阳脉之义。此外还有厥阴司天或在泉，出现左右手阴阳脉反，亦属于"阴阳交"的范畴。

（五）重视针刺虚实补泻的临证运用

虚实，是辨别人体正气强弱和邪气盛衰的两个纲领。实指邪气亢盛之证，即"当有阴阳四溢、肠胃充郭、肝肺内䐜、阴阳相错之害"。虚指正气不足之候，即"当有经脉空虚、血气枯竭、肠胃僻辟、皮肤薄着、毛腠夭膲之害"。中医素来有"虚则补之，实则泻之"的治则，马莳认为"虚实二字，实为用针之要"，是否能在针灸疗法的临床运用坚持这一原则，是上工、中工、下工的唯一区别。其云："故用针之要，在于知调阴阳，自然精气生光，形气相合，而神气内藏，此乃上工平气之法。彼中工、下工，则乱脉与绝气耳。"

马莳判断虚实，首先参照的是气口脉的脉动强弱确定针刺补泻，其云："凡用针者，其气口虚则当补之，故曰虚则实之也。其气口盛则当泻之，故曰满则泄之也。"此外，即使同样出现脉不至的虚象，也可根据举按轻重的不同，探知阴虚与阳虚之异，明针刺之法。当阴虚时，气口脉当有重按之而脉不至之象，当阳虚时，气口脉则有轻举之而脉不至之貌，但如果误施补泻，阴虚反取其外之病处与阳经之合穴，又留针以致阳气；阳虚反实其内，取其四末之井荣输经合诸脏穴之本，均可令阴阳之气内外重竭厥逆，导致病人死亡。

基于这种认识，马莳发前人之未发，就不同的人迎寸口脉象对比情况加以描述，进一步说明其病位、病机、补泻法、取穴及针刺频率，具体见下表：

脉象	病位	病机	补泻法	取穴	针刺频率
人迎一盛	足少阳胆经	胆实肝虚	泻足少阳胆经，补足厥阴肝经	泻者二穴，补者一穴	一日一刺
人迎一盛而躁	手少阳三焦经	三焦实心包虚	泻手少阳三焦经，补手厥阴心包经		
人迎二盛	足太阳膀胱经	膀胱实肾虚	泻足太阳膀胱经，补足少阴肾经	泻者二穴，补者一穴	间日一刺
人迎二盛而躁	手太阳小肠经	小肠实心虚	泻手太阳小肠经，补手少阴心经		
人迎三盛	足阳明胃经	胃实脾虚	泻足阳明胃经，补足太阴脾经	泻者二穴，补者一穴	一日二刺
人迎三盛而躁	手阳明大肠经	大肠实肺虚	泻手阳明大肠经，补手太阴肺经		
脉口一盛	足厥阴肝经	肝实胆虚	泻足厥阴肝经，补足少阳胆经	补者二穴，泻者一穴	一日一刺
脉口一盛而躁	手厥阴心包经	心包实三焦虚	泻手厥阴心包经，补手少阳三焦经		
脉口二盛	足少阴肾经	肾实膀胱虚	泻足少阴肾经，补足太阳膀胱经	补者二穴，泻者一穴	二日一刺
脉口二盛而躁	手少阴心经	心实小肠虚	泻手少阴心经，补手太阳小肠经		
脉口三盛	足太阴脾经	脾实胃虚	泻足太阴脾经，补足阳明胃经	补者二穴，泻者一穴	一日二刺
脉口三盛而躁	手太阴肺经	肺实大肠虚	泻手太阴肺经，补手阳明大肠经		

　　马莳进一步解释了《内经》所论，虚实亦可通过下针后"得气"与否以及前后顺序加以判断。其云"盖实者止于有气，虚者止于无气，气本无形，似在有无之间耳。察后与先，真若存而若亡者，盖实者先虚而后实，若亡而又若存也。虚者先实而后虚，若存而又若亡也。亦以虚实本于一气，似在存亡之间耳"。气的来去，迅速慓疾，若有若无，必须细心体验。在得气与否的细微差别之间，以时间的先后顺序前后对照，

若先无气而后有气，则属脉先虚而后实，可判断为实证；若先有气而后无气，则属脉先实而后虚，即可判断为虚证。

（六）提倡四时不同的针刺治疗应用

四时气候变化各有不同，其产生的疾病也因之而异，古人运用取象比类的疾病认识观，根据不同季节选择与之相应的深浅程度、经络及腧穴进行针刺治疗的方法即四时刺法。

从四时针刺腧穴上讲，马莳认同《灵枢·顺气一日分四时》的选穴方法。色主于春，故凡病在于色者，必取五脏之荥穴，如肝取行间、心取少府之类；时主于夏，故凡病时绵长者，必取五脏之输穴，如肝取太冲、心取神门之类；音主于长夏，故凡病在于音者，必取五脏之经穴，如肝取中封、心取灵道之类；味主于秋，故凡病在于胃及得之饮食不节者，必取五脏之合穴，如肝取曲泉、心取少海之类；五脏主于冬，故凡病在于脏者，必取五脏之井穴，如肝取大敦、心取少冲之类。即春取荥穴、夏取输穴、长夏取经穴、秋取合穴、冬取井穴之义。

从四时针刺部位上讲，马莳认为，春当取络穴之血脉分肉间，如肺经列缺穴之类，而且应当根据病情的轻重，刺法浅深各异，重者深刺，轻者浅刺；夏当取盛经孙络处分间，如大肠经阳溪穴之类。马莳强调盛经乃阳经之意，故仅可取手足六阳经经穴施行针刺治疗，而且由于邪气所居位置甚浅，故针刺深度仅限于皮肤，绝不可以深刺。秋当取各经之输穴，如肺经太渊穴之类；若邪气在腑，则取六阳经之合穴，如大肠经曲池穴之类。冬季由于冬气入深，必须深刺且做较长时间留针，另一方面，寒冬之时天地之间阴多阳少，故需泻阴气而实阳气，故穴选井穴与荥穴，取井以泻阴逆，如肺经少商穴之类；取荥以实阳气，如大肠经二间穴之类。

对于某些疾病，马莳强调由于四时的变化，刺法亦当有针刺深度及取穴的不同。如针刺治疗转筋、痿病和厥病，春季当取络脉诸荥大经分肉，如肺经列缺、大肠经偏历等络穴之类，或肺经鱼际、大肠经二间等荥穴之类，还可取肺经经渠、大肠经阳溪等经穴之类。夏季当取输穴如肺经太渊、大肠经三间之类以及孙络、皮肤之上肌肉；长夏取肌肉，秋季取诸合穴，如肺经尺泽、大肠经曲池之类。冬季取诸井穴如肺经少商、大肠经商阳之类，另可取输穴如太渊等。但冬日取刺此诸井穴及输穴，由于冬气深入脏腑，需较其他三时刺入更深，留针时间亦应适当加长，方可达中病的效果。

参考文献

[1] 李经纬，孙学成.四库全书总目提要 [M].上海：上海科学技术出版社，1992：17.

[2] 明·闵芝庆.海外回归中医善本古籍丛书·伤寒阐要编 [M].北京：人民卫生出版社，2003：367-368.

[3] 清·张璐.张氏医通 [M]// 李静芳，建一校注.北京：中国中医药出版社，1995：97.

[4] 赵尔巽.清史稿 [M].北京：中华书局，1977：13029.

[5] 蔡冠洛.清代七百名人传 [M].北京：中国书店，1984：204.

[6] 清·张廷玉.明史 [M].长春：吉林人民出版社，1995：3680.

[7] 清·汪昂.汪昂医学全书 [M].北京：中国中医药出版社，1999：凡例 5.

[8] 晋·皇甫谧.针灸甲乙经 [M].北京：人民卫生出版社，1962：7.

[9] 唐·王冰.黄帝内经素问 [M]// 鲁兆麟点校.沈阳：辽宁科学技术出版社，1997：2.

[10] 孙广仁.中医基础理论 [M].北京：中国中医药出版社，2004：94.

[11] 春秋·秦越人.难经 [M]// 孙桐编.北京：中国医药科技出版社，1998：36.

[12] 廖育群.汉以前脉法发展演变之源流 [J].中华医史杂志，1990（4）：193-198.

[13] 彭坚.帛书《脉法·相脉之道》初探 [J].中华医史杂志，1993（2）：102-105.

[14] 清·高士宗.黄帝素问直解 [M]// 于天星按.北京：科学技术文献出版社，1982：299.

[15] 隋·杨上善.黄帝内经太素 [M].北京：人民卫生出版社，1965：584.

[16] 清·徐大椿.难经经释 [M]// 王自强校注.南京：江苏科学技术出版社，1985：53.

[17] 钱超尘.中医药文献研究论丛 [M].北京：中国古籍出版社，1996：116.

第三节　张景岳

一、生平简介

（一）生平纪略

张景岳（1563—1640），名介宾，字会卿，号景岳，别号通一子。明末山阴会稽（今浙江省绍兴市）人。生于嘉靖四十二年，崇祯十三年去世，享年七十八岁。

张氏祖籍四川锦竹县，其祖上以军功起家，明初，其祖父因军功世袭绍兴卫指挥使，遂移居浙江。景岳幼年聪明慧智，经史百家无不博览，通易理、天文、兵法之学，尤精于医学。早年即遵父训，跟随父寿峰公学习《内经》。叶秉敬《类经序》中提到："景岳名介宾，字会卿，为会稽之杰士，幼禀明慧，自六经以及诸子百家无不考镜。而从其尊人寿峰公之教，得观《内经》，遂确然深信，以为天地人之理尽备于此，此即所为伏羲之《易》也。"

（二）从医经历

张景岳十四岁随父到京，跟名医金英学医数载，尽得其传。《浙江通志》："张介宾，山阴人，随父至京，十四岁遇名医金英，从之游，遂得精医道。"壮年从戎幕府，游历北方，往来燕冀间，曾"出榆关，履碣石，经凤城，渡鸭绿"，由于壮志难酬，家贫亲老，后返回浙江，肆立于医学，而后医名大著，到达"谒病者辐辏其门，沿边大帅皆遣金币致之"的境况，时人比之为仲景、东垣。据《绍兴府志》载："张介宾，字景岳，会稽人。素性端静，易与难悦。年十三随父至京学医，于金英尽得其传。医法东垣、立斋，喜用熟地黄，人呼为张熟地。著有《类经》一书，为叶寅阳叹赏。卒年七十八。"

张景岳对《素问》《灵枢》进行了三十多年的研究，撰《类经》32卷，"凡历岁者三旬，易稿者数回，方就其业"，成书于天启四年（1642），后又编成《类经图翼》15卷和《类经附翼》4卷附于其后。《类经》及其两《翼》是阐发《内经》奥义的结晶，在国内医经学派诸家中占据有重要地位，对后世研究《内经》产生深远影响。

二、学术渊源与特色

（一）学术渊源

1. 以易治医，医易同源　张景岳幼年时即聪明慧智，经史百家无不博览，通易理、天文、兵法之学，成年后又醉心于《易》学研究，叶秉敬《类经序》中提到："幼禀明慧，自六经以及诸子百家无不考镜。"壮年以后钻研《内经》即非常重视医易同源，擅长运用易理解释医道。这种以易治医，医易相参的观点形成，构成了其全部学术思想体系的渊源之一，而且这个认识也是经过了疑惑到顿悟的过程。在《类经附翼·医易义》中讲到："宾尝闻之孙真人曰：不知《易》，不足以言太医。每窃疑焉。以谓《易》之为书，在开物成务，知来藏往；而医之为道，则调元赞化，起死回生。其义似殊，其用似异。且以医有《内经》，何借于《易》？"他提出已经有了《内经》解释医理，为何还需要研读易理去解释医理的疑问。但后期却转变了看法，"而今也年逾不惑，茅塞稍开，学到知羞，方克渐悟。乃知天地之道，以阴阳二气而造化万物；人生之理，以阴阳二气而长养百骸。……虽阴阳已备于《内经》，而变化莫大乎《周易》。""今夫天地之理具乎《易》，而身心之理独不具乎《易》乎？""医不可以无《易》，《易》不可以无医，设能兼而有之，则《易》之变化出乎天，医之运用由乎我。"（《类经附翼·医易》）说明如果能将易理学习通透，并运用于指导临床则治疗更能得心应手。

易学之中，最常用的就是太极阴阳合一之道，诚如《易传·系辞》所云"无极生太极，太极生两仪"，太极之道，分之为二，合则为一。张景岳经常运用"合一之道"解释医理，如在解释精神、营卫、经脉、水火时均强调合一之道。"《灵枢·本神篇》曰：两精相搏谓之神。而《灵枢·决气篇》曰：两神相搏，合而成形，常先身生，是谓精。盖彼言由精以化神，此言由神以化精，二者若乎不同，正以明阴阳之互用者，即其合一之道也。"（《类经·藏象类》）"营中未必无卫，卫中未必无营，但行于内者便谓之营，行于外者便谓之卫，此人身阴阳交感之道，分之则二，合之则一。"（《类经·藏象类》）"黄帝曰：阴之与阳也，异名同类，上下相会，经络之相贯，如环无端。""经脉相贯合一，本同类也；然上下左右部位各有所属，则阴阳之名异矣。"（《类经·疾病类》）《景岳全书·传忠录》："道产阴阳，原同一气，火为水之主，水即火之源，水火原不相离也。""若形器散散，则出入升降无所根据，各相离分而生化息矣，此天地万物合一之道。"

太极阴阳合一之道也常可从事物变化中参悟而得，张景岳运用气和水的相互变化来解释阴阳合一的思想，指出："阴阳合一之妙，于气水而见之矣。……气水实为同类。何也？请以釜观，得其象矣。夫水在釜中，下得阳火则水干，非水干也，水化气而去也；上加复固则水生，非水生也，气化水而流也。故无水则气从何来？无气则水从何至？水气一体，于斯见矣。"（《类经·阴阳类》）

张景岳还认为阴阳"一分为二"乃万物生化的根本之理，而阴阳之理最重要的就是"一分为二"，宇宙间万事万物皆可分阴分阳，即《内经》所谓"阴阳者数之可千，推之可万，万之大不可胜数，然其要一也"。张景岳认为："为人不可不知医，以命为重也，而命之所系，为阴与阳，不识阴阳，焉知医理？"阴阳之中复有阴阳，运用到精神魂魄中也可细分。"精神魂魄，虽有阴阳之别，而阴阳之中，复有阴阳之别焉。""神为阳中之阳，而魂则阳中之阴也；精为阴中之阴，而魄则阴中之阳者。"（《类经·藏象类》）提出一分为二是阴阳对立统一的根本原理，并且将其用于指导理论和临床。

阴阳一分为二的思想，基源于张氏对易与医的紧密结合，他认为"天人一理者，一此阴阳也；医易同源者，同此变化也。岂非医易相通，理无二致哉"。宇宙的形成是由太极之气一分为阴阳二气所构成，故而依据易理，他明确提出"阴阳者一分为二"的著名论点，《类经·阴阳类》："道者，阴阳之理也。阴阳者，一分为二也。太极动而生阳，静而生阴，天生于动，地生于静，故阴阳为天地之道。""阴气流行则为阳，阳气凝聚则为阴。"

在一分为二的基础上，张景岳进一步强调阴阳的互根，同时把阴阳互根具体化，落实到"精气互根""水火同源"。"以精气分阴阳则阴阳不可离"（《类经·疾病类》）"凡阴阳合而万形成，无不先从精始，故曰常先身生是谓精"（《类经·藏象类》）。《类经·阴阳类》在对《素问·阴阳应象大论》之"气归精，精归化……精化为气，气伤于味"一段原文的解释时，就明确提到："然上文既云气归精，是气生精也；而此又曰精化气，是精生气也。二者似乎相反，而不知此正精气互根之妙。"《类经·摄生类》也提到"精之与气，本自互生"。《景岳全书·传忠录》又说："道产阴阳，原同一气，火为水之主，水即火之源，水火原不相离也。何以见之？如水为阴，火为阳，象分冰炭。何谓同源？盖火性本热，仗火中无水，其热必极，热极则亡阴，而万物焦枯矣；水性本寒，使水中无火，其寒必极，寒极则亡阳，而万物寂灭矣。此水火之气，果可呼吸相离乎？"

同时，张景岳还十分重视阴阳刚柔的运用，《类经图翼·阴阳图》云："先天者太极之一气，后天者两仪之阴阳，由两仪而四象，四象而五行。""太极生两仪，两仪生四象"最先出自《易经》，张景岳在《类经图翼·运气》中引用程颢和邵雍的话，认为四象是阴阳刚柔："四象者，阴阳刚柔也。阴阳生天，刚柔生地。""天生于动，地生于静。动之始则阳生，动之极则阴生，静之始则柔生，静之极则刚生。"阴阳中可分阴阳，刚柔之中也可再分刚柔，故有太刚、太柔、少刚、少柔。太柔为水，太刚为火，少柔为土，少刚为石，水火土石交而地体尽。

《内经》中也提到了阴阳刚柔，认为病症需审查是属阴属阳，属柔属刚。《素问·阴阳应象大论》云："审其阴阳，以别柔刚，阳病治阴，阴病治阳，定其血气，各守其乡。"《灵枢·本神》也曰："节阴阳而调刚柔，如是则僻邪不至，长生久视。"张景岳注说："惟节阴阳调刚柔二句，其义最精，其用最博，凡食息起居、病治脉药，皆有最切于此而不可忽者。欲明是理，当求《易》义而渐悟之。"强调了阴阳刚柔的重要性，并说其运用最博，当从《易》理中领会其道理。

张景岳也发明《内经》阴阳刚柔理论并将其运用说明于药物的性味之中，如《景岳全书·传忠录》载："气味之刚柔，柔者纯而缓，刚者躁而急。纯者可和，躁者可劫。"刚药一般温燥性猛，易于伤阴助火，配以柔药可缓其性。如《景岳全书·本草正》云："附子性悍，独任为难，必得大甘之品人参、熟地、炙甘草之类，是以制其刚而济其勇。"而柔药性柔润滋养，过用易滋腻滞气，配伍刚药则可宣通阳气，疏通气机。

张景岳认为阴阳刚柔理论不仅可用于说明气味药性，还可以指导四方、人之禀性及运气学说。"刚柔对应四方，近东南者多柔而仁，近西北者多刚而义，刚柔对应秉性，阳禀多者刚而烈，阴禀多者懦而柔，刚柔对应五行之性，木性多和而偏则柔，金性多刚而偏则狠。""刚柔对应十二支，六刚六柔而地之所以有十二支。"

此外，张景岳也擅长运用易学中的五行理论来阐释其与阴阳、水火的关系，认为阴阳与五行是"气"与"质"的关系，五行即阴阳之质，阴阳即五行之气，五脏五气互不相涉。如《类经附翼·五行统论》云："五行即阴阳之质，阴阳即五行之气，气非质不立，质非气不行，行也者所以行阴阳之气也。"

在五行之中，张景岳对水、火最为重视，认为水火"为造化之初……若以物理论之亦必水火为先""天一生水，为五行之最先。故物之初生，其形皆水"（《类经·阴阳》）。"夫五行之理，热因火化，寒因水化，此阴阳之不易者也"（《类经·疾病类》）。《类经图翼·运气》又说"火为阳之本……凡属气化之物，非火不足以生。""变虽无穷，总不出乎阴阳，阴阳之用总不离乎水火"。

景岳还认为，人身之水火即阴阳、精气。《类经·疾病类》云："精为阴，人之水也；气为阳，人之火也。"在人身之中应当重视水火，即应重视元精元气，这也为其重视命门水火之真阴真阳的学术思想提供了哲学思考。

2. 以文载道，医理昭彰　张景岳生于官宦世家，其父张寿峰是定西侯门客，通于文墨，素晓医理，景岳幼时即随父学习儒学知识，并接触《内经》，为其日后的医理研习与撰著书籍打下坚实的基础。

叶秉敬在《类经》序中称景岳"幼禀明慧，自六经以及诸子百家无不考镜"。张景岳自幼"好读书"，不屑章句，广泛接触诸子百家和经典著作，广览经、史、子、集，通晓天文、堪舆、音律、兵法、战术，通易理之学，尤精于医学，可谓上极天文，下穷地纪，中悉人事。在医学著作中，张景岳运用平日所学阐释医理，使得"务俾后学了然，见便得趣，由堂入室，具悉本原"。《景岳全书·贾序》中载，景岳"语其徒曰：医之用药，犹用兵也。治病如治寇攘，知寇所在，精兵攻之，兵不血刃矣"，可见景岳早年的习儒经验与从军经历都对他的医学研习有极大影响。

张景岳自接触《内经》始，历数十年学习，从军后又因"居数年无所就，亲益老，家益贫""功名壮志，消磨殆尽，尽弃所学而肆力于轩岐"（《林日蔚跋文》），他对于《内经》理论的理解可以说是由儒及医，入木三分。

张景岳治《类经》，不仅自身精通医理，深谙医林诸家之说，又能旁通儒理诸子，范时崇评价景岳"能融会百家，而贯通乎诸子"，叶秉敬谓《类经》为"海内奇书"。《类经》能够从多角度说理，灵活论证，足见张景岳的学识。如其中对"魂魄"的注解，不仅笔下著述详细，且又旁引孔颖达、乐祁、邵子、朵子诸家之说，将历来社会各界对于"魂魄"的认识具陈其间，心思不可谓不奇。又如对"精、气、神"的注解，其除了引用道家、医家之论述之外，还引用了白居易对于"精气神"的看法，可谓博采众长，最后再引出他自己的按语，使得论证有理有据，令人信服。

《类经》之中别出心裁地将《素问》与《灵枢》互相阐发，互相引用，首先就需要对《内经》反复研读、深刻理解。张景岳在《类经·自序》中言："遍索两经，先求难易，反复更秋，稍得其绪，然后合两为一，命曰类经。类之者，以《灵枢》启《素问》之微，《素问》发《灵枢》之秘，相为表里，通其义也。"《类经》之文，两经并解，集前辈诸家注述于一身，敢于批驳前人之说，又有景岳自己的创见。

张景岳另作的《类经图翼》和《类经附翼》中，更淋漓尽致地表现了他的博学多才。为了发挥《内经》，他应用了天文地理、气象物候、音律象效等知识，对《内经》中历来疑难之处详加阐发，参合天地而抒发其理，并不因为遇难而罢，或者略而不表，足见其文化素养之深和研经精神之诚。

3. 博览百家，自为一家之言　张景岳宗百家之长，在《类经》中多次引用杨上善、王冰、滑寿、马莳、吴崑等医家对《内经》的注解，亦引用张仲景、王叔和、李东垣、刘河间、朱丹溪等医家之论述，使《类经》对《内经》的注释阐述更为完备，也使得部分已无记载的医家医论通过《类经》得以保留。

张景岳学识精深，于治学中颇多创见，自为一家之言，《类经图翼》和《类经附翼》中包含了大量景岳医学思想，对其他医家虽有批驳，但论述时仍会引用该医家之观点。例如《类经·阴阳贵贱合病》中，景岳认为"三阳为表"当作"三阴为表"，认为"三阴即太阴，太阴为诸阴之表"，并不赞同王冰等之注释，指出"王氏而下，凡注此者，皆曰：三阳，太阳也。二阴，少阴也。少阴与太阳为表里，故曰三阳为表，二阴为里。其说若是，然六经皆有表里，何独言二经之表里于此耶？盖未之详察耳"。然而在别处，如解释"缓而滑曰热中"时又引王冰之"缓为缓纵之状，非动而迟缓也"补充解释"缓"之字意。可见，景岳对于前贤的态度并不是盲目的推崇或贬低，他对前贤的理论观点进行了批判性的继承。叶秉敬赞景岳道："医林之诸子百家咸听吾所用，而不为诸子百家用"，可谓是对其引用诸家做法的中肯评价。

《类经》著成后，张景岳又将其行医经验编成《景岳全书》，晚年又出《质疑录》。《质疑录》根据《内经》《伤寒》等经典医书，对金元四大家等名家的部分学术思想进行批判，并对他本人早期的一些医学思想进行修正。王琦在《质疑录》跋中言："考其所列诸论，有已见《全书》《类经》中者；亦有与《全书》《类经》之书少异，而悔畴昔立言之未当者。人以此疑其为晚年未定稿，又以此知其所学愈老愈明，未尝自矜已得，而孜孜日求正于至当为可则也。"景岳"取先贤之经，以辨前贤之误"，博览百家之言，又不惑于百家，成一家之言，又不断研习、不断更正己说，精勤不倦，实在可贵。

（二）学术特色

1. 全面类分《黄帝内经》 唐初有杨上善的《太素》，分为十九类，而后有元代滑寿的《读素问钞》，将《素问》分为十二类。但杨氏的分类不尽合理，将伤寒、寒热、邪论、风论、气论、杂病均各为一类，与摄生、阴阳、脏腑等不相合拍。滑氏所分的十二类与中医理论内容大体相合，但仅选取了《素问》中的一部分，尤其使《灵枢》中很多重要内容被遗漏。唯景岳的《类经》，将《素问》和《灵枢》的全部内容进行分类，且分类较为合理，奠定了中医基础理论的基本框架。

张景岳《类经》共分为十二类，即摄生、阴阳、藏象、脉色、经络、标本、气味、论治、疾病、针刺、运气、会通，凡32卷，厘为390条，他将《内经》原文全部收录，重新分类编注。其分类重编，大体可归为以下几种形式：

一是将《内经》中整篇原文编入《类经》，包括《素问》34篇，《灵枢》49篇。对整篇入编的篇文，多另立篇名而不用其原名，在其篇名之后，附有该篇在《内经》中的出处。

二是将一篇分为若干篇，《素问》部分共有24篇原文被分成78个完整的单篇，《灵枢》部分共有16篇原文被分成41个完整的单篇。

三是将《内经》中的一部分内容在《类经》中被分成独立的一篇或数篇，而另外一部分内容则与《内经》中其他篇章的部分内容合为一篇。其中《素问》部分形成的单篇有90篇，《灵枢》部分形成的单篇有

26篇，也有数节合为一篇的。

据此可以看出，《类经》对《内经》原文的顺序虽有调整，但多数保持了经文的相对完整性。张介宾对《内经》原文进行分类重编，不仅系统提出了《内经》的理论体系，而且也勾画出中医理论体系的基本框架。

此外，张景岳对《内经》全文分门别类地进行了注释。《类经》注释所包含的内容十分广泛，主要包括了释词、注音、释通文、释山川地理、释天文气象、释文句、提示要点、串讲文义、阐发医理等方面。注音、释词和阐发医理是《类经》注释的主要内容。如注音的方式，《类经》主要有反切法和直音法两种；释词的方式包括依据传统的训诂方法释词、随文为训以及考证词义；阐发医理的方式主要有引《经》互证、征引他人他书观点、附加按语以及撰写《类经图翼》《类经附翼》发挥余义等。

2. 创立阳非有余"大宝"论　金元以来，刘河间以暑火立论，主寒凉攻伐，朱丹溪倡"阳常有余，阴常不足"论，认为人生之气常有余而血常不足。张景岳在仔细研究《素问·生气通天论》有关"阳气者，若天与日，失其所则折寿而不彰"等论述后，大胆质疑，提出"阳非有余"的观点，明确指出"丹溪但知精血皆属阴，故曰阴常不足，而不知所以生精血者先由此阳气"（《景岳全书·传忠录·辨丹溪》）。同时，在《类经附翼·求证录》专门作文《大宝论》言："天之大宝，只此一丸红日，人之大宝，只此一息真阳。"此论对后世学者认识及应用《内经》的阳气理论带来了重要启迪。

张景岳还从自然界变化的形气、寒热、水火三个方面说明阳气的重要性。《类经附翼·求证录·大宝论》指出："夫形气者，阳化气，阴成形，是形本属阴，而凡通体之温者，阳气也；一生之活者，阳气也；五官五脏之神明不测者，阳气也。及其既死，则身冷如冰，灵觉尽灭，形固存而气则去，此以阳脱在前，而阴留在后，是形气阴阳之辨也，非阴多于阳乎？""二曰寒热者，热为阳，寒为阴；春夏之暖为阳，秋冬之冷为阴。当长夏之暑，万国如炉，其时也，凡草木昆虫，咸苦煎炙；然愈热则愈繁，不热则不盛。及乎一夕风霜，即僵枯遍野。是热能生物，而过热者惟病；寒无生意，而过寒则伐尽。然则热无伤而寒可畏，此寒热阴阳之辨也，非寒强于热乎？""三曰水火者，水为阴，火为阳也。造化之权，全在水火，而水火之象有四，则日为太阳，火为少阳，水为太阴，月为少阴，此四象之真形而人所未达也。余言未竟，适一耽医之客过余者，闻而异之曰：月本太阴，火岂少阳？古无是说，何据云然？亦有所谓乎？曰：阳主乎外，阴主乎内，此阴阳之定位也；阳中无太阴，阴中无太阳，此阴阳之专主也。日丽乎天，此阳中之阳也，非太阳乎？"可以说是对《内经》真阳理论的重大发明，也对后世温补学派的形成奠定了理论基础。

3. 创立真阴不足论　真阴即天一真水之义，景岳谓"真阴之义，即天一也，即坎水也，丹家谓之元精"。真阴之象为人身之精、人身之形。《类经附翼·求证录·真阴论》云："所谓真阴之象者，犹家宅也，犹器具也，犹妻外家也。所贵乎家宅者，所以蓄财也，无家宅则财必散矣；所贵乎器具者，所以保物也，无器具则物必毁矣；所贵乎妻外家者，所以助夫也，无妻外家则夫必荡矣……观形质之坏与不坏，即真阴之伤与不伤，此真阴之象，不可不察也。"认为外在的形肉由内在之阴精所生，精藏于内，内形于外，故形质之坏与不坏，可察真阴之伤与不伤。

张氏在《景岳全书·传忠录·治形论》中也提到了真阴（天一）与形的关系，并指出治形必以精血为先："治形之法，非止一端，而形以阴言，实非精血二字足以尽之。……精血即形也，形即精血也，天一生水，水即形之祖。故凡欲治病者，必以形体为主；欲治形者，必以精血为先。"

张景岳还将肾作为藏蓄真阴之脏。《类经附翼·求证录·真阴论》云："所谓真阴之脏者，凡五脏五液，各有所主，是五脏本皆属阴也；然经曰：肾者主水，受五脏六腑之精而藏之。故五液皆归乎精，而五精皆统乎肾，肾有精室，是曰命门，为天一所居，即真阴之腑。精藏于此，精即阴中之水也；气化于此，气即阴中之火也。"

张景岳也提到了真阴的作用以及其与命门真火的互根互生关系。

《类经附翼·求证录·真阴论》云："所谓真阴之用者，凡水火之功，缺一不可。命门之火，谓之元气；命门之水，谓之元精。五液充，则形体赖而强壮；五气治，则营卫赖以和调。此命门之水火，即十二脏之化源。故心赖之，则君主以明；肺赖之，则治节以行；脾胃赖之，济仓廪之富；肝胆赖之，资谋虑之本；膀胱赖之，则三焦气化；大小肠赖之，则传导自分。此虽云肾脏之伎巧，而实皆真阴之用，不可不察也。"

张景岳还探讨了人体真阴之病和真阴之治，指出阴虚阳虚病证其病机皆在于命门水火无源。《类经附翼·求证录·真阴论》云："所谓真阴之病者，凡阴气本无有余，阴病惟皆不足。即如阴胜于下者，原非阴盛，以命门之火衰也；阳胜于标者，原非阳盛，以命门之水亏也。水亏其源，则阴虚之病叠出；火衰其本，则阳虚之证迭生。……寒之不寒，责其无水；热之不热，责其无火。无火无水，皆在命门，总曰阴虚之病，不可不察也。"命门为真阴之府，即为真阴之形、真阴之象，欲治病者，必以形体为主，欲治真阴，必治命门。"所谓真阴之治者，凡乱有所由起，病有所由生，故治病必当求本。盖五脏之本，本在命门，神气之本，本在元精，此即真阴之谓也。"（《类经附翼·求证录·真阴论》）

4. 创新《内经》命门学说 张景岳认为《内经》有命门之名而无命门之实，《灵枢》的《根结》《卫气》及《素问·阴阳离合》等篇云："太阳根于至阴，结于命门，命门者目也。此盖指太阳经穴终于晴明，晴明所夹之处，是为脑心，乃至命之处，故曰命门。"可见，《内经》所谓的命门即是指目而言，是人体内的九窍之一，并无脏腑之实。《类经附翼·求证录·三焦包络命门辨》谓其："此《内经》一阴一阳之定耦，初无命门表里之说，亦无命门之名。"迨至《难经》，始有命门为右肾之说，而滑氏虑其是否为《内经》有之而后世脱简，不可知也。景岳认为，命门是人体中一个重要脏器，既藏真阴，也藏真火，是水火之宅，象似太极，居于两肾之间，是肾间动气。如《类经附翼·求证录·真阴论》云："五精皆统乎肾，肾有精室，是曰命门，为天一所居，即真阴之腑。""命门居两肾之中，即人身之太极，由太极以生两仪，而水火具焉，消长系焉，故为受生之初，为性命之本。"景岳认为命门为人身之太极，太极动而生阳、静而生阴。

关于命门的位置，景岳考历诸书，细详诸言，默有以会，认为名虽不同，而实则一子宫耳。如《类经附翼·求证录·三焦包络命门辨》云："此非命门，更属何所？既知此处为命门，则男之藏精，女之系胞，皆有归着，而千古之疑，可顿释矣。""夫身形未生之初，父母交会之际，男之施由此门而出，女之摄由此门而入，及胎元既足复由此出，其出其入，皆由此门，谓非先天立命之门户乎？及乎既生，则三焦精炁，皆藏乎此。""子宫之下有一门，其在女者，可以手探而得，俗人名为产门；其在男者，于精泄之时，自有关阑知觉。"可知景岳将子宫之门户也归于命门。

命门有水有火，火为元阳真阳，主生，主化，即所谓"神机"；命门之水为元阴，又称真精、元精，主生命之长和立，即"天癸"。《类经附翼·求证录·三焦包络命门辨》云："命门为水火之府，为阴阳之宅，为精气之海，为死生之宝。"《类经附翼·求证录·真阴论》也曰："命门之火，谓之元气；命门之水，谓之元精。"

张景岳认为命门为人身阴阳"消长之枢纽"。《类经附翼·求证录·真阴论》云："水亏其源，则阴虚之病叠出；火衰其本，则阳虚之证迭生。"治肾以治命门水火之不足。《类经附翼·求证录·真阴论》："治水治火，皆从肾气，此正重在命。"

5. 发挥病机十九条　张景岳对《内经》病机十九条颇有研究，尤其对"有者求之，无者求之，盛者责之，虚者责之"发挥颇多。所谓病机即求有无之本，虚实之邪，病之所在。《类经·疾病类·病机》云："机者，要也，变也，病变所由出也。凡或有或无，皆谓之机，有者言其实，无者言其虚。求之者，求有无之本也。譬犹寻物一般，必得其所，取之则易。……凡淫胜在我者，我之实也，实者真邪也。反胜在彼者，我之虚也，虚者假邪也。此六气之虚实，即所谓有无也。然天地运气，虽分五六，而阴阳之用，水火而已。故阳胜则阴病，阴胜则阳病。泻其盛气，责其有也。培其衰气，责其无也。求得所本而直探其赜，则排难

医经学派

·150·

解纷，如拾芥也。"可以说是抓住了分析病证的要点。

三、著作简介

《类经》共32卷，将《素问》《灵枢》合撰，分12类，即阴阳、藏象、脉色、经络、摄生、标本、气味、论治、疾病、针刺、运气、会通等，共390条。

《类经图翼》共15卷，包括运气、经络、针灸等内容。运气中主要讲阴阳、五行、六气等理论。经络中主要讨论脏腑、骨度部位、十二经脉起止、经穴、诸证主治针穴及针灸技术操作等问题。针灸要览内收十四经针灸要穴歌和诸证灸法要穴等。书中结合图像说明其义。"盖以义有深邃而言不能赅者，不拾以图，其精莫聚；图像虽显而意有未达者，不翼以说，其奥难窥"（《类经·自序》）。

《类经附翼》共4卷，包括医易、律原、求正录、针灸赋等内容，医易和律原主要讲易理和古代音学与医理的关系，求证录中有《三焦包络命门辨》《大宝论》《真阴论》等名篇，是作者阐发自己学术见解的重要代表作。

四、原文选释

【原文】夫人之大事，莫若死生，能葆其真，合乎天矣，故首曰摄生类。生成之道，两仪主之，阴阳既立，三才位矣，故二曰阴阳类。人之有生，脏气为本，五内洞然，三垣治矣，故三曰藏象类。欲知其内，须察其外，脉色通神，吉凶判矣，故四曰脉色类。脏腑治内，经络治外，能明终始，四大安矣，故五曰经络类。万事万殊，必有本末，知所先后，握其要矣，故六曰标本类。人之所赖，药食为天，气味得宜，五宫强矣，故七曰气味类。驹隙百年，谁保无恙，治之弗失，危者安矣，故八曰论治类。疾之中人，变态莫测，明能烛幽，二竖遁矣，故九曰疾病类。药饵不及，古有针砭，九法搜玄，道超凡矣，故十日针刺类。至若天道茫茫，运行今古，苞无穷协惟一，推之以理，指诸掌矣，故十一曰运气类。又若经文连属，难以强分，或附见于别门，欲求之而不得，分条索隐，血脉贯矣，故十二曰会通类。(《类经·自序》)

【阐释】张景岳认为《内经》应当像儒家经典那样进行研究，由于《内经》"文义高古渊微"，经文奥衍，研习诚难"，历代注家的注释，又多存在顺文敷衍之处，后学之人读之仍然是难者不能明，精处不能发，因此，"唯有尽易旧制，颠倒一番，从类分门"，故而决定重新注释《内经》。他改变了原有的编撰方式，对经文内容进行分门别类，加以详细注释，同时，对存在争议的地方则将各家思想罗列在后。这一分类方法，创新了《素问》和《灵枢》的阅读方法，分类合理，便于比类研读，也奠定了中医理论的基本框架。

【原文】虽卫主气而在外，然亦何尝无血？营主血而在内，然亦何尝无气？故营中未必无卫，卫中未必无营。但行于内者便谓之营，行于外者便谓之卫。此人身阴阳交感之道，分之则二，合之则一。(《类经》张景岳注《灵枢·营卫生会》"营出于中焦，卫出于下焦")

【阐释】经文本意营气运行始于手太阴肺经（起于中焦），卫气运行昼始于足太阳膀胱经、夜起于足少阴肾经（两者经气自下焦和膀胱出）。张景岳认为虽有营卫之分，但营（血）卫气均源于水谷精微的化生，营中有卫，卫中有营，气血互为生化，故卫气、营血异名同类。两者区别无非是卫气性质慓疾滑利、散布于外，而营气（血）精专、内行经隧之中，一阴一阳各有所司，分之则二，合之则一。从此可看出张景岳对营卫阴阳"合一之道"的认识，也体现了他认识事物本出阴阳太极互根同源的哲学思想，是对《内经》营卫理论的创新解读。

【原文】阴阳合一之妙，于气水而见之矣。夫气者阳也，气主升；水者阴也，水主降。然水中藏气，水即气也；气中藏水，气即水也。升降虽分阴阳，气水实为同类。何也？请以釜观，得其象矣。夫水在釜中，下得阳火则水干，非水干也，水化气而去也；上加复固则水生，非水生也，气化水而流也。故无水则气从何来？无气则水从何至？水气一体，于斯见矣。（《类经》张景岳注《素问·阴阳应象大论》"九窍为水注之气"）

【阐释】"水注之气"即"水气之注"，如同目之泪、鼻之涕、口之津、二阴之尿秽，耳似乎没有"水"，但耳中津气湿而成垢，也是水气所致。水气化成气，气液化成水，水与气本为同源之物。水降为阴，气升为阳，而水气实为一物，以此体现阴阳合一之道，进一步论证了阴阳互根转化之理。水气代表着阴阳，张景岳借水气之论发挥，以釜为例，运用气和水的相互变化解释了《内经》阴阳为一体的思想，充分论证了阴阳应象的原理。

【原文】道者，阴阳之理也。阴阳者，一分为二也。太极动而生阳，静而生阴，天生于动，地生于静，故阴阳为天地之道。（《类经》张景岳注《素问·阴阳应象大论》"阴阳者，天地之道也"）

【阐释】经云"阴阳者，天地之道也"，阴阳是自然界的根本规律，宇宙万物皆由阴阳二气的交互所生成，也由阴阳二气的推荡而运行变化，因此，宇宙万物无不包含着阴阳的对立统一，也即阴阳的"一分为二"。张景岳援《易》入医，以易理释医理，明确提出"阴阳者一分为二"的论点，认为天地太极动静皆是阴阳之道，"一分为二"是万物生化的根本之理，也是阴阳对立统一的结果。这一思想的提出离不开张景岳对《周易》的深入学习和他主张医易结合的观念，医易相通，变化同源思想贯穿在他注释《内经》的始终，体现了他解读《内经》的思想认识高度，非常值得后学之人借鉴思考。

【原文】然上文既云气归精，是气生精也；而此又曰精化气，是精生气也。二者似乎相反，而不知此正精气互根之妙以应上文天地云雨之义也。夫阳化气，即云之类；阴成形，即雨之类。雨乃不生于地而降于天之云，气归精也。云乃不出于天而升于地之气，精化为气也。人身精气，全是如此。故气聚则精盈，精盈则气盛，精气充而形自强矣。（《类经》张景岳注《素问·阴阳应象大论》"气归精……精化为气"）

【阐释】在一分为二的基础上，张景岳进一步强调阴阳的互根，同时把阴阳互根具体化，落实到"精气互根""水火同源"的关系开展理论阐发。景岳认为，《内经》所谓的气能归精，精化为气理论，应该上升到天地云雨的高度，从"阳化气，阴成形"的万物生成变化角度进行认识，人体的精气互根类同于天地云雨的阴阳升降，两者皆以交感互化为其运行变化基础，因此，理论上气聚则精盈，精盈则气盛，精气充而形自强，这一观点也为其深入提出补益肾中精气须以"阴中求阳，阳中求阴"的"阴阳互求"之补法打下理论基础，也为后世临床应用其左归、右归类方以补肾中精气之治提供理论支撑。如其所创制的左归丸，在纯补真阴的同时加入鹿角胶、菟丝子等温润之品补阳益阴，有"阳中求阴"之意。其他诸如左归饮、右归丸、右归饮等方，亦是这一理论在临床实践中的具体应用。

【原文】阳胜者阴必病，阴胜者阳必病。如《至真要大论》曰：诸寒之而热者取之阴，热之而寒者取之阳。启玄子曰：壮水之主，以制阳光；益火之源，以消阴翳。皆阳病治阴，阴病治阳之道也。（《类经》张景岳注《素问·阴阳应象大论》"阳病治阴，阴病治阳"）

【阐释】基于对阴阳互根原理的准确理解，张景岳对《内经》阳胜则阴病、阴胜则阳病的病机理论具有清晰的认识，并进而对《内经》阳病治阴、阴病治阳治法做出精准的解读。他引王冰"壮水之主，以制阳光；益火之源，以消阴翳"的注释，发明针对阴阳虚损病证的"阴阳互济"治法，从阳引阴，从阴引阳，解决临床阴阳虚损病证治疗难题，是对《内经》相关理论的进一步应用发挥。

【原文】天为阳，西北阴方，故天不足西北。地为阴，东南阳方，故地不满东南。日月星辰，天之四象，犹人之有耳目口鼻，故耳目之左明于右，以阳胜于东南也。水火土石，地之四体，犹人之有皮肉筋骨，故手足之右强于左，以阴强于西北也。（《类经》张景岳注《素问·阴阳应象大论》"天不足西北……地不满东南"）

【阐释】"天不足西北……地不满东南。"语出《素问·阴阳应象大论》。张景岳认为，此理乃是《周易》对天地形势的描述，应从伏羲六十四卦方位图进行解读，即伏羲六十四卦圆图代表天，东南方的卦象以阳爻为多，示天阳在南；西北方卦象以阴爻为多，示天阴在北。而且圆图代表天，方图代表地，分别代表天圆地方，人体的形态结构也象似天地四象四体，故有左右强弱的差异性。这种以天地阴阳应象人体生理的认识方法，即是《内经》取象比类的象思维方法，充分体现了景岳重视医易结合、医易同源的思想。

【原文】此言天之运，人之命，元元根本，总在太阳无两也。凡此经训，盖自伏羲、黄帝、文王、岐伯、周公、孔子，六大圣人，千古相传，若出一口，岂果余之私虑哉？由此言之，可见天之大宝，只此一九红日；人之大宝，只此一息真阳。（《类经附翼》张景岳阐发《素问·生气通天论》"阳气者，若天与日……故天运当以日光明"）

【阐释】金元以来，"阳常有余，阴常不足"的理论极大地影响了当时的医学思维，治疗疾病时大多使用寒凉攻伐之法。张景岳则依据《内经》所论，质疑并提出"阳非有余"的观点。他将"红日"比作天之大宝，并将真阳比作人之大宝，强调真阳对生命活动的重要性。"大宝论"是张景岳对《内经》真阳理论的重大发明，也是后世温补学派形成的理论基础。突出反映了他阅读《内经》，创新理论的杰出能力，对后世保养阳气以治病养生具有重要启迪。

【原文】诸风掉眩皆属于肝矣，若木胜则四肢强直而为掉，风动于上而为眩，脾土受邪，肝之实也；木衰则血不养筋而为掉，气虚于上而为眩，金邪乘木，肝之虚也。（《类经》张景岳注《素问·至真要大论》"诸风掉眩，皆属于肝"）

【阐释】张景岳以虚实有无的观点阐发病机十九条，认为十九条中的每一条皆应分析其邪正盛衰情况，辨别其虚实寒热进行施治。他否认了刘河间单纯从"邪气偏盛"分析病机十九条的方法，认为病机十九条应立足于"气之有无"来理解，强调"凡或有或无，皆谓之机，有者言其实，无者言其虚"，有就是实，无就是虚，虚实有无是最重要的纲领。

例如以"诸风掉眩，皆属于肝"为例，就要具体分析其究竟是属于木胜为掉，风动于上为眩的肝实证，抑或属于木衰血不养筋为掉，气虚于上为眩的肝虚证。辨证分析，法度谨严，给后人研究分析病机十九条以及其他病证的病机所属以重要启示。

【原文】所损虽分五脏，而五脏所藏则无非精与气耳。夫精为阴，人之水也；气为阳，人之火也。水火得其正，则为精为气；水火失其和，则为热为寒。此因偏损，所以致有偏胜。故水中不可无火，无火则阴胜而寒病生；火中不可无水，无水则阳胜而热病起。但当详辨阴阳，则虚损之治无余义矣。(《类经》张景岳附按《素问·玉机真脏论》五实五虚"虚损治法")

【阐释】张景岳认为，五脏虚损无论损及哪一脏，都是损伤到五脏所藏之精与气，精气的亏虚就可能导致阴阳的偏胜而发生水火失和的寒热病证，因此辨治虚损之法，关键在于辨其阴阳偏胜偏衰，而后水火寒热表里诸证便能应手而明。对于虚损病证的治疗，他主张要遵守精气水火互补原理，应用阴阳互求互济之法则虚损之治可无余义。这一观点充分表明他擅长运用阴阳五行理论阐释疾病辨治关系的特点，在指导虚损病证临证辨治方面能起到提纲挈领的作用，将《内经》五虚五实病证理论的应用进行了详尽的阐发，给后世临床诊治疾病以重要指导。

五、临床诊治特色

（一）提倡诊病不失人情

张景岳重视合一之道，强调在临床辨证用药时必须全神贯注，精一不杂，他说："凡看病施治，贵乎精一。盖天下之病，变态虽多，其本则一；天下之方，活法虽对，对证则一。""故凡施治之要，必须精一不杂，斯为至善。"(《景岳全书·传忠录·论治篇》)这种一切以病人为本的观点，既是秉承《内经》"病为本，工为标"思想的体现，也是他认真研读经典和大量临床实践的经验总结。他将此种认真诊病的态度，称之为"不失人情"，要求医者在临证时，精神专一，关心病人，医患结合，方能取得理想的治疗效果。

（二）提出"阴阳互求"治法

张景岳对阴阳虚损的治疗提出"阴阳互求"的法则。他根据阴阳互根互用的关系及《内经》"阳病治阴，阴病治阳""从阴引阳，从阳引阴"的理论进一步发挥，提出了"善补阳者，必于阴中求阳，则阳得阴助而生化无穷；善补阴者，必于阳中求阴，则阴得阳升而泉源不竭"（《类经·疾病类》），"善治精者，能使精中生气，善治气者，能使气中生精"（《景岳全书·传忠录》）。

阳中求阴法，就是临床上治疗阴虚证时，在主要的滋阴剂中适当佐以补阳药的方法，即是依据阳中以求阴的理论所创设。而阴中求阳法，即是在治疗阳虚证时，于主要的助阳剂中适当佐以滋阴药的方法，即是依据阴中以求阳的理论所创立。由于阴阳互根互用，临床运用此法可以达到"阳得阴助而生化无穷，阴得阳升而泉源不竭"的治疗效果，广泛应用于虚损病证调理。

张景岳依据"阴阳互求"理论所创制的左归丸、左归饮、右归丸、右归饮等方，便是这一理论在临床实践中的具体应用。"左归饮为壮水之剂也，凡命门之阴衰阳胜者，宜用此饮加减主之"（《类经附翼·求证录·真阴论》）。"右归丸治元阳不足，或先天禀衰，或劳伤过度，以致命门火衰，不能生土，而为脾胃虚寒，饮食少进……总之真阳不足者……俱速宜益火之源，以培右肾之元阳，此方主之"（《类经附翼·求证录·真阴论》）。后世应用以上数方救治五脏虚损病证，获效良多，活人无数。

（三）主张治病调整阴阳

张景岳在《类经附翼·求证录·大宝论》言："阴阳二气，最不宜偏。不偏则气和而生物，偏则气乖而杀物。"《类经·疾病类》曰："水火得其正则为精与气；水火失其和则为热与寒。"《类经附翼·医易义》又曰："属阴属阳者，禀受之常也；或寒或热者，病生之变也。"人的健康状态为阴阳平衡，总的病理表现为阴阳失衡，则气乖杀物、水火失和、寒热突显。这也是基于他对《内经》"阴阳者，天地之道也"的精确理解与临床应用的体现。

（四）反对纵酒不节

张景岳运用《内经》阴阳理论指导临床，描述了酒之阴阳对于调理脏腑阴阳的生理作用及其临床运用，纵论酒之利害，反对酗酒为患。他说"血属阴而性和，酒属阳而气悍""人之禀赋，脏有阴阳，而酒之气质，亦有阴阳。盖酒成于酿，其性则热；汁化于水，其质则寒。故阳脏者得之则愈热，阴脏者得之则愈寒。所以纵酒不节者，无论阴阳，均能为害。凡热盛而过饮者，阳日胜而阴日消，每成风瘅肿胀；寒盛而过饮者，热性去而寒质留，多至伤肾败脾"（《类经·藏象类》）。这种因体质而区分饮酒宜忌的认识，以及鲜明地反对纵酒不节的态度，既是对《内经》"汤液醪醴"饮酒理论与饮酒文化的传承，也是读经不泥，尊崇临证实际的科学创新，至今仍有临床参考价值。

（五）善用熟地填补真阴

张景岳常用纯甘壮水之剂，填补真阴，尤其善用熟地，时人赠送其雅号为"张熟地"。他之所以临证善用熟地，是基于其对肾虚精气互化、水火相济阴阳理论重要性的独特认识。他说："夫谷入于胃，以传于肺，五脏六腑，皆以受气，是由胃气而上为宗气也。气为水母，气聚则水生，是由肺气而下生肾水也。今胃气传之肺，而肾虚不能纳，故宗气泄于上，则肾水竭于下，肾愈虚则气愈无所归，气不归则阴愈虚矣。气水同类，当求相济，故凡欲纳气归原者，惟有补阴以配阳一法。""如水亏者，阴虚也，只宜大补真阴，切不可再伐阳气。"（《类经·五实五虚死》）

《景岳全书·本草正》云："熟地禀至阴之德，气味纯静，故能补五脏之真阴，诸经之阴血虚者，非熟地不可。人参有健运之功，熟地禀静顺之德，阴虚而神散者，非熟地之守不足以聚之；阴虚而火升者，非熟地之重不足以镇之；阴虚而刚急者，非熟地之甘不足以缓之。"

（六）善用人参温补命门真阳

张景岳用药重视药之气味，并善用阴阳理论来认识中药，尤其善用人参振奋阳气，补益命门真阳。"用药之道无他也，惟在精其气味，识其阴阳，则药味虽多，可得其要矣。"（《景岳全书·传忠录·气味篇》）"盖人参之功，随阳药则入阳分，随阴药则入阴分。故欲补命门之阳，非此不能速效。"（《类经附翼·求证录·真阴论》）提出了将人参温补阳气之功运用到临床的原则，为后世临床治疗命门真阳亏虚之证提供了有益参考。

参考文献

[1] 薛清录.全国中医图书联合目录 [M].北京：中国古籍出版社，1991.

[2] 王宏图.内经研究大成 [M].北京：北京出版社，1993.

[3] 严世芸.中医医家学说及学术思想史 [M].北京：中国中医药出版社，2005.

[4] 张介宾.类经图翼 [M].北京：人民卫生出版社，1980.

[5] 张介宾.类经 [M].北京：人民卫生出版社，1980.

[6] 范永升.浙江中医学术流派 [M].北京：中国中医药出版社，2009.

[7] 徐小玉，叶新苗.张景岳对命门学说的贡献 [J].辽宁中医药大学学报，2011，13（08）：86-88.

第四节　张志聪

一、生平简介

（一）生平纪略

张志聪，字隐庵，自署西陵隐庵道人，后世称隐庵先生，钱塘（今浙江杭州）人，具体生卒年代不详，《中华人物史鉴》记载为约公元1610—1674年。据考《侣山堂类辩·戊癸合化论》中自述"顺治辛卯岁，年四十有二"，顺治辛卯岁即1651年（顺治八年），而传统计龄方式为虚岁，由此推算，张志聪生于公元1610年（明万历三十八年）。张志聪逝世时，《伤寒论集注》（1673—1674）尚未编撰完成，其得意门生高世栻于《医理真传·先生自述》中，提及"甲辰岁（1664），张隐庵先生开经讲论，如是者十年"，以此推知，张志聪卒于公元1674年。

《伤寒论集注·伤寒论张隐庵原序》中自称为南阳后裔，少年丧父，遂弃儒习医。他穷研医理，医学博洽，后成为清代钱塘医派集大成者。又感世人习医之难，遂筹建侣山堂（杭州胥山，即吴山，乾隆末年毁于兵燹），招弟子讲学。其学宗《内经》、仲景，并著书立说，《清史稿·列传二百八十九·艺术一》载："张志聪，隐庵，浙江钱塘人……注《素问》《灵枢》二经，集诸家之说，随文衍义，胜明马元台本。又注《伤寒论》《金匮要略》，《伤寒论》致力尤深，历二十年，再易稿始成。"明亡时，张志聪已三十有余，常以明遗民自居。观《侣山堂类辩·序》记载"余日坐卧轩中，几三十年，凡所著述，悉于此中得之"，可见张志聪弃功名利禄，宁可深居庙堂之外，弃儒业隐于医，加之小范围讲学，在当时并不为众人所知。故清康乾嘉三朝，从《浙江通志》

《杭州府志》到《钱塘县志》均未见其相关记载。随着后世学者对张志聪生平与著作的深入研究，在清光绪《杭州府志》中始见其名。

（二）从医经历

张志聪于《伤寒论宗印·自序》自述："聪家世南阳……藉卿子师开示，广览前代诸书。"张志聪于书中唯一提及的老师卿子即张遂辰，为明末清初杭州名医雅士，西泠十子之一，尤精伤寒。张志聪师承于张遂辰门下，其维旧思想颇受张遂辰影响，尊王叔和、赞成无己。此外，清光绪曹禾《医学读书志·卷下》载："志聪字隐庵，之颐弟子，称南阳后裔。"卢之颐，字子繇，卢复之子，开创了中医教育聚徒讲学的先例。张志聪深受其学术思想及授课模式的影响，认为习读经典，必以讲学形式，方能正本清源，遂建侣山堂。

侣山堂招录门生多为医家子弟，张志聪之子张兆璜、张兆琪亦在其列，其中佼佼者当属高世栻。据《素问集注》《灵枢集注》两书所载统计，张志聪的同学有莫承艺（仲超）、高世栻（士宗）、杨象乾（元如）等20人。门生有王弘义（子芳）、黄绍姚（载华）、莫善昌（子晋）等13人。门生加入侣山堂前医学功底本已扎实，而张志聪亲授教学，足以证明其学识丰富、博古通今，理论与实践融会贯通。

二、学术渊源与特色

（一）学术渊源

1. 存学术以荐天下　张志聪受恩师张遂辰影响，常以明遗民自居，"而卢之颐曾参与南明反清斗争"。可见师徒均有明显反清思想。《内经集注》编撰之时，为康熙初年，康熙已亲政，政治稳定，经济繁荣，且江南文人本有著书之传统。加之当时的清政府实行强制性文化统治，明遗民以著书立说方式，表达反抗态度。以张志聪为首的明遗民群体，为挽救本民族文化，对外来文化进行反抗，尽力担负一己之力，从事中医经典的学术研究。"存学术以荐天下"，成为其奋力撰著《素问集注》和《灵枢集注》的主要动力。

2. 印岐黄之精，道渊微之理 以张志聪为首参与《黄帝内经集注》的所有注释者，自幼习读儒术，医文皆有造诣，这就决定了该书注释上乘，具有很高的参考价值。由于"《素问》为世人病所由生也""《灵枢》为世人病所由治也"，二者理法各有侧重，因此，在注释内容的把握上，《素问集注》重在阐释了疾病发生的原因、机制以及生生关系，"论生生之统居其半，言灾病者次之"。而《灵枢集注》侧重在论述疾病的治疗原则及方法。故而张志聪指出，注《素问》宜在阴阳寒暑、饮食居处、五运生制、六气时序方面谨守其本，防疾病于未然。而注《灵枢》则要教导人们借其针而贯通营卫气血、经脉脏腑，以通其病源。

3. 悯经典失传，存世间惠泽 张志聪在《素问集注·序》指出，五帝以下书虽多却为淆书，书目混淆，难以研读。所谓"圣词古简，苟非其人，鲜有通义者……经旨隐括者，或以一端求之；经言缕析者，或以偏见解之；经词有于彼见而于此若隐者，或以本文诠释而昧其大原；经文有前未言而今始及者，或以先说简脱而遗其弘论"，因此，后世在传本其字词句意时容易理解不全，失其旨意。张志聪深悯圣经失传之痛，惧怕后世沿习之弊，感叹中医经典必须经过后世医家不断补遗增缺，才能遂行万祀而无敝，于是乎便竭力覃思，在集注仲景作品后，继而举同学、门生全体之力开注《内经》，撰成《素问集注》和《灵枢集注》。使后人读《素问》《灵枢》而知病之所以起，知病之所以瘳，以利民生而惠泽万世。

（二）学术特色

1. 以经释经，旁征博引 《素问·阴阳应象大论》载："阴阳者，天地之道也，万物之纲纪，变化之父母，生杀之本始，神明之府也，治病必求于本。"此条经文就是《内经》论述阴阳的总纲。张志聪认为，阴阳即为道，人身有形，不离阴阳。阴阳于人身，为气为血，为脏为腑，阴阳是其根本。生理上，人之脏腑气血、表里上下、四时五行；病理上，外感六淫、七情内伤、饮食劳倦等均不离阴阳。治疗方面，药物气味、针刺、诊断色脉方法、治疗原则总属阴阳。故张志聪解释为言阴阳之道，高远而渊深也。此外，他在注释时非常重视将阴阳之理贯穿始终，用阴阳之理来阐释条文，用阴阳之道阐释医理，在集注其他篇章中亦不难发现，张志聪《集注》总把阴阳理论与识病治病相互联系，用阴阳之义而发明诊病治病之理，给后人从阴阳认识人体，以阴阳解读《内经》经旨等以重要启示。

张志聪在注解之时，不仅以经释经，以哲释医，旁征博引，经典互证，还大量的对《内经》进行眉批，引用其他医家的注解并对部分注解进行点评，对后世研究《内经》做出极大贡献。因"自庚子五载，注仲祖《伤寒论》及《金匮要略》二书"，张志聪对于《伤寒杂病论》的应用熟练于心，于是在《集注》中大量引《伤寒论》《金匮要略》入文，这种方式属于引经据古互证，如引用《伤寒论》条文注《素问·热论》"帝曰：热病已愈，时有所遗者，何也？岐伯曰：诸遗者，热甚而强食之，故有所遗也"一段原文，《集注》释云："《伤寒论》曰：大病差后劳复者，枳实栀子汤主之。若有宿食者，加大黄如博棋子五六枚。盖因伤寒热甚之时，而强食其食，故有宿食之所遗也。"

《集注》是《内经》注解的上乘之作，对后世产生深远影响，并有较高评价。清代医家仲学辂，著有《本草崇原集说》，十分推崇张志聪、高世栻。他在《侣山堂素、灵集注后跋》言："学者如知长沙论略，俱发源于《内经》，则力争上游，舍《集注》从何入手？……凡阴阳气血之生始，出入脏腑经络之交会，贯通无不了如指掌矣，隐庵之功，岂在仲景下欤！"

《素问集注·增补凡例》中言："从前注家，每于经文极难理会之处，强经就我，阙疑者，居其半。惟隐庵集注，体贴入妙，凡经中章节字句，均释得融洽分明，不亏长沙贤裔。"

高世栻在《素问直解》凡例中言："即《素问》一经，各家虽有注释，余详观之，非苟简隙漏，即敷浅不经。隐庵集注、意义艰深，其失也晦。余不得已而更注之。"由此可见，《集注》在医经学派中的重要地位，以及对后世研习《内经》的重要影响。

张志聪所著《素问集注》被《古今图书集成》收录，《古今图书集成》为清代陈梦雷等编纂的大型丛书类书籍，堪称"医学之大成"，《古今图书集成·医部》收录第一部典籍为《黄帝内经素问》，《黄帝内经素问》经文下收录有三位名家注释，王冰、马莳、张志聪，冠张志聪之注文，即为《集注》注文。此前已有张介宾等医家注有《素问》，但均未收入《古今图书集成》，可见张志聪所著《素问集注》的重要性和影响力。

2. 阐释医理，注重气化　《侣山堂类辩·辨九窍》："经云天气下降，气流于地，地气上升，气腾于天。天地交而生化万物。人秉天地阴阳之气而生，是以人之形身，应天地之日月、五星。"人身处于天地宇宙间，构成了有机统一整体，即"天人合一"。自然界以天气下降，地气上升的形式发生气化。人不断以升降出入的形式发生着形气转化。"人与万物，生于天地气交之中，有生长壮老已，皆由乎升降出入之气化，是以无器不有升降出入。"张志聪集注《内经》原文，善以气化理论解释天文地理现象和人体的生理病理、疾病诊治、五运六气等。这一认识，也与《素问·六微旨大论》"四者之有，而贵常守，反常则灾害至已"所论相似，人体生理功能正常运行，以及与天地自然保持联系，无不需要借助于气化交感，这种认识对于发掘《内经》理论精华和掌握人体生理病理，具有执简驭繁，提纲挈领的作用，值得后学之人学习借鉴。

3. 重神调精，气血并重　张志聪非常重视精神、气血之间的相互关系，《灵枢集注·序》云："察形气可以知生死寿夭之源，观容色可以辨邪正美恶之类。"形气容色是精神气血的集中反映，对于把握《内经》的核心理论具有重要作用，也是王冰编撰篇目的主要依据。张志聪在《素问·上古天真论》篇名下注释云："首四篇，论调精神气血。生之来谓之精，故首论精；两精相搏谓之神，故次论神；气乃精水之中生阳，故后论气。"简洁明了，直达要领。精乃生之本，是最基础的物质，神、气、血皆由精化生。故又云："神气生于阴精，同出于天乙之真，有精气神三者之异名耳。""血者，神气也。中焦之汁，五脏之精，奉心神化赤而为血，故诸血皆属于心。"在《素问·汤液醪醴论》中也反复指出：气生于精，精由气化，精阳之气，化水谷之精微，嗜欲无穷则精坏气伤。针石治病，重在得神，汤液治病，重在调复精气等。张志聪认为神、气、血皆生于精，皆本于天乙之真精，精乃生身之本，故论神则曰逆其根，伐其本，坏其真。论气曰自古通天者，生之本，论血则曰精者生之本。

4. 标注读音，准确明白 中华民族地域广阔，随着历史的变迁，文字读音也有改变，存在一字多音的现象，对诵读文字古奥的《内经》造成了困难。有感于此，张志聪在对《内经》展开集注时，特别将其中的难读字与多音字加标注，以有利于准确读音，理解词义。

例如，多音字"长"，在《素问集注》中，凡"长"都注读为上声（普通话第三声），如《四气调神论大篇第二》："此夏气之应，养长之道也。"《六元正纪大论篇第七十一》"恶所不胜，归所同和，随运归从"，此处恶，去声（普通话第四声）。《根结第五》："一日一夜五十营，以营五脏之精，不应数者，名曰狂生。所谓五十营者，五脏皆受气，持其脉口，数其至也。"首"数"字，去声，次"数"字，上声。

《素问集注》采用直音标注难读字，就是用一个字来注另一个字的音，此两字同音。如《五脏生成篇第十》："故色见青如草兹者死，黄如枳实者死，黑如炲者死。"炲，音台，烟尘也，黑而带黄。又如《经脉第十》中描述胃经循行及所主疾病时，多次运用直音，如颏，音额；髀，音被；膑，音宾；跗，音抚；贲，音奔；骭，音肝；㖒，音呱；胻，音诊。

再如，用反切注音，即用两字拼合成别字的音，上字取声，下字取韵的注音法。在直音法出现局限，同音字或同音字生僻字无法匹配时加以应用。如《五脏生成篇第十》"赤如衃血者死"，注"衃，铺杯切"。《异法方宜论篇第十二》"故砭石者，从东方来"，注"砭，波廉切"。《风论篇第四十二》"岐伯曰：肺风之状，汗恶风，皏然白"，注"皏，普梗切"等。

据统计，《素问集注》中大量运用注音，标注多音或声调80余处，用反切注音 50 余处，直音 140 余处。同时，《灵枢集注》亦多注音达百余处，为准确诵读《内经》奠定了良好基础。

5. 注释精准，释疑解惑 张志聪集注《内经》善于汇集众人智慧，将《内经》中疑难的名词术语和通篇大意用准确的注释加以详解，从而达到高质量解读《内经》的目的。具体见原文选释举例。

张志聪在注释《内经》各篇篇目及全篇大意时，通过分析篇章内容加以眉批和小结，起到提要钩玄、执简驭繁的作用。《素问》中有 14 篇，分别对其篇章篇名进行阐释，如《阴阳应象大论篇第五》篇名下，即论述"此篇言天地水火，四时五行，寒热气味，合人之脏腑形身，清浊气血，表里上下，成象成形者，莫不合乎阴阳之道。致于诊脉察色，治疗针砭，亦皆取法于阴阳，故曰阴阳应象大论"。篇尾处，指出上节所言内容，予以小结并加上按语。将篇头篇尾，贯穿一线，承上启下，使文章内容浑然一体。

张志聪集注《素问》大都采用逐句注释，而集注《灵枢》则往往采用整段注释，对整段条文进行解释、归纳，尾端处加以眉批。如《邪气脏腑病形第四》关于脉之缓、急、大、小、滑、涩之病形，其注释"此论五脏各有六者之病变"，并论述下章内容、引《金匮要略》按语，末尾处加以眉批"寒热乃本身中阴阳水火之气化"。眉批乃文段未罄余意，与注释稍有差别，以备参考。此外，他还在注释《灵枢》时详叙取穴，并附穴位歌便于记忆诵习。《灵枢》被誉为针灸专著，该书详细介绍经络名称、循行路线，穴位名称、定位及针刺方法。张志聪及门生在此基础上将十四经穴位及穴位分寸以歌诀的形式，附于条文后，一目了然。如肺经诸穴歌就按照马莳加以补辑："手太阴，十一穴。中府云门天府列，侠白下尺泽，孔最见列缺。经渠太渊下鱼际，抵指少商如韭叶。"又如分寸歌，"太阴肺兮出中府，云门之下一寸许。云门璇玑旁六寸，巨骨之下二骨数……少商大指端内侧，相去爪甲韭叶许。"

三、著作简介

《黄帝内经集注》，是张志聪举侣山堂众人之力，集思广益，开创集体注释的先河，汇编而成。以唐王冰和宋林亿新校正注释本为蓝本，分《素问集注》《灵枢集注》各九卷81篇，全书共18卷162篇，采用逐字逐句、通篇注释的方法，熔注音、释词、钩玄段落大意、汇篇名注释和全篇小结为一炉，以经解经，注释质量颇高。

四、原文选释

【原文】衃，铺杯切，衃者，败恶凝聚之血，色赤黑也。(《黄帝内经素问集注》张志聪注《素问·五脏生成》"衃血")

【阐释】"衃血"出自《内经》对色之善恶的描述，原文云："赤如衃血者死。"并无其余更多形容。张志聪在《素问集注》中大量运用注音，此处他对"衃"进行了反切法注音，并进一步解释其为"败恶凝聚之血"，直言"色赤黑"，使人能够更形象直观地理解原文。说明他对《内经》难字的注音和词意的解释均十分用力，体现了他注释《内经》的认真负责态度和深厚文字功底。

【原文】厌厌，安静貌。聂聂，轻小也。落，降收也。如榆荚者，轻薄而中不虚，盖肺脉虽主收降轻虚之象，而资生于脾土，是以有如榆荚之轻而中不虚也。(《黄帝内经素问集注》张志聪注《素问·平人气象论》"平肺脉来，厌厌聂聂，如落榆荚")

【阐释】《素问·平人气象论》用形容事物的方法描述了平肺脉的脉象表现，张志聪对其中主要字词一一详加解释，将"厌厌聂聂"明确于"安静轻小"，将"落"注释为降收，与秋季气候物象相似，并指出"如榆荚者"意为其如榆荚降收大地"轻薄而中不虚"，生动形象地描述了平肺脉的脉象，由字词而句子逐一串解明白，彰显了极其深厚的注释功底。

【原文】此篇言天地水火，四时五行，寒热气味，合人之脏腑形身，清浊气血，表里上下，成象成形者，莫不合乎阴阳之道。致于诊脉察色，治疗针砭，亦皆取法于阴阳，故曰阴阳应象大论。（眉批：此篇亦《阴阳大论》之文，乃岁运之总纲）（《黄帝内经素问集注》张志聪注解《素问·阴阳应象大论》篇名）

【阐释】《素问·阴阳应象大论》论天地人之阴阳相应，宇宙万物皆合乎阴阳之道，从而言及人身之诊脉察色，治疗针砭，亦皆法乎阴阳。注释文字精当，提纲挈领，统领全篇大义，给人以导读。文中又特设眉批及文后小结，如眉批云"岁运之总纲者"，也是对本篇文字的提要钩玄，同样具有总结概括功能，与末尾小结按语一起，将篇头篇尾，贯穿一线，承上启下，使文章内容浑然一体，对后学之人具有示范引领作用。

【原文】天之道者，阴阳之道也，言阴阳之道，高远而渊深也。夫有形者尚可测，在天之为气者，莫知其极也。张玉师曰：天包乎地，六气绕地环转，故不曰在地而曰在泉。视深渊尚可测者，喻六气之在泉也。（《黄帝内经素问集注》张志聪注《素问·六微旨大论》"天之道也，如迎浮云，若视深渊，视深渊，尚可测，迎浮云，莫知其极"）

【阐释】《素问·六微旨大论》关于天之道即阴阳之道的含义，张志聪注释为天道阴阳高远渊深，并用深渊与浮云作比。将天地宇宙的阴阳变化玄妙之处解读得非常到位，使人读之而能晓畅明白。从此可以看出张志聪对阴阳之道的认识非常高明，也彰显出他把握《内经》运气学说和《易经》之学术思想的深厚功底。

【原文】本者，本于阴阳也。人之脏腑气血，表里上下，皆本乎阴阳，而外淫之风寒暑湿，四时五行，亦总属阴阳之二气。至于治病之气味，用针之左右，诊别色脉，引越高下，皆不出乎阴阳之理，故曰治病必求于本。（《黄帝内经素问集注》张志聪注《素问·阴阳应象大论》"治病必求于本"）

【阐释】张志聪将阴阳之理贯穿始终，用阴阳之理来阐释《内经》条文。如《素问·阴阳应象大论》在论述阴阳的基本含义后，用"治病必求于本"将阴阳直接引入医学领域，通过阴阳之理对疾病进行思辨，指导临床诊治疾病。因此，他认为无论是生理上的脏腑气血、表里上下，或是病理上的外感六淫，或是四时五行，都归属于阴阳二气；治疗时药物的气味升降、行针诊脉，总体上均可归于阴阳之理，故而只有知晓阴阳之理方能准确地理解阴阳总纲的内容和对诊治疾病的重要作用，体现了他对"治病必求于本"这一《内经》学术观点的正确理解和发挥。

【原文】凡有形者谓之器，言人与万物生于天地气交之中，有生长老已，皆由乎升降出入之气化，是以无器不有此升降出入。（《黄帝内经素问集注》张志聪注《素问·六微旨大论》"是以升降出入，无器不有"）

【阐释】张志聪云"天地开辟而未有不运动生化者也"，他认为自然万物都处于运动变化之中。而人生于天地间，亦与自然构成一体，即"天人合一"。自然之气有升降消长，人体之气亦有升降出入，其间不断发生着形气的互相转化。人生天地气交之中，生长壮老已皆由乎升降出入的气化。因此，理解世间万物生长运动和人体脏腑气血运行也均须从气化角度加以认识，充分体现了张志聪对于《内经》气化理论的传承与创新思想。

【原文】首四篇，论调精神气血。生之来谓之精，故首论精；两精相搏谓之神，故次论神；气乃精水之中生阳，故后论气。（《黄帝内经素问集注》张志聪注《素问·上古天真论》篇名）

【阐释】由王冰编次整理后的《内经》版本，其开头四篇主论调精神气血。张志聪从生命活动顺序，即"生之来谓之精""两精相搏谓之神"，认为"首论精""次论神""后论气"，说明他非常重视对人身三宝精气神之重要性的理解，也反映了他体悟王冰编辑整理《内经》的指导思想。将首四篇统而概括，更彰显了他把握《内经》理论精神实质的非凡能力，也给后人阅读此书以开宗明义的指引，不愧为解读《内经》的名人大家。

【原文】知七损八益，而能固守其精，则阴阳俱盛，而筋骨壮强。不知阴阳所生之原，以欲竭其精，以耗散其真，至半百而衰老矣。神气生于阴精，故同出于天乙之真，而有精气神三者之异名耳。（《黄帝内经素问集注》张志聪注《素问·阴阳应象大论》"知之则强，不知则老，故同出而名异耳"）

【阐释】对于文中"七损八益"的解释，历代医家存在较多分歧，如杨上善之虚实、王冰之天癸、张介宾之阴阳消长等，往往令人不得要领。张志聪认为可以从阴阳所生之原影响到精气神三者盛衰的角度加以理解，精确领会《内经》"知之则强，不知则老"的精神内涵。神气皆生于精，皆本于上古天乙之真精，精乃生身之本，精气神三者异名而同类。所以知晓七损八益则能固精、阴阳俱盛而筋骨强壮，不知精乃阴阳所生之原，以欲竭其精，以耗散其真，则至半百而衰老。可谓是理解独到，注释精当，令人叹服。

【原文】盖以《素问》为世人病所由生也。病所生而弗慎之，则无以防其流，故篇中所载阴阳寒暑之所从，饮食居处之所摄，五运生制之所由胜复，六气时序之所由逆从，靡弗从其本而谨制之，以示人维持，而生人之患微矣。若《灵枢》为世人病所由治也。病既生而弗治之，则无以通其源，故本经所论营卫血气之道路，经脉脏腑之贯通，天地岁时之所由法，音律风野之所由分，靡弗借其针而开导之，以明理之本始，而惠世之泽长矣。（《黄帝内经灵枢集注·序》张志聪对《素问》《灵枢》主要内容的认识）

【阐释】张志聪认为，《素问》阐释了疾病发生的原因、机制以及生生关系，《灵枢》详述了疾病的治疗原则及方法。故《素问》指出在阴阳寒暑、饮食居处、五运生制、六气时序方面谨守其本，防疾病于未然；而《灵枢》则教导人们借其用针之道而贯通营卫气血、经脉脏腑，以通其病源。

五、临床诊治特色

张志聪在临床实践中注重运用自己丰富的临床体验来深刻领会阐发《内经》本意，并在临证实践中独出心意加以化裁，形成自己独特的诊治特色。

（一）强调临证治病宜法于阴阳

法于阴阳，语出《素问·上古天真论》，意即治病养生当以四时阴阳为本，实则也是临证治病的根本所在。阴阳学说贯穿于《内经》理论的始终，张志聪在阐述阴阳理论的同时，亦明理达用，认为临证辨治疾病皆当以阴阳为其总纲，他在"治病必求于本"的注文中说："本者，本于阴阳也。人之脏腑气血，表里上下，皆本乎阴阳，而外淫之风寒暑湿，四时五行，亦总属阴阳之二气。至于治病之气味，用针之左右，诊别色脉，引越高下，皆不出乎阴阳之理，故曰治病必求于本。"他把阴阳理论与识病治病联系起来，并将法于阴阳引申到诊别色脉、用针左右和药物气味等临床手段的各个方面，并且进一步强调指出"审其汤药之宜用，气之升、味之降、温之补、苦之泄也"，将法于阴阳之义推而广之应用于临证诊病治病的辨治之中。

张志聪还指出，临证之时应用"法于阴阳"的法则，特别重要的就是要详辨表里寒热虚实，尤其是虚实之辨又当辨明表里、上下、四时、脏腑所在，方能有的放矢，精准调治。在注《素问·通评虚实论》中，不仅明达其经义，还体现出对虚实论点的辨病之理。如原文曰："虚实则何如？岐伯曰：气虚者，肺虚也；气逆者，足寒也。非其时则生，当其时则死。"张氏注中又进一步指出："如肺主气，其类金，五行之气先虚于外，而从内作五脏。盖邪从表入里，在外之气，血骨肉先为邪病所虚，是以骨肉滑利，则邪不内侵而里亦实，表气虚则内伤五脏，而里亦虚，此表里之虚实也。如气逆于上，则下虚足寒，此上下之虚实也。如值其生旺之时则生，当其胜克之时则死，此四时之虚实也。盖五脏之气外合于五行之气，岁应于四时，故皆有生旺克胜之气，而各有死生之分。"这一观点，直接将《内经》理论的临证应用阐发无遗，为后学应用《内经》理论论病治病和提高临床诊治能力提供有益启示。

（二）诊病注重表里、虚实、逆从

张志聪强调研究《内经》当重视理论的实践应用，在诊病辨证与药食选用方面，关键要把握表里、虚实、逆从六字，也就是《素问·太阴阳明论》所谓"太阴阳明为表里……更虚更实，更逆更从"的经文旨意。表里、虚实、逆从非但体现在太阴阳明病的发病特点上，临床各科病证皆要以此为辨证纲领，方能为诊治用药提出指导。他认为临证治病服药后在体内的吸收运化过程，如同食用饮食物后在体内的气化过程，即如《素问·经脉别论》所说"饮入于胃，游溢精气，上输于脾，脾气散精，上归于肺"，通过水精四布、五经并行而运达全身，所以药物在体内的输布、吸收亦体现为表里、虚实、逆从，如药食之性轻清者走表，而重浊者入里；饮食入胃则胃实肠虚、食下则肠实胃虚；药食寒温顺四时者为从，反四时者为逆之类。临证用药之时，如《神农本草经》谓防风主治"大风头眩痛，恶风，风邪，目盲无所见，风行周身，骨节疼痛，烦满"等，其中"恶风""风邪""骨节疼痛"属表，"大风头眩痛""目盲无所见"属半表半里，而"烦满"属里。又栀子一药，主治"五内邪气，胃中热气，面赤，酒皰皶鼻，白癞，赤癞，疮疡"，其"五内邪气"乃半表半里，"胃中热气"属里，"面赤，酒皰皶鼻，白癞，赤癞，疮疡"皆属表。凡此种种，皆是在遵循《内经》表里、虚实、逆从理论基础上的临证发挥，足见其在治病过程中的灵活辨治。

又如虚实辨治，张氏既持凡病无不正虚的观点，认为《内经》"正气存内，邪不可干"以及"邪之所凑，其气必虚"皆指正虚于内而言，是为发病的根本。但同时他也非常重视邪气的致病作用，认为病无纯虚，皆有实邪为患，临床上只有大病被汗、吐、下后，邪去而气血不能遽复，以及妇人新产后，血去而形气不足以充等极少数情况下或可见到属于"纯虚"之证，其余皆当作有邪实而论。因此，临证诊病辨证必须重视虚实的判断，凡邪凑之后即有实，发病之时即为虚，虚实二者其为状也，有相半者，有相过者，临证时应根据邪在为实、邪去为虚；邪结为实、邪不结为虚的原则进行辨证论治，明确提出在临床实践过程中要依据虚实逆从的诊断而对症用药。如黄疸一病，无论阴阳，皆湿热所为，而阳黄和阴黄两者的区别在于症之表里浅深，亦在于气之虚实逆从，主张每遇阳黄则从表、从实立法，若遇阴黄则从里、从虚论治，则病情逆从可以把握，而使病情预后向顺应医患双方希望的转归发展。这种临证重视表里、虚实、逆从的诊治特点，是对《内经》相关理论的传承发挥与应用，给后世医家临证以启迪。

（三）强调治病用药中病即止

张志聪认为，天生万物，各具其性，药物更是如此，凡药皆存偏性，故《内经》多称其为"毒药"。如《素问·汤液醪醴论》"必齐毒药攻其中"，以及《素问·五常政大论》"大毒治病，十去其六；常毒治病，十去其七；小毒治病，十去其八；无毒治病，十去其九"等。因药所存偏性之故，所以凡药能逐邪者，皆能伤正；能补虚者，皆能留邪；能提邪出于某经者，亦能引邪入于某经。疾病的发生是由于致病因素作用于人体后，使脏腑功能失去协调，阴阳气血偏盛偏衰，而药物就是通过自身的偏性来恢复脏腑功能的协调，纠正阴阳气血的偏盛偏衰。所以，医家必须掌握药物的偏性，做到祛邪不伤正，扶正不留邪，治病用药中病即止，方能济世救人，解除病痛，正如《周礼·医师》中说："医师掌医之政令聚毒药，以共医事。"这也就是《内经》"大毒治病，十去其六"的道理所在。

《淮南子·修务训》载："神农乃始教民，尝百草之滋味，识水泉之甘苦，令民知所避就，当此之时，一日而遇七十毒，由是医方兴焉。"张氏认为，"毒"就是指偏性。无毒者性味平和，可作为食物，长期食用；小毒者，可作为药物，短期使用，不能久服；大毒者，临时使用，中病即止。所以，《神农本草经》一书中将药物分为上药、中药、下药三类。上药者，"主养命以应天。无毒，多服、久服不伤人。欲轻身益气，不老延年者，本上经"；中药者，"主养性以应人。无毒、有毒，斟酌其宜。欲遏病，补虚羸者，本中经"；下药者，"主治病以应地。多毒，不可久服。欲除寒热邪气，破积聚，愈疾者，本下经"。这一以"毒"除邪的理念和中病即止的用药原则也是对《内经》用药理论的演绎发挥，对后世医家临床实践运用具有较大指导作用。

（四）主张治风水宜开鬼门、洁净府

《素问·水热穴论》曰："肾者，胃之关也，关门不利，故聚水而从其类也。上下溢于皮肤，故为胕肿，胕肿者，聚水而生病也……肾者，牝脏也，地气上者属于肾，而生水液也，故曰至阴。勇而劳甚则肾汗出，肾汗出逢于风，内不得入于脏腑，外不得越于皮肤，客于玄府，行于皮里，传为胕肿，本之于肾，名曰风水。"《内经》认为，风水为患，"其本在肾，其末在肺，皆积水也"（《素问·水热穴论》）。水肿病机为肺失通调，脾失转输，肾失开阖。张志聪研读《内经》所论，认为风水发病其本在于脾肾两虚，其标在于肺脏，临证治此当宗法《素问·汤液醪醴论》"平治于权衡，去宛莝陈，微动四极，温衣，缪刺其处，以复其形。开鬼门，洁净府……"的论述，采用开鬼门、洁净府的治疗方法，结合去莞莝陈，荡除积水瘀血。用药上可选桔梗、苏叶、防风、麻黄等疏风宣肺，杏仁、葶苈子、苏子等肃降肺气，一宣一降使水湿通过汗液和小便的形式排出体外。又急则治标，缓则治本，可以六君子汤等固本健脾、温阳行气利水，或真武汤等温阳益肾利水。使"正气存内，邪不可干"，标本兼施，以保万全。

《续名医类案》记载："张隐庵在苕溪治一水肿者，腹大肤肿，久服八正散、五子、五皮之类，小便仍淋漓痛苦。曰：此虽虚证，然水不行，则肿不消，正气焉能平复？时夏月，欲用麻黄，恐阳脱而汗漏，止以苏叶、防风、杏仁三味各等分，令煎汤温服，覆取微汗，而水即利矣。次日至病者之室，若翻水数盘，床帏被褥无不湿透。告以服药后，不待取汗，小水如注，不及至圊，就床上坐溺。天明，不意小水复来，不及下床，是以沾濡若此，今腹胀痛楚悉除矣。曰：未也，此急则治其

标耳。病由火土伤败以致水泛，乃久虚之症，必待脾元复故，乃保万全。与六君子去甘草，加苍、朴、姜、附，令每日温服，后即以此方为丸。半载后来谢，已全愈矣。张曰：如此症水虽行，而正气不复，后仍肿胀而死者多矣。至不知发汗行水之法，徒事渗利，久之正气日消，邪气日甚，而死者亦多矣，可不慎哉。"观此案例，足证张氏读经之审辨，临证之准确，用药之精当。

参考文献

[1] 张宏儒，张晓虎.中华人物史鉴：第四卷 [M].北京：团结出版社.1997：4362.

[2] 赵尔巽，等.列传 [M]// 清史稿.北京：中华书局，1977：13054.

[3] 杭州府志：一百五十：艺术二 [M].长沙刻朱印本.清光绪三十四年：840.

[4] 郑林.张志聪医学全书 [M].北京：中国中医药出版社，1999：755.

[5] 曹禾.医学读书志 [M].北京：中医古籍出版社，1981：127.

[6] 薛清录.全国中医图书联合目录 [M].北京：中国古籍出版社，1991.

[7] 龚谨.《黄帝内经素问集注》的文献研究 [D].山东中医药大学，2009：33.

[8] 鲍晓东，王晓玮.试论张志聪注释《内经》的特色与风格 [J].中国中医基础医学杂志，2003，9（12）：72-75.

[9] 郑林，王国辰.张志聪医学学术思想研究 [J].天津中医学院学报，2002，21（2）：6-7.

[10] 司楚银.张志聪《伤寒论集注》学术思想浅识 [J].浙江中医学院学报，1993，17（1）：44-45.

第五节　高世栻

一、生平简介

（一）生平纪略

高世栻，字士宗，浙江钱塘人，关于其生卒年代，史志中未见记载，据《医学真传》中"先生自述"中"（康熙三年）甲辰岁，余年二十有八"推测，其生于1637年，即明崇祯十年，卒于清康熙三十九年（1700）。高氏少时家贫，因科举不中，遂在倪冲之门下学习岐黄之术，于二十三岁悬壶。其一生为医，从记背方书寻方投药，到重病不死有所感悟，毕生追求医学，终有所成。青壮年时他因听闻张志聪在侣山堂开讲论经，便投师门下，与张志聪参究《伤寒》《金匮》《神农本经》及《素》《灵》诸书，始窥门径，谓"医理如剥蕉心，剥至无可剥，方为至理"，如是者十年，而后医术大进。《清史稿》称其"乃从张志聪讲论轩岐、仲景之学，历十年，悉窥精奥"。独撰《素问直解》9卷、《医学真传》1卷。高氏一生投身于中医药事业，追随张志聪进行医学经论的研习、撰著，全心协助张氏编纂《素问集注》《灵枢集注》，且对其师的遗著《本草崇原》《伤寒论集注》进行整理、撰写。高氏作为侣山堂的重要代表人物之一，继张志聪后主持书院的教学工作，讲学论医，集思广益，著述传道，坚持至终。他笔锋简洁，注释考据《黄帝内经》等医学典籍力求"直解"其意；辨证精湛，治病立方奇巧，重视临床实践。其医学观点在继承张志聪的学术思想同时，也有个人独到的见解。其著作和学术思想的形成，与明清之际的政治、文化等背景关系密切，其思想蕴含着明显的地域性和时代特色。

（二）从医经历

高世栻童年丧父，家境贫寒，初以教书为生，因科举不中，转而学医，拜于钱塘名医倪冲之先生门下，所授书籍为《药性》《全生集》《明医指掌》《伤寒五法》及诸方歌诀。二十三岁开始悬壶行医，因医术疗效较佳，被许多人所称许，但其自思寻方投药，还是有未能克期应验之时，遂从张志聪研习中医经典，十年后医学精进，临床疗效也大大提高。

高世栻二十八岁时身患痢疾，时医久治不愈，后停服药方，而痢自止。因此而感叹"医之不可为也，医治我若是，我治人想亦若是"，他想到医生治疗自己是这样的结果，而自己治疗病人又何尝不是如此，于是下定决心精进医术。此事成为高世栻医学生涯的重要转折点。其时钱塘名医张志聪先生于侣山堂开讲经论，遂前往学习，并拜志聪为师。

高世栻于侣山堂朝夕参悟《神农本草经》《灵枢》《素问》等医学经典书籍，历时十年，在理论及实践方面均有提高，不同于往昔执感寒、气火、停食之说，见病治病，循方投药。并且认为不明经论、以药试病均非医之正道，而以至理论病，则大中至正，是为正道。由此可见，侣山堂医学经典讲学的经历对于高世栻医学见地形成的影响和意义。高世栻除追随张志聪进行医学典籍的撰著外，在其师去世后，主持侣山堂书院的讲学论医，并整理完成了张志聪《伤寒论集注》《本草崇原》等遗著，使这些著作得以流传而为世人所知。

高世栻的学术思想，在早年从医的基础上，主要是在侣山堂书院中形成的。侣山堂为钱塘医派研经讲学、辩道著书之所。《清史稿·列传二百八十九》记载："明末，杭州卢子颐繇父子著书，讲明医学。志聪继之，构侣山堂，召同志讲论其中。参考经论，辨其是非，自顺治中至康熙之初，四十年间，谈轩岐之学者咸归之。"论医讲学，卢之颐开先河，其后张志聪效仿卢氏，在侣山堂构书院论医讲学，培养了一批优秀的中医人才，高世栻为其中最有成就者。侣山堂以博大的胸怀聚众讲学，传授中医知识，重视经典理论，在钱塘一带生根发芽。在讲学的同时集思广益，通过师生教学相长，聚众人智慧进行古代经典医著的研究编纂工作，也成为浙江医经学派传承中医经典的一大创举。

高世栻将毕生精力献给中医药事业，在多年的研究、讲学和临床过程中，逐渐形成了独到的学术思想和临证经验。从其《黄帝内经素问直解》等著作中不难看出，高世栻在继承张志聪的学术思想外，更有自己独到的见解，时至今日，《黄帝内经素问直解》仍是中医学子研习《内经》的重要参考书目之一。

二、学术渊源与特色

（一）学术渊源

高世栻的学术思想形成，除了早年跟师和从医的经历外，主要与在侣山堂书院的研习经典、著书讲学的生涯密不可分，其学术观点也深受其师张志聪的影响。侣山堂书院由张志聪创立，旨在讲学论道、诊病疗疾、著书立说等，张志聪主持侣山堂讲学30年直至病逝，后高世栻继承老师的讲学事业，在主持侣山堂事务的同时不忘撰著医书，诊病疗疾，逐渐形成自己独有体系。

1. 推崇经典医籍，全解《黄帝内经》 高世栻秉承师训，对医学经典理论尤为重视。其师在《侣山堂类辩·〈针经〉论》道："其间义理精微，不能尽述，苟非生知睿圣……诚三才之原始，实医学之上乘，后世视为《针经》而忽之！……若能潜心此经，自然出类拔萃。"《侣山堂类辩·伤寒书论》云："若学者熟读全书，细心体会，其中义理，如神龙出没，首尾相顾。……得其蕴奥，自有精华滋味，非比尘垢糠秕。"《侣山堂类辩·〈金匮要略〉论》中记载："学者潜心此书，得其要而引伸之，天下之理，其数几乎！"张志聪认为《针经》《伤寒论》《金匮要略》乃医学之本，医者当潜心研究经典医著，细心体会其中奥理，其思想影响着侣山堂书院中的同学门人等。高世栻深以为然，亦十分重视医学经典，朝夕参究，传承医道，认真开展《素问》《灵枢》《伤寒》等医学经典的研究与传播工作。侣山堂书院以博大的胸怀和远见聚众讲学，传授中医知识，通过师生交流，教学相长，为中医经典的传承发扬作出巨大贡献，高世栻在其中所起到的推动作用不容小觑。

高世栻认为《素问》是一部不可多得的经典，其中的"篇章字句，皆属珠玑，勿容稍为去取者也。"因此，必须加强其原著的搜集补遗与抢救，同时详加译释，使其易读易懂，便利运用。如其在《素问直解·凡例》写道："《素问》八十一篇，原遗两篇，今已搜补矣。"又云："轩岐《素问》谓之圣经，不容假借，无奈后人著作方书，偏剿袭其义，摘取其文，而经脉针刺之理、三才运气之道，茫乎若迷，呜呼！后之业是道者，当知篇章字句，皆属珠玑，勿容稍为去取者也。"医者若为了走捷径而仅取片段经文，大有断章取义之弊，且难以领悟经文的原旨。为恢复《素问》原貌，高世栻不仅遥承马莳补出《素问》遗缺的《刺法论》和《本病论》，而且单列《素问补遗》篇对脱简之处进行考证并注释。同时，完整录入《内经》末卷七篇大论，即《天元纪大论》《五运行大论》《六微旨大论》《气交变大论》《五常政大论》《六元正纪大论》和《至真要大论》。

高世栻不仅对《素问》进行了注解，对《灵枢》亦然，即作《黄帝内经灵枢直解》。《素问直解·凡例》云："《素问直解》外，更有《灵枢直解》圣经贤论剞劂告竣。"所可惜者《灵枢直解》今已亡佚，但从《素问直解》中所云可知，当时他也是花费了很大功夫加以直解的，所以高世栻也是全注直解《内经》的医家，为传承经典作出了极大贡献。

在注解《素问》各篇时，高世栻侧重在对每一篇的内容详加校勘后，对原文加以考校订正，而后详加解释，弥补了之前注释《内经》各家的不足。《素问直解·凡例》道："《素问内经》……后之注者，或割裂全文，或删改字句……惟王太仆、马玄台、张隐庵注释，俱属全文。然字句文义，有重复而不作衍文者，有倒置而未经改正者，有以讹传讹而弗加详察者。余细为考较，确参订正，庶几上补圣经，下裨后学。"可见其认真治经的态度和深厚的治学功底，他不仅重新注释《素问》81篇全文，还对各篇章重新分节分卷，使各篇内容前后条分缕析，主旨明确。

2. 重视五运六气，创立"药气理论" 高世栻重视五运六气在医学理论构建和人体生理病理阐释方面的重要作用，认为："五运六气实医学之根源，神农本之而著药性，黄帝本之而著《内经》，仲师本之而撰《伤寒》《金匮》。"从其所言，不难看出高世栻对五运六气的重视和推崇。他还认为"六气"即"风、热、湿、火、燥、寒"，乃"天有之，人亦有之"之气。其中，"居其内以通脏腑者，六气也；居其外以通于天者，六淫也"，这是世栻对六淫与六气的看法。他从五运六气的角度出发，论述了"六淫"导致身患疾病的奥秘：三阴三阳之六气，在下为标，下即内也；而风热湿火燥寒之六淫，在上为本，上即外也。六淫在上而在外，故曰外感。人之所病，其根本在于体内六气的变化，此时体内六气乃"六淫"。他指出："六淫外感之说，世多不得其解，谓人外感天之六淫则为病，而孰知其非也。"否定六淫外感致病系天气伤人之说，倡导致病之六淫在人不在天，更重视人体的内在因素，外界"风、热、湿、火、燥、寒"六气不会令人患病，只有当人体自身"六气"异常时，才会致病，这与《内经》"正气存内，邪不可干"的看法不谋而合。

高氏也重视用运气诠释药性，特别是从五运六气理论的角度探索《神农本草经》药物性用之本。如细辛载于《神农本草经》之上品，而他则从性味、形态，取类比象并结合五运六气理论角度加以阐释云："细辛气味辛温，一茎直上，其色赤黑，禀少阴泉下之水阴，而上交于太阳之药也。少阴为水脏，太阳为水府。水气相通，行于皮毛，皮毛之气，内合于肺。若循行失职，则病咳逆上气，而细辛能治之。太阳之脉，起于目内眦，从巅络脑，若循行失职，则病头痛脑动，而细辛亦能治之。太阳之气主皮毛，少阴之气主骨髓，少阴之气不合太阳，则百节拘挛。节，骨节也。百节拘挛，致有风湿相侵之痹痛。风湿相侵，伤其肌腠，故曰死肌，而细辛皆能治之。久服则水精之气，濡于空窍，故明目，利九窍。九窍利，则轻身而长年。"

整体观念倡导人与自然万物为一体，知五运六气可明药物运气所属，察疾病所归。高氏以性味推论药物归经，运用五运六气解释《神农本草经》，创"药气理论"发明充实《内经》的内容，并通过亲身考证对药物的性味、功用等做了明确的阐发。

3. 重视人体阳气，崇尚温补之法　高世栻所处的年代，正是温病学说盛行之际，寒凉祛邪之法滥用形成了苦寒时弊，导致寒证患者因医者误开寒凉药物而延误病情，或久服苦寒之药损伤人体阳气。世栻重视人身之阳气，认同温补学派之论，并对其学术思想进行继承和发展，其崇阳思想源于对《内经》阳气理论的传承与创新。

如《素问·生气通天论》曰："阳气者若天与日，失其所则折寿而不彰，故天运当以日光明。"高世栻十分赞同书中观点，直解道："人身阳气，如天如日。盖运行通体之阳气，若天旋转。经脉之阳气，若日也。通体之气，经脉之气，各有其所。若失其所，则运行者，不周于通体，旋转者，不循于经脉，故短折其寿而不彰著于人世矣。"，又注解下文"是故阳因而上，卫处者也"一句道："是故人身之阳气，因之而上。阳因而上，其体如天；卫外者也，其体如日，此阳气之若天与日也。"世栻认为要保持人体阳中有阴，阴中有阳，方可远离疾病。除了阴阳方面，《内经》亦从"正气"论述发病机理，如《素问补遗·本病论》所言："黄帝曰：'人气不足，天气如虚，人神失守，神光不聚，邪鬼干人，致有暴亡，可得闻乎？'岐伯曰：'人之五脏，一脏不足，又会天虚，感邪之至也。'"世栻云："脏不足，一虚也；天虚，二虚也；感邪，三虚也。有如下文所云也。"以上对经文的注释都充分体现了他对《内经》理论的精准解读，也发挥了《内经》有关正气在疾病发生过程中的重要性的观点，指出脏虚、天虚、虚邪"三虚"相逢，就有可能感邪生病。提示阳气在人体生命活动以及致邪发病中的重要意义。

又如《素问·疏五过论》指出"凡未诊病者，必问尝贵后贱，虽不中邪，病从内生，名曰脱营。尝富后贫，名曰失精。"指出人们因社会地位的改变，心理因素失调，以致营血内耗亦可患"脱营""失精"病证。而《灵枢·百病始生》指出："风雨寒热，不得虚邪，不能独伤人。卒然逢疾风暴雨而不病者，盖无虚，故邪不能独伤人。"也指出如果机体正气充足，即便感受"风雨寒热""疾风暴雨"，也可不身染疾患，都足证机体正气在发病学上的重要决定作用，因此，高氏认为《内经》强调正气的重要性与阳气的卫外作用，都是提示医者临证当注意调护人体正气，善用温补的理论基础，值得从思想上加以重视，并在临证应用中一以贯之。

明清温病学说盛行，临床上河间寒凉用法成为一时之流行，以致于苦寒伤脾碍胃难以避免。高世栻为纠正当时的苦寒时弊，晚年在书院坚持讲学，致力于弘扬其崇阳温补的学术观点。他认为气为主，血为辅，气为重，血为轻，血不足可以渐生，若气不立则死矣。而水火之中，火尤重要。如人阴血暴脱，阳气尤存，不致殒命；如阳气一脱，阴血虽充，难延旦夕。都是在阐明气火真阳的重要生理意义。高氏还云："苟能于阴阳之中，而知阳重于阴，则遇病施治，自有生机，凉泻杀人，吾知免夫。"高世栻认为人身之阳起着至关重要的作用，有阳则生，无阳则死。

高氏重视人体阳气，强调正气虚弱是发病的根本原因，其所崇尚温补的学术观点与当时苦寒时弊息息相关，也与其深研《内经》阳气学说具有直接的关系。高世栻认识到不明《黄帝内经》之旨，不讲仲景之学，滥用寒凉祛邪是为医误人的主要流弊。为匡其正，必须自始至终贯穿崇阳重温的学术思想。高世栻的这种崇阳思想，传承于《内经》，创新于临证，虽然不免略有偏颇，却在一定程度上纠正了当时寒凉之风，于临证推广应用温补之法也是大有裨益。

（二）学术特色

高世栻《素问直解》一书，历经十载，其在撰著过程中认真研究历代医家对《黄帝内经》的注释，认为各家之注各有千秋，然而或有意义艰深，或有肤浅不经等不尽如人意之处，且卷帙浩繁，令不少后学之辈望而生畏。故将《黄帝内经》重新分卷，进行了全文分篇、分节注释，运用简洁易懂的语言进行注解，利于后学者研习。世栻在撰著过程中十分重视校勘学的运用，仔细考校内容脱误者，订正残缺之处，增补文字脱落部分。对各家所注之文予以批判的选择，并提出自己对《内经》经文的理解和见地，故该书字里行间无不体现出世栻的学术思想和撰著特点，对传承《内经》学术作出了重大贡献。

1.注释《内经》原文，直解其义 高氏注释《内经》的原因是："隐庵《集注》，义意艰深，其失也晦。"所以他在注释时，力求直接明白，可合正文诵读，取名为"直解"。全书注重前后连贯，往往先阐明每篇经文大旨，认真诠释各个篇目。如《素问·五脏别论》中的"奇恒之腑"，张志聪注为"地主闭藏而上升，天主化施而下降。言人之脏腑形骸，应象天地阴阳之气。此六者，与传化之腑不同，故名曰奇恒之腑"，这一注释并未阐明为何称"奇恒之腑"。高氏注曰："此六者，藏精藏血，胎息孕育，犹之地气之所生也。六者皆藏于阴，而象于地，故藏而不泻，此脑、髓、骨、脉、胆、女子胞六者，所以名脏也。或以为腑，亦不如六腑之传化，是名曰奇恒之腑。奇，异也；恒，常也。言异于常腑也。"奇恒之腑，形体似腑，功用似脏，亦脏亦腑，又有别于脏腑，故单独提出讨论，这就是高世栻注释高明之处，这与其深厚的文字功底和精湛的临床水平是密切相关的。再如《素问·脉解》篇"所谓浮为聋者，皆在气也"一句很难理解，而高氏精明地点出"是逆气上浮而为聋，皆在气也"，一语道出经义，使人茅塞顿开。

2.诠解《素问》篇目，晓畅易懂 翻阅历代研究《素问》成就显著的医家，如马莳、张志聪等的书籍，并没有全部对《素问》每篇的名目进行注释解析，而经注释的篇目大部分内容行文艰涩、语之不清或过于简单，不利于后学者理解。高世栻对《素问》每篇中的名目进行了重新校注，文字晓畅易懂。如《素问·四时刺逆从论》篇名的注释，马莳《素问注证发微》中未作说明，高世栻在《直解》中补充："四时刺逆从者，春刺经脉，夏刺孙络，秋刺皮肤，冬刺骨髓，四时各有所刺，刺之从也。刺不知四时之经，正气内乱，中伤五脏，死之有期，刺之逆也。四时合五行，六气亦合五行，故论四时刺逆从，先论六气有余不足滑涩之病也。"高氏指出了本篇命名"四时刺逆从"的缘由：顺应四时五行六气而刺者从，反之为逆。人与自然相应，四时合五行，六气亦合五行，脉亦应之。若违反，就会导致各种病变发生，这些病变能以"逆从"来解释治疗。高氏从篇名注释中论述人身经脉之气与四时之气相应，即天人相应，人与自然息息相关，是其整体观学术思想的体现。

3. 校勘《素问》全书，审慎精细　高世栻不仅以简练的语言重新注释经文，并对《素问》内容脱误者，仔细考校，残缺处予以订正，文字脱落处予以增补，在《素问直解》的撰著中十分重视校勘学的应用。其校勘之精细，远较马、张二氏为优。如《素问·六节藏象论》"脾、胃、大肠、小肠、三焦、膀胱者，仓廪之本，荣之居也，名曰器，能化糟粕，转味而入出者也。其华在唇四白，其充在肌，其味甘，其色黄，此至阴之类，通于土气"一段原文，高氏经过反复推敲，认为系"旧本混入下段"。改订为："脾者，仓廪之本，荣之居也，其华在唇四白，其充在肌，其味甘，其色黄，此至阴之类，通于土气。胃、大肠、小肠、三焦、膀胱，名曰器，能化糟粕，转味而入出者也。"高氏以前的诸家把脾作为器，而能传化糟粕，转味出入，是错误的。脾是五脏之一，藏而不泻，这样经文似乎上下矛盾，难以理解。高氏的改订，不仅能和上文"心者，生之本，神之变也，其华在面，其充在血脉，为阳中之太阳，通于夏气……"四条原文前后相呼应，而且能使文中经义明畅。如心风"诊在口"，高氏改口为舌，亦是从临床实践出发来加以改正的，可见高氏校勘之精。他通过校勘学来协助注释，是其师张志聪之所不及。虽其中还存在着许多不足之处，如好用对校，却不明版本；概用活校，而擅改原文；喜用理校，而盲目冒险等，但是总体而言，《素问直解》一书融校勘订正与注释直解为一体，简洁明白，易读易懂，是学习《内经》不可多得的重要参考注本。

高世栻在侣山堂书院的医学环境下，精勤不倦，探究先圣经典奥秘，以启后学。通过高氏的著作，可以感受到他扎实的文字功底和严谨的治学风格。《素问直解》一书，质朴易懂，不尚浮华，重视校勘，诠解篇目，著述完整，是难能可贵的研究《内经》的重要文献。高氏的研究态度、治学精神，对今日之中医教学、著述等方面均具有深刻的启迪。

三、著作简介

《素问直解》成书于清康熙三十四年（1695），共九卷81篇，对《素问》进行了分卷、分篇、分节注释，以简洁的文字进行全文注释。高世栻在《素问直解》分卷分篇方面未沿袭其师张志聪《素问集注》的方法，虽81篇的排列次序与《素问注证发微》相类似，在《素问注证发微》中除第八卷10篇、第九卷8篇外，其余均为9篇，《素问直解》则突破这种表面的平衡，按照各篇内容重新排列分配至各卷。

四、原文选释

【原文】四时刺逆从者，春刺经脉，夏刺孙络，长夏刺肌肉，秋刺皮肤，冬刺骨髓，四时各有所刺，刺之从也。刺不知四时之经，正气内乱，中伤五脏，死之有期，刺之逆也。四时合五行，六气亦合五行，故论四时刺逆从，先论六气有余不足滑涩之病也。（《黄帝内经素问直解》高世栻注《素问·四时刺逆从论》篇名）

【阐释】高世栻对《素问》每篇中的篇名进行了重新注解，以直解的方法加以提要钩玄，示人以规矩，体现了他对篇名字义和全篇旨意的准确把握和诠释。如注"四时刺逆从"，论述了人的经脉与四时相应，即"天人合一"，指出顺应四时五行六气而刺者从，反之为逆。四时六气合五行，人与自然相应，脉亦应之，违逆则会产生疾病，其中道理皆可从"逆从"二字来解。

【原文】五运六气实医学之根源，神农本之而著药性，黄帝本之而著《内经》，仲师本之而撰《伤寒》《金匮》。今人但知风、热、湿、火、燥、寒为病，岂知厥阴主风，风，木也；少阴主热，热，火也；太阴主湿，湿，土也；阳明主燥，燥，金也；太阳主寒，寒，水也。此风、热、湿、火、燥、寒之病，而五运六气即主之，五脏六腑亦因之，其本末不可不察也！（《医学真传》高世栻阐述《内经》"五运六气学说"）

【阐释】五运六气学说是研究天时气候变化规律以及对人体影响的气学说，也是中医理法方药所依据的重要理论。天地阴阳四时五行变化推动五运六气产生与流行，而人类与自然界息息相关，人体的生理病理变化离不开五运六气。高世栻对五运六气极为推崇，认为其是医学的根源，神农、黄帝、仲景皆从中有所得而撰成经典著作。因此，在病因分析中他强调以五运六气为本，认为疾病因五运六气而起，五脏六腑只是顺从五运六气之理，其因果本末不可倒置。

【原文】细辛气味辛温，一茎直上，其色赤黑，禀少阴泉下之水阴，而上交于太阳之药也。少阴为水脏，太阳为水腑。水气相通，行于皮毛，皮毛之气，内合于肺。若循行失职，则病咳逆上气，而细辛能治之。太阳之脉，起于目内眦，从巅络脑，若循行失职，则病头痛脑动，而细辛亦能治之。太阳之气主皮毛，少阴之气主骨髓，少阴之气不合太阳，则百节拘挛。节，骨节也。百节拘挛，致有风湿相侵之痹痛。风湿相侵，伤其肌腠，故曰死肌，而细辛皆能治之。久服则水精之气，濡于空窍，故明目，利九窍。九窍利，则轻身而长年。（《本草崇原》高世栻发挥《内经》"五运六气理论"）

【阐释】高世栻从五运六气理论的角度探索药物性用之本，他从药物的性味、形态、功用角度，取象比类论证药物应用之理，从五运六气太少阴阳和经脉归经理论的角度加以阐释，创立"药气理论"，发明《内经》运气学说的应用，知五运六气可明药物运气所属、察疾病所归。如解读细辛一味，说理充分，形象生动，是药物性味与五运六气理论的结合，做到了本草崇原，用药有方。

【原文】人身阳气，如天如日。盖运行通体之阳气，若天旋转。经脉之阳气，若日也。通体之气，经脉之气，各有其所。若失其所，则运行者，不周于通体，旋转者，不循于经脉，故短折其寿而不彰著于人世矣。（《黄帝内经素问直解》高世栻注《素问·生气通天论》"阳气者若天与日，失其所则折寿而不彰"）

【阐释】经文将阳气比作天上的太阳，突显了阳气的重要性。高世栻认为若是阳气失所则会导致周身气机运行不畅，或不循于经脉，影响人的健康甚至是性命。他在传承《内经》重阳思想的基础上，又结合当时社会寒凉祛邪之法滥用形成苦寒时弊的临床实际，创新性地提出崇阳温补思想，在一定程度上纠正了当时世俗的寒凉之风，展现了他阅读传承《内经》理论的高超能力，以及不因循世风的创新态度。

【原文】脏不足，一虚也；天虚，二虚也；感邪，三虚也。有如下文所云也。(《黄帝内经素问直解》高世栻注《素问·本病论》"人之五脏，一脏不足，又会天虚，感邪之至也")

【阐释】高世栻重视人身正气在人体发病过程中的重要作用，强调在邪正斗争的发病过程中正气的重要性。他认为正气对疾病发生具有重要的影响。当人体五脏气虚，又适逢天之气运不及以及虚邪贼风侵袭之"三虚"相逢，就有可能感邪生病，提示天地气候变化、人体阳气在人体生命活动及致邪发病中的重要意义。体现了他对《内经》理论的精准解读，发挥了《内经》"正气存内，邪不可干""邪之所凑，其气必虚"理论的应用，给后学以重要启迪。

【原文】"舌"，旧本讹"口"，今改。心者火也，风动火炎，故唇舌焦而津绝；……病甚则舌本强，而言不可快。此心风之形状病能，其诊视之部，在舌；其色赤，而并见于舌也。(《黄帝内经素问直解》高世栻注《素问·风论》"心风之状……诊在口")

【阐释】基于临床风动火炎而舌干焦，病重则舌强直不能言的实际，高世栻将经文心风"诊在口"改订为"诊在舌"。通过扎实的文字功底和医学理论修养，以及临床实践经验，对《素问》内容进行考校与订正，用理校的方法，对原文进行针对性的校正，师古不泥，学验俱丰，对传承与发展《内经》理论具有启示意义。

【原文】脾者，仓廪之本，荣之居也，其华在唇四白，其充在肌，其味甘，其色黄，此至阴之类，通于土气。(《黄帝内经素问直解》高世栻注《素问·六节藏象论》"脾、胃、大肠、小肠、三焦、膀胱者，仓廪之本，荣之居也，名曰器，能化糟粕，转味而入出者也。其华在唇四白，其充在肌，其味甘，其色黄，此至阴之类，通于土气"）

【阐释】高世栻在解读《内经》原文时经过反复推敲，认为此节经文原文系"旧本混入下段"，从而进行校订，对原文进行了较大的删改。脾为五脏之一，藏而不泻，而经文言脾有"传化糟粕、转味出入"的功能，前后矛盾。经高世栻修改后，使其能和上文"心者，生之本，神之变也，其华在面，其充在血脉，为阳中之太阳，通于夏气"等描述其余四脏的原文体例一致，且修正了脾为器之误，反映了他研读注解《内经》原著的认真求实态度，给后学以启迪。

【原文】三阴三阳之六气，在下为标，下即内也；而风、热、湿、火、燥、寒之六淫，在上为本，上即外也。六淫在上而在外，故曰外感，感犹通也。故外感之说，其义有二：一言六淫外通于天；一言六淫主外通于六气。义虽有二，总谓六淫在人而不在天，凡有所病，皆本人身之六淫，而非天之六淫也。（《医学真传》高世栻注《素问·天元纪大论》"厥阴之上，风气主之；少阴之上，热气主之；太阴之上，湿气主之；少阳之上，相火主之；阳明之上，燥气主之；太阳之上，寒气主之。所谓本也，是谓六元"）

【阐释】高世栻否定了被普遍采用的"六淫外感致病系天气伤人"之说，他以天人相应之理，运用五运六气理论分析病因，认为六淫"天有之，人亦有之"，其中在内通脏腑者名为"六气"，在外通于天者名为"六淫"。他解释"外感"有"六淫外通于天、主外通于六气"二层含义。天之六淫与人之六淫相通，无时不感，却未见无时不病；疾病的发生其根本在于体内的六气变化，并非天之六淫伤人。高世栻的六淫外感说突出了中医以人为本的整体观念，而从机体发生疾病的内因进行归纳、分析疾病的本质，对临床探索病因具有指导意义。

【原文】《素问内经》……后之注者，或割裂全文，或删改字句，剽窃诡道，实开罪于先圣。……《素问》八十一篇，原遗阙二篇，今已搜补矣。……而经脉针刺之理、三才运气之道，茫乎若迷。（《黄帝内经

素问直解·凡例》)

【阐释】高世栻批评用割裂全文、删改字句等方式注释《内经》，认为这些都不是正确学习的方式，且难以领悟经文的原旨。为恢复《素问》原貌，高世栻遥承马莳补出《素问》遗缺的《刺法论》和《本病论》，而且单列《素问补遗》篇对脱简之处进行考证并注释。同时，完整录入《内经》末卷七篇，并对《素问》《灵枢》全文进行了注解。惜《灵枢直解》今已亡佚，后人无法读到其注解内容。综合二者而论，高世栻亦可谓是全注《内经》的代表医家之一，为传承《内经》学术作出了重要贡献。

五、临床诊治特色

高世栻是医学经典注释名家，其临床案例现存不多，但从其对经典医籍独到的见解和《医学真传》所载病案对疾病的分析中，不难看出他在疾病诊治中运用经典理论的高见。

（一）提倡临证注重温补

高氏从事医学活动的年代，正是温病学说鼎盛之际。寒凉清泻的广泛运用，一定程度上影响着疾病的治疗。高氏认识到不讲仲景之学，滥用寒凉祛邪之弊，提倡要在临证中注重温补阳气。

例如，在疾病诊断方面，高世栻认为外感病多可从苔色变化中推断其阳虚证候。如舌苔白滑是三焦为寒所侵，舌苔淡黄或微黄是中土亏虚，苔灰或褐如酱板为中土寒也，舌苔紫或深紫或黑属虚寒，舌苔紫色光亮是久病火衰，舌苔淡白光亮是荣血脱失等。他认为，以上这些因"君火之不足"而出现的各种舌象，如不知救其君火，却进以寒凉，则君火愈亏，未有不毙。高世栻有云："余之辨舌，不合方书，观者未必能信，如能不弃余言，则杀人亦差少耳。"其对伤寒舌苔的体会并非空泛之论，而是他丰富的临床经验结晶。

在治则治法方面，高世栻痛斥时医治疗暑证时，畏热药而喜寒凉，于夏月之时悉用寒凉之药治疗暑证。高世栻详细阐明暑之本原"暑亦为寒",指出"凡治病者必顾其本,惟夏月之病,当温补者,什之七八;宜凉泻者,什之二三。凡人肾气有余,形体不劳,但感风暑,化为热病,则香薷、白虎,一剂而痊,西瓜、凉水,服之而愈。医见其痊愈也,遇暑邪入脏之证,亦以此药治之,则一剂而殂者,比比矣……其病五六日而死者,亦因阳气尽泄于外,谷气不入,肾气有亏,真气内脱而死也。如是之病,惟参、芪、桂、附可以疗之"。经文告诫医者当暑月中,须知兼杂虚寒之证,不可恣意使用凉散方药。虽然言之未免太过,医者当识其大旨,临床注意辨证施治。

在治疗用药方面,高世栻指出临证处方用药不可偏于寒凉,在治疗用药上倡导温补,认为不可泥用沉寒之剂。譬如喘证,虽有实喘、半虚半实喘、虚喘之分,后之二者,"寒凉之药,在所禁也"。又有冷风哮喘,是火虚土弱,土弱金虚,致中焦生痰上逆所致。而虚喘者,其本在肾,其末在肺,是水天之气不能交接所致。当用人参、茯苓、黄芪、白术补土生肺,更以细辛、五味子、肉桂、附子以补肾固本。

在具体病证的治疗上,高世栻论血证用药时,亦力斥寒凉之弊。如吐血一证,当"按经论治",如"骤用清凉泻火以止血,不但血不能止,必增咳嗽之病矣"。又如衄血,高世栻指出,当"察衄之冷热",如"阳明经脉虚寒"或"禀质素弱"者罹患衄血证,衄大出不止,"内则耗其精血,外则劳其形体",是"阳明阳气失职",必用人参、附子以补气摄血,助阳救阴。如不明寒热,不察阴阳,而投以凉血滋阴药,其衄当甚。再如便血证,"治法总宜温补,不宜凉泻。温暖则血循经脉,补益则气能统血"。高世栻关于吐血、衄血、便血之论,提出当分别寒热阴阳,对于属寒属虚者,禁用寒凉,当宜温补。这种温补思想在当时盛行寒凉之风的医坛中,可谓是足音跫然。

(二)强调临证格物致知

格物致知是中国古代儒家思想中的一个重要概念,乃儒家专门研究事物道理的一个理论,源于《礼记·大学》八目:格物、致知、诚意、正心、修身、齐家、治国、平天下。所论述的"欲诚其意者，先致其知；致知在格物，物格而后知至，知至而后意诚"。

格物致知的思想蕴含着中医治病求本的辨证整体观，与中医学天人合一的整体观念是相统一的，是中医理论的思想源泉之一。《素问·五运行大论》曰"候之所始，道之所生"，"候"指气候、物候、病候等；"道"则指事物运动的规律。中医学所蕴含的"格物致知"思想，体现在治病求本、四诊合参、审证求因、审因论治四方面。明代医药学家李时珍曾云："医者贵在格物也。"本草之学"虽曰医家药品，其考释性理，实吾儒格物之学"。

高氏认为格物用药不仅是认识药物的方法，也是临床用药的基本原则和具体途径，只有探其原，知其性，才能用其本。认为"运气之理炳如日星，为格物致知，三才合一之道"。还认为格物用药是先圣的用药原则，夫"万物各有自然之性，凡病自有当然之理，即物以穷其性，即病以求其理，豁然贯通，贮地所生之万物，人生所患之百病，皆曰一致矣"。临床用药要以万物自然之理，以格物致知和取象比类的理论方法，穷诸本草之性味功效，把诸本草与自然界、人体联系为一个整体，丰富了药物理论学说，值得后人借鉴。

（三）突出临证审因论治

世人皆谓外感病乃天之六淫伤人所致。高氏一反其说，在《医学真传·六淫外感》中首先指出："六淫外感之说，世多不得其解，谓人外感天之六淫则为病，而孰知其非也。"否定六淫外感致病系天气伤人之说。他解释"外感"系"六淫在上而在外，故曰外感，感犹通也"，从而得出结论"外感之说，其义有二：一言六淫外通于天，一言六淫主外通于六气。义虽有二，总谓六淫在人而不在天，凡有所病，皆本人身之六淫，而非天之六淫也"。并举《杂病论》（注：即《伤寒论》）中"发热，汗出，恶风，脉缓者，名为中风"以及"或已发热，或未发热，必恶寒、体痛、呕逆，脉阴阳俱紧者，名为伤寒"等二例，指出中风、伤寒之名，皆"从人身而定也，非外至也"。

高氏六淫外感说突出了中医整体观念，认为人体是一个有机的整体，各部之间在生理上互相联系，在病理上则可互相影响。因而当致病因子作用于人体产生疾病重，就会出现一系列的症状表现。通过对这一系列的症状进行分析、归纳，便可获得对疾病本质——病因的认识。这一观点，对临床分析疾病原因具有重要指导参考价值。

（四）强调诊法四诊合参

高世栻崇尚经典，临证诊病亦遵循《灵》《素》，四诊合参，辨证论治。他指出："其他《脉诀》之言，多属不经，不可为信。欲求诊脉之法者，考于《灵枢》，详于《素问》，更合本论《辨脉》《平脉》而会通之，则得其要矣。"

望、闻、问、切中，望诊为四诊之首，而舌诊又是望诊中关键的一环。高世栻在临床辨证中，望诊时尤重舌脉。如《医学真传·辨舌》云："舌者，心之窍。心，火也。舌红，火之正色也。上舍微苔，火之蕴蓄也；此为平人之舌色。若病则君火内虚，胃无谷神，舌色变而苔垢生。"由上可知，正常之舌是"舌红、微苔"。心者君主之官，心属火，开窍于舌。若心火内虚，不能腐熟水谷，胃气不能正常上蒸于舌，则成"苔垢"。对于时俗所谓"有食有苔"说，高世栻一针见血地指出其"非理也"。高世栻道："若谓苔因食生，则平人一日数餐，何无苔？若谓平人食而即消，病则停滞苔生，何初病一二日，舌上无苔，至三四日谷食不入，舌反有苔？则有食有苔之说，可知其讹谬矣。"

高世栻认为，舌质舌苔的变化，多因上、中、下三焦有热，或因寒侵，或为虚火，或中土虚寒，或为瘀血，或为阴虚荣血内脱，或为肾水上乘。常人君火光明，三焦畅达，胃气有余，饮食入腑，皆能借此君火化为营血，而无垢苔。舌之变化，多为虚寒之证，或虚实夹杂。舌之变化，其本源于"君火衰微"。其云："须知舌者，火也，火得其色，乃为平人之舌。平人五火齐明，如天日光明，阴翳消除，何苔之有？惟伤寒大病，君火不明，致三焦相火乘于君火之位，则舌色反常。"舌质舌苔即使呈现"火相"，其本仍是君火不足。又云："夫相火之乘于君火也，非相火之有余，乃君火之不足。"而时医不解此理，投以寒凉之药，使"君火愈亏，相火并竭"。

高世栻治病必审舌苔察舌质以舌辨寒热，以舌定虚实，以舌处方药，以舌察预后。高世栻临证之时，多见虚、寒之舌象，而热证极少。从高世栻舌诊理论，亦可窥其崇尚温补的学术观点。

高世栻遥承《黄帝内经》，在《医学真传》中专立"诊脉大法"篇，详细论述诊脉之道。其曰："人身十二经脉，交通有道，循行有次，气统于先，血附于内，流行还转，昼夜不停。而医家诊脉，以左右两手，分寸、关、尺三部，医以三指候之，以医之一呼一吸，候病者之脉。其脉应指而动，一动谓之一至，一呼一吸之间，其脉若四至以上，或五至以下，不数不迟，谓之平脉。若一呼一吸，其脉三至，或三至有余，则为迟脉；一呼一吸，其脉六至，或六至有余，则为数脉。"指出人身之脉是气血循行之道。诊脉当首分迟数。分迟数者，是识病之法，并非脉法。识脉者，当得其纲要。具体有：辨脉之形象；审查脉之胃气；脉色合参；论诊脉部位；论异常脉；论脉当因人而异；论脉之重要性等。

为医之人，首先当明诊病之总则，并以此处方用药。高世栻谆谆告诫为医之人，必须四诊合参，方为至当之举。如此，方不至于杀人于无形中。高世栻之语，一针见血地指出了临证诊病之不易，提示后学当苦学经旨，以明中医之本，以起沉疴痼疾。

参考文献

[1] 潘桂娟. 高士宗 [M]. 北京：中国中医药出版社，2017.

[2] 张志聪，高世栻. 侣山堂类辩医学真传 [M]. 北京：人民卫生出版社，1983.

[3] 范永升. 浙江中医学术流派 [M]. 北京：中国中医药出版社，2009.

[4] 高士宗. 中医非物质文化遗产临床经典名著：素问直解 [M]. 北京：中国医药科技出版社，2014.

[5] 高士宗. 黄帝内经素问直解 [M]// 孙国中，方向红点校. 北京：学苑出版社，2001.

[6] 鲍晓东. 试评高世栻校勘《素问》之短长 [J]. 中医文献杂志，2006（02）：

5-6.

[7] 杨威, 于峥, 刘寨华. 五运六气基本原理探讨 [J]. 中国中医基础医学杂志, 2011, 17（10）: 1058-1059.

[8] 张志聪. 本草崇原 [M]// 刘小平点校. 北京: 中国中医药出版社, 1992.

[9] 蔡定芳. 高士宗《医学真传》探要 [J]. 中医杂志, 1986（02）: 49-50.

[10] 高上杕. 医学真传 [M]// 宋咏梅, 李圣兰点校. 天津: 天津科学技术出版社, 2000.

[11] 厉飞, 张卓文, 陈萍萍, 等. 高士宗《本草崇原》学术思想研究 [J]. 浙江中医药大学学报, 2013, 37（02）: 141-143.

[12] 王沁凯. 高世杕六淫外感说评述 [J]. 浙江中医学院学报, 1989（02）: 36-37.

第六节　沈又彭

一、生平简介

（一）生平纪略

沈又彭, 字尧封, 又字尧峰, 浙江嘉善魏塘镇人, 生于康熙三十七年（1698）, 卒年不详。沈又彭少习举子业, 年至三十转而攻医, 师从同邑金大文先生, 十年技成, 医术精, 亦有德名, 享誉乡里。据嘉庆五年《嘉善县志·人物志》载: "沈又彭, 字尧峰。少习举子业, 兼善占星、聚水之术, 尤粹于医。年三十, 以国子生三踬浙闱, 遂闭关十年而技成。治辄效, 不计利, 不居功, 贫则施之, 或留治于家, 愈然后去。有邻人子濒危, 闵其母老无继。会维扬鹾贾以多金聘, 乃恻然曰: 富者不得我, 转聘他医, 可活也, 此子非我不活, 忍以区区长物而令人死而绝乎? 卒不应聘, 而邻人子赖以生。乾隆五年, 制府宗室德以"曾饮上池"旌其庐。又彭性旷达, 工吟咏。与曹六圃交, 所酬和俊绝一时。"虽有财货之诱, 不失活人之心, 取舍之间可见沈氏大医之德。

光绪二十年《嘉善县志·人物志》载："沈又彭著有《医经读》《伤寒论读》《女科读》《治哮证读》《治杂病读》诸书，能发前人所未发。子璐，有传。孙图荣，字素忱，岁贡生，亦善医，能继其业。"

（二）从医经历

沈氏在当地享有盛名，俞震《古今医案按》的李龄寿序文中特别提到"嘉善俞先生震，生乾隆间，以儒言医，与同邑沈氏尧封齐名"。李龄寿比沈尧封小 37 岁，属同时代的人物，李龄寿在描述俞震时以尧封为参考对象，可见沈氏之医名著于当时。实际上，俞震和沈尧封也是挚友。俞震《古今医案按》中收录了四则沈尧封的医案。在《古今医案按·疟》的附录医案中，记载了一例沈尧封治疗"嘉善一张姓少年"疟的病案，文中俞震称沈尧封为"余友沈尧封兄"，可见二人关系之善。沈俞二人，同乡邑，同时代，同志岐黄之道，同有著述，可以想见二人探讨医术也是常有之事，所以后有《沈俞医案》合刊，可谓医林佳话。沈氏医名响于一时，乾隆五年（1740）获两江总督德沛赠"曾饮上池"旌匾。

沈尧封师事金大文之事可见于《女科辑要》，下卷的一则医案记载了沈尧封学艺期间随师出诊所见："震泽一妇，产后十余日，延我师金大文诊视，余从。"可惜其师金大文的情况淹没于史，难以追寻。

二、学术渊源与特色

（一）学术渊源

关于沈又彭的学术渊源，《嘉善县志·人物志》记载其："少习举子业，兼善占星、聚水之术，尤粹于医。年三十，以国子生三踬浙闱，遂闭关十年而技成。"可见其少时即用功于举子业，积累了深厚的儒学功底，又博学占星、聚水之术，对于阴阳五行八卦地理等传统文化知识也广为涉猎，同时又精读医学经典著作，在其三十岁求考功名失败后，更是花费十年功夫研究医学，终而成就医学大家，可见其学术思想渊源，一方面借助于儒学哲学思想的指导，另一方面渊源于对中医经典的深入学习和研究。

沈氏以儒入医，医儒兼擅的能力，使其文名与医名一样卓著，并在当地享有盛名，深厚的儒学修养，为其医学成就奠定了坚实的文字基础，有助于他开展《内经》《伤寒》等中医经典著作的研究与创作。另外，从《古今医案按》中收录了四则沈尧封的医案的史实上也足证其临床效验十分突出，大量的临床实践经验也为其开展医经研究奠定了坚实的临床应用基础。

沈尧封还师事金大文，虽然历史上缺少对金大文本人习医从医的记载，但从沈氏跟从其出诊产妇病患这一事例来看，也说明他医学成就的取得，还有从师学习中医理论与临证实践的经历，在得到老师指导的情况下，不断精进其学业，其中不乏研习《内经》《伤寒》的可能性。因此，在其治学《内经》的历程中，跟师学习也是其学术思想渊源的一个重要方面。

（二）学术特点

1. 阐述生理，见解独到　沈氏在《医经读·平集》篇首曰："医不知病，何由治病；医不知不病，何由知病。平，平人也，即不病人也。《经》有《平人气象》篇盖取诸此。"治病以知病为先，知病又以知不病为先，故首录平集。这一思想蕴含了"生理学"的概念。裘吉生在《三三医书》的《〈医经读〉提要》中写道："按《内经》分类编辑，始于张景岳，继之者有薛雪、汪昂诸贤，然皆不如本书之具有科学思想。"裘氏所谓的"科学思想"可能在此处是一种体现。

沈氏在《平集》中还表达了一些对中医基础问题的独到见解。例如，沈氏提倡"三焦有形说"，认为"三焦即三个管子，非有名无象也。若果有名无象，如何并咽并胃"。又如"卫出上焦"，沈氏认为"卫出上焦者，水谷入胃，胃底之阳蒸气上腾，若雾露之溉，此即卫气也"。

沈氏对"卫气昼行于阳，夜行于阴"的认识尤为独辟，他反对《灵枢·卫气行》中所讲述的卫气夜间"从足少阴之分间内注于五脏六腑"的"夜行于阴"的方式，认为"昼行于阳，夜行于阴，此阴阳非指经络言，乃指外内言也。盖脉在分肉之间，营行脉中，卫即行乎脉外，无论阴经阳经，卫气浮上而行者即行于阳也，沉伏而行者即行于阴也。行于阳者则表实，故昼日耐风寒；行于阴则表虚，故夜卧不耐风寒，此其验也"。这一观点可谓"发前人之所未发"。

2. 论述病理，客观审慎 针对"厥"之一症，沈氏提倡"内风"说，反对"外风"说，"厥者，逆也，下脉逆而上也，逆上则暴死。据经所论，一由于肝，一由于肾，初未尝及于风也。今人见此症俱称中风而用风药，不知风药多升，益增其逆矣。"这与叶天士的内风说是一致的，沈氏十分崇拜叶天士，其学术渊源于此或可见一斑。

对于咳嗽一病，沈氏在原经文的基础上，结合经脉的联系和自己的经验提出一种"虚阳射肺"观点，"肝络注肺，肾脉入肺，心脉连肺，除本经自病外，三脏阴亏不能吸阳，致虚阳射肺，作咳者颇多，细察脉证自得。"对后学不无价值。

沈氏对"病机十九条"持审慎的态度，认为不可执定死守，而要"既见一证必须合诸现证而参观之，而后病之真情始得"，"若以皆属二字概之，则立十九方治之足矣，察脉辨证俱为虚设，治病果若是之易易耶"。确实则是对文中"有者求之，无者求之"的精辟解读，也是对"皆、属"二字的辩证理解，反映了他对《内经》理论的很好发挥。沈氏还举实例来论述，例如"诸呕吐酸一症，丹溪主火，东垣主寒，施之于病各有应验，则皆属于热之说亦良非定论矣"，沈氏特表而出之，以与有识者共商。

3. 重视尺肤，提出新解 《医经读》平集中沈氏自申较少，仅对《脉要精微论》中"尺内两旁则季胁也"一段有所新述，沈氏认为此段为寸口候治周身各处的法则，特别提出以浮沉来解释"内外"的观点，是对这一千古疑案的一个回答。沈氏认为，浮以候身之前，沉以候身之后，举例来说，所谓"左外以候肝，内以候膈"，是在左关脉浮位候膈，沉位候肝。这样的话经文内部能得到最大程度的自洽，这也是前人所未有的一种解读。

4. 阐发治法，适用临床　沈氏对《至真要大论》中论述的"高者抑之，下者举之"有所阐发，认为此为"治虚气之升降"的法则，结合喻嘉言的论述，"人身阴阳相抱不离，阳欲上脱而阴下吸之则不能脱，阴欲下脱而阳上吸之则不能脱，故气虚之人多下陷，阴虚之体多上升，治之者不特补气补血已也，当用灵动之药升降阴阳为妥。高者其气多升少降，抑之者有镇坠一法，有潜伏一法，有纳气一法，有引阳归宅一法，何莫非抑之之义；下者其气多降少升，举之者有升提清气一法，有用大气举之一法，有用诸角本乎天者亲上一法，何莫非举之之义"，从人身阴阳相抱至阴阳偏颇，以具体治法阐发经文中抑之、举之之治则，经文义蕴尽见。

5. 忽略运气，专重脏腑　沈氏认为三阴三阳与六气和脏腑的配对是存在矛盾的，"少阴之上热气主之，则偏举其心而遗漏其肾矣；又云太阴之上湿气主之，则举偏其脾而遗漏其肺矣；若云阳明燥气指大肠言即所以言肺，太阳寒气指膀胱言即所以言肾，若然则同一论五行，何以论风热湿则以脏言，论寒燥则以腑言，无非欲勉强配合三阴三阳而已""况五行之外，硬添一火，谓其火有阴阳二种也，不思火有阴阳，金木水土独无阴阳二种乎，何以绝不分举也"。所以沈氏认为三阴三阳和运气理论是绝不可取的，"然历代名医除扁鹊仲景外无不引用，故录而辨之"。

沈氏《医经读》以平、病、诊、治四集，简明扼要地分类归纳研读《内经》，以扁鹊仲景为参据，摘《难经》以补《内经》之缺，在书中提出了许多独到见解，从中可窥沈氏独到的治学理念和医学思想。与沈氏的其他著作参看可见其一贯的治学方法，即注重裒集诸家精华，注重理论的可实践性，反对理论空谈。《医经读》一书为中医经典研读提供了独特的思路和方法，为《内经》中存在的部分争议做出了回答，沈又彭是浙江医经学派中具有研究价值的重要医家。

三、著作简介

《医经读》刊于乾隆甲申岁（1764），是以分类择要的方法研究《内经》，分平、病、诊、治四集。

《平集》论天地四时之常、人体生理、营卫气血、经脉走行、构造解剖等。沈氏将《内经》中论述天地四时之常、日月运行等内容和论述人体生理之常的段落同置于《平集》中，体现了沈氏对《内经》"人以天地之气生，四时之法成""天人合一"思想的认识和理解，以及其儒医的身份特征。沈氏认为熟练掌握经脉知识是临床医生的必备要求，注重经脉理论，故在《平集》中全文收录了十二正经、奇经八脉的循行。对于《内经》记述不备的奇经八脉等内容，沈氏以《难经》之文补之。

《病集》是对《内经》中与疾病相关论述的择要汇总，其摘选遵循"论病而不论其所以病，总属伪造，一概不录"的原则，收录了《内经》中的许多经典篇章和段落。

《诊集》收录注重病因的考察。沈氏曰："病不出外因五气相感，内因脏腑偏胜，诊得其因方可论治。"所以在文段的择选中遵循"若云某脉头痛，某脉脚痛，不及病因，徒夸不问知患，暂骇人听，终无实效，概置不录"的原则，所选内容价值非凡。沈氏尤重脉诊，这一点在沈氏医案中也有体现，此集所选内容主要围绕脉诊，《素问》中讲述脉法诊断的篇章诸如《脉要精微论》《平人气象论》《三部九候论》《玉机真脏论》等得到了广泛采取，另外此集还收录了22段《难经》文句，体现了沈氏在书首提出的以仲景越人为参考标准的著录原则。

《治集》汇集《内经》中治法论述。《内经》中的治疗方法以针灸为主，但对方药治疗的大体原则也已完备，沈氏着眼点于使用方药治疗，汇总了《内经》中的五味脏腑补泻、君臣佐使组方原则、因势利导的治疗思想、审证求因的临证思维等方面，以及《内经》中所出现的方药，诸如兰草汤、半夏秫米汤、马膏、熨药、鸡矢醴、乌贼骨蔍茹丸、生铁落饮等内容，沈氏认为论及具体方药的内容"经未必真而方则古矣，用甚有验，故录之"。

平、病、诊、治四集之后，沈氏附"运气辨"一章，沈氏之"辨"，意在质疑和否定。

四、原文选释

【原文】三焦即三个管子，非有名无象也。若果有名无象，如何并咽并胃。卫出上焦者，水谷入胃，胃底之阳蒸气上腾，若雾露之溉，此即卫气也。（《医经读·平集》沈又彭注《灵枢·营卫生会篇》"上焦如雾，中焦如沤，下焦如渎"）

【阐释】沈氏在《平集》中表达了一些对中医基础理论问题的思考，就如此段中即表达了对于"三焦"概念的见解，认为三焦是有名也有象的。这里所谓的象，是指具体存在的事物，也即指三焦的解剖形象和生理病理表现。"三焦"一词最早出现在《内》《难》中，许多学者对三焦的认知是有名而无象，认为三焦是各指代人体的三个各有功能的部位，如《难经·二十五难》中指出：心包与三焦有名而无形。但沈氏对此不偏听偏信，提出了自己的独到见解，认为三焦是指三个管子，并咽并胃，有名有象。而卫出上焦，则是水谷入胃后，胃底阳气循管子蒸腾阳气，若雾露之溉，遍及全身。由此可以看出，沈氏读经并不泥古不化，而是根据文献及自己的见解作出了有用的发挥，其理论思考及研读经典的批判态度对后世均颇有影响。

【原文】昼行于阳，夜行于阴，此阴阳非指经络言，乃指外内言也。盖脉在分肉之间，营行脉中，卫即行乎脉外，无论阴经阳经，卫气浮上而行者即行于阳也，沉伏而行者即行于阴也。行于阳者则表实，故昼日耐风寒；行于阴则表虚，故夜卧不耐风寒，此其验也。（《医经读·平集》沈又彭注《灵枢·营卫生会篇》"上焦出于胃上口……常与营俱行于阳二十五度，行于阴亦二十五度一周也"）

【阐释】沈氏对《灵枢·营卫生会篇》"卫气行于阴二十五度，行于阳二十五度，分为昼夜"的认识较为独特，他反对《灵枢·卫气行》中所讲述的卫气夜间"从足少阴之分间内注于五脏六腑"的"夜行于阴"的方式，认为卫气的循行并非白天在三阳经，夜晚在三阴经，而是无分昼夜与阴阳经脉，一切遵从"营行脉中，卫行脉外"的规律循行，昼日卫气浮上而行于表，夜晚卫气沉伏而行于里，这一观点清新独特，丰富了卫气运行概念的内涵，可谓发前人之所未发，给后学以重要启迪。

【原文】此十九条乃业医之快捷方式也，历代名医无不熟读，引用河间刘氏尤奉为至宝，疏为直格。窃疑之，何则？病同而虚实寒热不尽同，所以望闻问切不可偏废，既见一证必须合诸现证而参观之，而后病之真情始得。若以皆属两字概之则立十九方治之足矣，察脉辨证俱为虚设，治病果若是之易易耶！即如诸胀腹大，实则为阳明属热，虚则为太阴属寒，何可云皆属于火？诸病胕肿，有水之始起属肾脏虚寒，更有气虚下坠湿气外侵，何可云皆属于火？诸病有声，鼓之如鼓，如果皆属于火，何仲景于腹中雷鸣下利偏用生姜泻心汤寒热并施也？诸病水液，澄澈清冷，如果皆属于寒，何仲景于下利清水色纯青口干舌燥者且用大承气汤急下之也？诸呕吐酸一症，丹溪主火，东垣主寒，施之于病各有应验，则皆属于热之说亦良非定论矣。种种一偏之见实出粗工伪造，细拈出与有识者共商之。（《医经读·病集》沈又彭注《素问·至真要大论》"病机十九条"）

【阐释】沈氏对"病机十九条"持审慎的态度，认为不可执定死守。病机十九条为《内经》一种病机分析的纲领性条文，历代医家推崇备至。而其中尤以刘河间为著名，所撰《素问玄机原病式》一书对病机进行深入探讨，影响极大，且其创立的寒凉派的主要思想也与《内经》病机十九条中"皆属火属热者为最多"的认识有一定关系，他认为六气皆可从火化，主张治病多用寒凉。而沈氏认为病机十九条作为纲领性的条文，不可以机械地去理解，而应该有自己的思考并以辩证的眼光去看待，每一条皆要依据临床实际进行寒热虚实的分析，方能因机立法，对症下药。而且他认为针对文中"皆属"二字的理解，也一定要活学活用，不可拘泥于字眼，可以说对后学之人研读经典大有启迪作用。

【原文】此高者抑之，下者举之，治虚气之升降也。喻嘉言云：人身阴阳相抱不离，阳欲上脱而阴下吸之则不能脱，阴欲下脱而阳上吸之则不能脱，故气虚之人多下陷，阴虚之体多上升，治之者不特补气补血已也，当用灵动之药升降阴阳为妥。高者其气多升少降，抑之者有镇坠一法，有潜伏一法，有纳气一法，有引阳归宅一法，何莫非抑之之义？下者其气多降少升，举之者有升提清气一法，有用大气举之一法，有用诸角本乎天者亲上一法，何莫非举之之义？（《医经读·治集》沈又彭注《素问·至真要大论》"高者抑之，下者举之"）

【阐释】沈氏对《素问·至真要大论》中论述的"高者抑之，下者举之"治法理论有自己独特的理解，认为此为"治虚气之升降"的法则，并引用喻嘉言的论述，从人身阴阳相抱相吸的原理出发，提出宜用灵动之药升降阴阳为妥，具体治法则要依据临证表现分别采用适宜的治法以抑之、举之，经其发挥，经文义蕴尽见，临证切合实用。从中可以看出，沈氏并非专研经典的文字注释，而是提倡理论应与实践相结合，理论指导实践，实践反哺理论。这一研经方法，启示后学之人能够更加用经典理论指导临床应用，对经典的传承和创新具有很好的借鉴意义。

【原文】厥者，逆也，下脉逆而上也，逆上则暴死。据经所论，一由于肝，一由于肾，初未尝及于风也。今人见此症俱称中风而用风药，不知风药多升，益增其逆矣。（《医经读·病集》沈又彭注《素问·生气通天论》"大怒则形气绝，而血菀于上，使人暴厥"）

【阐释】针对"暴厥"一证，沈氏提倡"内风"说，反对"外风"说，这与叶天士的内风说是一致的，沈氏十分崇拜叶天士，认为暴厥一证的病机，依据《内经》所论一是肝旺，二是肾亏，逢大怒而形气绝，血随气升而致病。这一病机，与后人流行所称的厥为中风而多用风药是不同的病变机理，宜区别对待。由此也可看出沈氏具有极高的医学素养和丰富的临床经验，对于《内经》相关病证的病因病机认识是准确的，也不随时人的观点所左右。这种独立的治学精神，对于后学传承经典，坚持真理具有很好的启示。

【原文】肝络注肺，肾脉入肺，心脉连肺，除本经自病外，三脏阴亏不能吸阳，致虚阳射肺，作咳者颇多，细察脉证自得。（《医经读·病集》沈又彭注《素问·咳论》"五脏六腑皆令人咳，非独肺也"）

【阐释】对于咳嗽一病，沈氏在原经文的基础上，结合经脉之间的联系和自己的临床经验提出一种"虚阳射肺"观点，认为从阴阳相抱原理出发，五脏皆有经脉联络肺脏，如肝肾心三脏阴亏不能吸阳，虚阳上亢，煎熬肺津，就会形成虚阳射肺而致咳。同时，他还通过自己的临证经验，从脉证表现中对这一观点的提出提供了强有力的证据，弥补了《素问·咳论》"重寒伤肺""外内合邪""聚于胃，关于肺"等咳嗽病机认识的不足，发展丰富了《内经》的咳病理论，也使后世医家在临证时对于咳嗽病的治疗多了一个思考的角度。

【原文】少阴之上热气主之，则偏举其心而遗漏其肾矣；又云太阴之上湿气主之，则偏举其脾而遗漏其肺矣；若云阳明燥气指大肠言即所以言肺，太阳寒气指膀胱言即所以言肾，若然则同一论五行，何以论风热湿则以脏言，论寒燥则以府言，无非欲勉强配合三阴三阳而已。（《医经读·治集》沈又彭注《素问·天元纪大论》"厥阴之上，风气主之；少阴之上，热气主之；太阴之上，湿气主之；少阳之上，相火主之；阳明之上，燥气主之；太阳之上，寒气主之。所谓本也，是谓六元"）

【阐释】沈氏认为三阴三阳所属六气和脏腑的配对是存在矛盾的，太阴则举脾漏肺，少阴则举心漏肾，风热湿则言脏，寒燥则言腑。对此《内经》似乎并未给出明确合理的解释。而沈氏根据自己的理解，指出了《内经》运气学说的自相矛盾之处，并提出以供学者一起探讨，其大胆的质疑精神可谓是刚勇可嘉。这种"师古而不泥古""真理越辩越明"的学术态度，对于中医经典的传承学术守正创新具有较好的示范作用。

【原文】况五行之外，硬添一火，谓其火有阴阳二种也，不思火有阴阳，金木水土独无阴阳二种乎，何以绝不分举也。然历代名医除扁鹊仲景外无不引用，故录而辨之。(《医经读·治集》沈又彭注《素问·天元纪大论》"君火以明，相火以位")

【阐释】沈氏认为三阴三阳，强行对应；运气学说，于理欠通。五行当中独独将火分为两种，以强行对应六气理论，亦为《内经》之中不可理解之处。但是由于历代医家之中除扁鹊和张仲景未曾引用之外，其他各家无不引用，致生疑问。出于学者治学的严谨态度，沈氏并没有霸道地将这一内容删去，而是将其记录待考，引用五行各可有阴阳二种之理辩而求正之，体现了沈氏"实事求是"的治学态度。

【原文】奇经八脉经文错乱，定系后人传写之误，越人时所读不若是也，故所述明晰，谨遵录之。(《医经读·平集》沈又彭注《难经·二十九难》中"奇经八脉之为病")

【阐释】沈氏认为，《内经》当中提到的奇经八脉的内容错乱难通，可能是由于后人传抄遗漏之故，原书版本应该是准确无误的，摘录时就依据《难经》所述将其明晰而正确的予以纠正采用。说明在摘编《内经》原文时，沈氏对于此类简脱虫夺的文字，经过仔细校勘而予以匡正，以尽可能的还原《内经》的本来面目。这项工作反映了沈氏具有很好的训诂学修养和认真负责的治经态度，对于后学传承经典，解读经典，应用经典起到了很好的示范作用。

【原文】此分候五脏之定位也，其内外两字难解。一说诊脉，其手必伸，当以近尺泽处为内，近鱼际处为外。若然则肝在膈下，而云外以候肝，内以候膈，心在膻中之下而云外以候心，内以候膻中，则与上以候上，下以候下之说左矣。一说人之端拱，则当以近尺泽处为外，近鱼际处为内，若然则心肝两句与上以候上，下以候下适相合，而与前以候前，后以候后不相谋矣。彭窃以为，内外者，即前以候前，后以候后也。盖人身背为阳，腹为阴，人垂两手，以掌向前，则手之三阴在前，三阳在后，与腹背相应。近身后为外，其脉应在沉部，以沉脉近后故也。近身前为内，其脉应在浮部以浮脉近前故也。如肾与腹中同在尺部上见，而肾在腹中之后，故尺之沉部候肾，尺之浮部候腹，中附上者掌后寸许，按之有高骨陇起是也，即名关上。肝与膈同在左附上见，而肝在膈之后，故左附上沉部候肝，浮部候膈。脾与胃同在右附上见，而脾在胃之前，故右附上沉部候胃，浮部候脾上附上，即寸部也。肺近后胸近前，故右上附沉部候肺，浮部候胸中心近后膻中近前，故左上附沉部候心，浮部候膻中。如是则前后俱合矣。（《医经读·诊集》沈又彭注《素问·脉要精微论》"尺内两旁，则季胁也，尺外以候肾，尺内以候腹。中附上，左外以候肝，内以候膈。右外以候胃，内以候脾。上附上，右外以候肺，内以候胸中，左外以候心，内以候膻中。前以候前，后以候后。上竟上者，胸喉中事也。下竟下者，少腹、腰股、膝胫足中事也"）

【阐释】沈氏认为此段原为《内经》尺肤候治周身各处的法则，后世读者颇难理解，所以特别提出以寸口脉之浮沉来解释"内外"的观点，是对这一尺肤诊法疑问的一个创新回答。沈氏认为，浮以候身之前，沉以候身之后。举例来说，所谓"左外以候肝，内以候膈"，是关部浮位候膈，沉位候肝；而脾胃右附上即是寸部沉位候胃，浮位候脾等。这样的话经文所述能得到最大程度的自洽。这也是前人所未有的一种解读，是对《内经》脉诊理论的一大发挥。

五、临床诊治特色

沈又彭是《内经》研究大家，但其研经之余也将所学切用之于临床，所载医案虽然不多，但从所辑《女科辑要》等著作之中也可窥其临证诊治特色之一斑。

（一）擅长妇科疾病诊治

沈又彭于岐黄之道学验俱丰，尤其精于妇科疾病诊治。妇科学说源于《内经》，《素问·上古天真论》云"女子二七，天癸至，任脉通，太冲脉盛，月事以时下，故有子"的一段论述可谓其理论源泉。沈氏精研经典，对妇女经带胎产详加研究，结合临床经验，著成《女科辑要》一书，此书又名《沈氏女科辑要》，全二卷，约成书于1764年。内容分为经水、月事不调、崩漏、带下、临产等12类49节。张山雷称赞该书："精当处勘透隐微，切中肯綮，多发前人所未发，实验彰彰，始觉轩爽豁目。"可以说是对他精于妇科临证的极大褒扬。

沈又彭针对妇科常见病证，经常将《内经》所言与历代医家之论率先辑出，然后结合临床实践附于己意加以阐发。如在论述"带下"中云："带下有主风冷入于胞络者，巢元方、孙思邈诸人是也；有主湿热者，刘河间、张洁古诸人是也；有主脾虚气虚者，赵养葵、薛立斋诸人是也；有主湿痰者，丹溪是也；有主脾肾虚者，张景岳是也；又有主木郁地中者，方约之、缪仲淳是也。"然后得出结论并谓之曰"白带即同白浊，赤带即同赤浊，此皆滑腻如精者。至若状如米泔或臭水不黏者，此乃脾家之物，气虚下陷使然。高年亦有患此，非精气之病，不可混治。"使人既对历代名家之论有所了解，也对沈氏见解有所明晰，足见其对医术研究之审慎。

沈氏于妇科立论，除了衰集前贤妇科有关论说外，还结合自己临证经验所得发前人所未发，对许多妇科病证的病因病机与证治用药等，常将前人观点与自己临证治验相印证，不拘成法，立足实践，对于前人所论不正当处也提出批评，加以纠正。如对王肯堂所言月经"既行而紫黑，定非寒症"持有异议，指出于临证所见有"投热药取效，十中尝见一二"。并着重强调属于气虚经行紫黑者，不宜补火，主张"细察脉象，复参旁证"，于临证时倘有疑似先用补气，不效再投补火等。说明沈氏不仅能直言前贤于女科证治立论之不足，亦十分重视女科诸疾辨证论治的重要性。

（二）发挥《内经》治咳之法

沈又彭对《内经》治咳之法多有发挥，针对咳嗽的病因病机，以及临证分型和用药法度等皆有独到见解。咳嗽一病始见于《素问·咳论》，经云："黄帝问曰：肺之令人咳何也？岐伯对曰：五脏六腑皆令人咳，非独肺也。帝曰：愿闻其状。岐伯曰：皮毛者，肺之合也，皮毛先受邪气，邪气以从其合也。其寒饮食入胃，从肺脉上至于肺则肺寒，肺寒则外内合邪，因而客之，则为肺咳。"按此之论，咳嗽的病因主要有两方面：一是外感风寒邪气，并传舍其合而内伤于肺。二是内伤饮食生冷，其寒从肺脉上至于肺，导致肺寒。内外寒邪相合并伤于肺，使肺失宣降，则致咳嗽。肺咳的这一发病机理同时还见之于《灵枢·邪气脏腑病形》篇："形寒寒饮则伤肺，以其两寒相感，中外皆伤，故气道（逆）而上行。"以及《灵枢·百病始生》篇"重寒伤肺"之说。沈又彭认为，咳为肺之本病，不离于肺，然亦不止于肺，五脏六腑皆令人咳，是《内经》经旨，但由于人体是一个有机整体，肺与其他脏，病理上常相互影响，一方面，其他脏腑受邪或功能失调，可病传于肺，导致肺失宣降而发咳病。另一方面，肺脏先病，久咳不愈，亦可影响到他脏，并发他脏病变。所以咳嗽虽然是肺之本病，但是其他脏腑功能失调也可以影响到肺气的宣降而发生咳嗽，在治疗时就不能单从宣肺止咳方面去考虑，而应从整体占考虑。从辨证的角度来看，在考虑咳嗽的辨证时，既要重视主证，又要重视兼证；既要重视共性，又要重视个性。同样是咳嗽病，其所以分为五脏咳、六腑咳，就是因为在咳时有各自不同的兼证。如胃咳的兼证是呕吐，甚则吐蛔；膀胱咳的兼证是咳与尿俱出。显然都是根据兼证进行分类的。治疗时不仅要抓主证，还要通过兼证去分析认识，找出咳嗽的病因、病位及其传变关系。采取相应的治疗措施。提示人们咳嗽虽然是肺系统的症状，治疗宜以宣肺止咳为主。但不能仅仅见咳止咳，而要去寻找导致咳嗽的深层次原因，如果原因和机理分析准确，疏肝、健脾、治心、利水、和胃、利胆、调气等方法亦能达到止咳的目的。

　　沈又彭深研《内经》理论，结合个人治咳经验体会，针对咳嗽的临床发病，认为其中最多的，既有因外感寒热暑湿等邪所致者，也有因脏腑损伤所致者。他总结前人治疗咳嗽的经验指出："咳嗽先辨有血无血，次分先血后咳，先咳后血。如先吐血而后咳嗽者，明系内损，更当分营损、精损。营损，脉濡缓，即是上损，宜建中；精损，脉细数，即是下损，宜实下。若先咳嗽而后见血者，未必尽是虚损，有缘咳嗽震动脉络所致。"即是在基于对《内经》理论的认识基础上，又参考前人咳嗽辨治经验的总结。同时，他也阐发自己的观点，指出："凡咳嗽而见上气窒塞或咽中似有黏着，或见呻吟之状，或饮多溺少此皆肺气不宣，必有伏邪阻滞或食酸所致，急宜开发上焦勿遽投填补。第伏邪不一，见症各异。舌白不渴者，暑湿阻气，防发肺痈。鼻窍窒塞，咳嗽夜甚，更见脉沉者，属寒痰闭塞。或干呛，或咽痛，或口渴引饮者属燥热。细细辨察，庶无差误。"以上所论可以说确为经验之谈，是发挥《内经》理论的实践应用，这种传承经典发扬经典的实践精神值得后学予以借鉴。

（三）善用平脉辨证治疗危重疾病

沈又彭治病尤重脉诊，他认为《内经》有《脉要精微论》《平人气象论》和《玉机真脏论》等篇专论脉象，其余各篇论病辨治也多见脉法之论，证之临床既要强调色脉合参的重要性，但在针对寒热虚实真假病证的复杂病情时，据脉断病最能反映病证本质，从而更可取得疗效。如其治嘉善一张姓少年，春间患寒热如疟，始用发散，继用养阴，已愈矣。越数日，疟又作，且兼白浊不止。用小柴胡加首乌、生地、丹皮、萆薢等，不应。又数日，寒热渐重，不能起坐，口渴烦躁，舌赤唇焦。一老医用白虎汤，而热益甚，发晕，昏沉几死，热气冲开二三尺，两目赤肿，目眵胶闭，舌红且干，唇焦面赤，两足如烙。唯大便泄泻，脉虚而软。沈又彭据脉辨证，辨其为真寒假热之证，脉虚而软是其确症，遂用人参二钱，熟附子三钱，茯苓五钱，白芍一钱五分，一剂而热少定，遂连服十余日，唯以牡蛎、牛膝、枸杞、生地出入加减。粥进热退，诸症去其六七矣。忽然腹痛大作，连泻二三十次，烦渴又作，懊憹迷闷不安，举家骇泣。沈曰：无恐，此久积之寒饮，因脾得参附之力以运动之，饮乃大下也。复用附子五钱，干姜二钱，苓、芍、炙草，数剂而安。又用参、术平补，痊愈。

由此案例可知该病患寒热如疟，他医用小柴胡不应，反口渴烦躁，舌赤唇焦，看似实热，老中医用白虎汤而热益甚，至热气冲开两三尺，两目赤肿，舌红且干，唇焦面赤，两足如烙，一派热象。待沈又彭了解疾病全过程，诊见大便泄泻，且脉虚而软。若是实热，脉当滑数有力，此案脉虚且软，是诊为真寒假热证的确凿证据，遂用人参附子回阳救逆、补火助阳，茯苓利水渗湿，白芍清热敛阴，一剂而热少定。后又加减出入并糜粥自养中气，热退诸症十全六七。充分反映了沈氏临证重视脉诊的诊治特色，对后世辨治寒热虚实真假危重病证以重要启示。

真寒假热证，疾病的本质是寒证，却出现某些虚假的"热象"，乃"寒极似热"之证。病机为阳气虚衰，阴寒内盛，逼迫虚阳浮越于上，格拒于外所致，并非体内真有热邪。这些"热象"其实是危重寒证的表现，是阴寒内盛的反映。而脉象恰能真实反映疾病本质，较之形体面色更能辨清疾病深层次的本质病机。沈氏重视脉诊参究病机之理，于此可见一斑，足以提示后学临证须重视脉诊运用，把握真实病机，万不可仅依症状假象而处方用药贻误病情。

（四）注重应用经脉理论辨治喑哑

沈又彭治病注重《内经》经脉理论，临证常能巧妙应用经络知识治疗疾病，如喑哑一证，表现为声音嘶哑，难以发声，其病机系因十二经脉之肺、肝、脾、肾诸经皆夹咽喉以通行，因正虚邪侵以致经气流行不畅，气血难以灌溉滋养为主，所以临证治病当从十二经脉入手，方得要领。正如沈氏所说："治病犹治贼，必先识贼之所在，斯不劳而获；倘贼在此界而反于彼境捕之，则彼境无辜之民徒增扰动，而此界真贼且不治而日炽矣。十二经脉所经之处即十二经所辖，无异省治之分界也。如某处痛、某处痒、某处热肿、某处寒栗即可知何经受病，又宁有误治之虑哉！"

《沈俞医案》曾载一案：一寡妇体弱，每逢月事声哑。沈尧封曰：肝肾之络俱上连肺，精血下注，肺中必枯，故哑。用地黄、天冬、肉苁蓉、归身等大补精血，病反甚。加细辛五分，通厥少之络，才入口，声即出。后用八味丸调理，经来不哑。观此案治法，皆是从经络循行联系入手，分析病机方得肯綮，初以为月事血少，肝肾亏虚，肺阴不足，金破不鸣，药用地黄、天冬、肉苁蓉、当归身大补精血，不期病反加甚。

沈氏详审后运用经络循行知识，知肝肾之络上连于肺，而细辛通足厥阴肝经与足少阴肾经，遂加细辛五分，汤药入口即愈。循经辨证，用药精当，应用《内经》经脉理论指导临床辨证论治，洵可为大小内外妇儿诸科一刻不可离之法也。

参考文献

[1] 杨杏林.沈又彭与《玄机活法》[J].中医文献杂志，2013，31（05）:9-10.

[2] 任应秋.医经学派——中医学术流派试论之一[J].浙江中医学院学报，1978（04）:3-6.

[3] 孟君，张大庆.近代名医张山雷与《沈氏女科辑要笺正》[J].新中医，2016，48（02）:228-230.

第七节　姚绍虞

一、生平简介

（一）生平纪略

姚绍虞，字止庵，浙江绍兴人，生于清顺治康熙年间，具体生卒年月不详，一说生于1644年，卒于1722年。姚氏于甲申明亡后弃儒治医，《素问经注节解》张岱序曰："盖止庵原为艺林巨儒，文坛飞将，别游戏于岐黄间。在常人视之，谓儒作医，菜作齑，易若反掌，而孰知其研究此理，不厌精微，不替寒暑，止庵之用心可谓至矣。"他尤精于研究《内经》，主要著作有《素问经注节解》与《灵枢经注节解》。

（二）从医经历

姚氏生活于明末清初，早年习举子业，文名颇著。明亡之后，不复求仕进，遂专意于医学。在研治医学的过程中，他注重以《内经》为本，遍读唐王冰注本、宋林亿《新校正》以及明代马莳、张介宾等诸家注本，互相参断考究，历经十四年，终于会通《内经》大义，并对诸家注释《内经》的得失也——了然于胸。

在此基础上，姚氏进而着手自注《内经》，云："此余之所以既节《素问》之有余，而复为臆解以畅王氏所未足，斟酌损益，不自知其狂惑也。是役也，始自壬寅三月，迄于己酉之十二月，凡七年，又七年而《灵枢》之节解亦相继而成，余之从事于内经者凡十有四年。"姚止庵花费七年时间著成《素问经注节解》，又用七年著《灵枢经注节解》。康熙十八年（1679），《素问经注节解》刊行于世，并得以流传后世，《灵枢经注节解》则未见传本。《素问经注节解》一书是姚氏在广泛汲取前人研究《内经》学术成果的基础上阐发己见而成，其在阐发《内经》大义、发挥阴阳理论和紧密联系实践等方面有较大贡献。在解读研究《素问》的方法上，姚氏颇有心得，他既勤学不息，又注重实践，注解《内经》通晓明白，多能结合临床加以阐发，强调学用结合。同时，相较于姚氏注解的价值，难能可贵之处还在于他又授人治学之法，认为《内经》中的理论可从词句理解的角度求得，但对"阴阳变化之理，证治逆从之妙，脏腑职司之微"等的把握，必须要细审之，即所谓"是必神而明之乃可耳"。姚氏以其独特的分编方法，为研究《内经》开辟了新途径，与马莳、张介宾、章虚谷、陈士铎等人，被誉为"明清间绍兴《内经》注释七大家"之一，成为浙江医经学派中有影响的代表人物。

二、学术渊源与特色

（一）学术渊源

1. 由儒入医 姚氏早年习举子业，文名颇著，大量的学习训练，使其积累了深厚的儒学文化知识，对于其后他转而钻研中医经典著作奠定了坚实的文化基础。《素问经注节解》一书中所体现的文字校勘、训诂、正讹、注释，以及经文分段、文理医理阐发等内容，无不反映了他是一个由儒入医的大学问者，也是浙江在清初时期大量涌现的儒医大家之一。

明亡之后，与众多的文人雅士一样，他决意不再复求仕进，遂专意于医学，取《内经》为学术研究的主要经典而进行深入研究，并在阅读王冰注本、林亿《新校正》的同时，也对杨上善、马莳、张介宾等诸家注本进行互相参断考究，发现王冰所注《内经》存在诸多言而未尽之处，于是决意摘要编写《素问经注节解》和《灵枢经注节解》，且将注解的重点放在阐发前人所未发的地方。二书的注解，共花费了他十四年的时间，可谓治经有方，用功极深，而遍读前人之注，评判得失是非，阐发个人见解，也成为姚氏形成自己独有的学术观点的主要渊源。

2. 穷研经典　姚止庵在序言中写道，王冰次注《内经》、林亿《新校正》以及张景岳、马元台辈研究《内经》，均是用心良苦之作，成果丰硕。然而，经文释义难免有臆想之处，所以注解浮浅谬误之处难以避免，后人在学习时，常常会有难以理解的地方，或是不能完全解释清楚的地方。这就有可能使人学无所本，在面对临床时，也有可能难以辨别疾病，造成失治误治。姚止庵不禁感慨"嗟乎！经学之荒，无过今日矣"。

姚氏认为今人读《内经》原著，对于古人所要表达的意思，往往难以揣摩，只凭这方寸之间的字句，就来判断人的生死，实在太难。就如秦越人所说："闻病之阴，论得其阳；闻病之阳，论得其阴。"越人治疗虢太子、齐桓公，预言他们的疾病时，都十分准确。那是因为他离《内经》著成的年代还不远，能够准确地承袭岐黄之术的精髓，从《内经》所说的脏腑内外相应，到十二经十五络的传变，都能洞悉其原理，所以被称为神医。

姚止庵在临证之余，时常翻阅医经。他研究《内经》有十四年，殚精竭虑，只为保存上古圣人的医经精义，钩深研赜，割剥理解，神而明之，观其会通。在他看来，《内经》已是汇通了天文地理，草木鱼虫，万物悉备，对于人而言，内至脏腑，外至皮毛，一寸一厘，都悉数描述在册。《内经》的旨意深奥，包含的内容广博，而文法又错杂晦涩难懂，这其中的奥义，要真正洞悉，却是不易。学习此书的人们，并非人人都是贤者圣人，往往会误入歧路。姚氏认识到此点，于是致力于通过自己的努力，来校注增补，使得人人都能读懂此书，确切明白其中的涵义，并且能够准确地应用于临床。

他希望通过此书，使今后研习《内经》的学者，能免入歧途，尽快参悟《内经》的奥义，理解岐黄轩辕上古圣人的医者仁心，集大成，推明六气五味，五色五声六疾，获得天人相应的感召，将临床实际与医经道理联系应用起来。

（二）学术特色

1. 节略经文，提要点题 姚氏将原来王冰本篇目打乱，并删去了每篇篇名后的数目字，并将《素问》原文删除十分之一左右，使其成为一本《内经》的精编注本。姚氏编撰《素问经注节解》时，节略经文的主要依据和方法如下：①经文正意已完于前而复赘词于后者，则去之；②经言已见于别篇而又重出于此者，则略之；③文词残缺，义无可考，强解之而无味者，或缺疑、或节除之；④文句脱误，考别本以补充之；⑤字有舛讹，会文理以订正之；⑥句法颠倒，段落参错，通上下文语气以更易之；⑦后人假托以补篇目之数，如《著至教》《示从容》《疏五过》《征四失》《阴阳类》《方盛衰》《解精微》等七篇，文辞意旨与全经不相类，则节略甚多而注解特少。

《素问经注节解》以王冰注为基础，姚氏对王冰注释的地方有不同看法的时候，就会加上自己的叙述来阐发自己的观点。凡注文未冠"按"字的，都是王冰的注解，姚氏自己的注文都会冠以"按"字。他通过注文或勘正王冰的讹误，或发挥自己的见解，并对许多问题有所创见。如《素问·阴阳应象大论》说："肺生皮毛……在窍为鼻，在味为辛，在志为忧。"姚氏注云："按《宣明五气》篇言，精气并于肺则悲，而此言忧。忧者，愁虑也，情之所迫。悲者，哀苦也，情之惨然。悲极则忧，忧极则悲，悲忧同情，故皆为肺志。"这是姚氏将悲与忧解释为同一情感的体现。当然，姚氏在注释中，也难免有望文生义之处，如《素问·经脉别论》说："食气入胃，散精于肝，淫气于筋。"姚氏注云："病气为淫，食之精气亦以淫言者，皆指其余而称也。"其实此处"淫"字为本义，作"浸渍"解，引申为滋养。姚氏解为"余"义，训诂有误。关于内容的删节，不但需要有古本可依，于理亦通。然而姚氏所删除的大部分《内经》文字，是以自己的理解来裁定，这难免有去瑕损瑜之失。

姚氏对经文"斟酌而损益之"，将经文内容中"赘词""重出"者，进行了删削；"脱误""舛讹"者，进行了"补葺"和"订正"；并对"句语之颠倒，段落之参错"者，进行了更易等。如"脏气法时论"，王冰本有"辛散酸收甘缓苦坚咸软"十字，姚氏认为此十字之义已具于"此五者有辛酸甘苦咸，各有所利，或散或收或缓或急或坚或软，四时五脏病随五味所宜也。"一段内，故删之。并将此段移在"毒药攻邪"之前。《玉机真脏论》篇，对王冰本"真脏来见，期一岁死"一句中的"来见"二字，据全元起及《甲乙经》本，改为"未见"。

书中注释，以王冰注为主，兼采诸家之长，如杨上善之《太素》、林亿等之《新校正》、马元台之《注证发微》、张景岳之《类经》，对"热论"篇之注释还采择了研究《伤寒》之大家闵芝庆的论说等。而且姚氏亦颇能抒发己见，书中发前人所未发，补前人所未逮之论注，甚为不少。如《平人气象论》篇"脏真散于肝，肝藏筋膜之气也"一语，姚注曰："夫五脏既以胃气为本，是胃气五脏之真气也，故曰脏真。无病之人胃本和平，其气随五脏而转，是故人于肝，则遂其散发之机，于是肝得和平之气以养其筋膜而无劲急之患。"观历代注家对"脏真"二字之注释，或避而不注，或注而不明，皆不若姚氏之明确恰当。

《素问经注节解》每篇亦各有提要，点题极精，也着意于分段，与马莳注释的方法各不相同，别有新意。他认为"《大奇论》因脉辨证，询医家要领，然尚未详备，当与《平人气象》《玉机真脏》等篇参看。然彼言其常，而此近于异，故以《大奇》名篇"，提出的观点新颖，论点明确，在解题释义融会贯通于其中。姚氏还指出"《病能论》凡七则，有精义，有圈误，有衍文，系杂缀成篇者"，至于分段分节，亦多说明其要旨。如说《疟论》，"篇中所育，委曲周至，比别篇论病为独详"，指出本篇应分十四段，每段各有要点。有些段相互联系，不能因分而离，首段应分前后截，提示不能因合而混。每篇分段都有这样的一段解释，是姚注的一大特色。

历来注释《内经》者，其形式不外全注、选注两种。全注者如唐代王冰注，对《内经》全文照录而加注释；选注者如明代李中梓的《内经知要》，于《内经》中择其要者加以注释。姚氏《素问经注节解》既非全注，也非选注，而是在保留《内经》原文面貌的同时，将一些赘语衍词删去，并将纰缪舛误加以订正，而后进行诠注，"节解"是其一大特色。考其"节"义，即删节、节略之义。其在该书《自序》中述其节解的原则："于经之正意已完于前，而复赘词于后者，则去之；经之言已见于别篇，而又重出于此者，则删之；文词残缺，义无可考，强解之而无味者，或厥疑，或尽除之；语之脱误，考别本而补葺之；字之舛误，会文理以订正之；句法之颠倒，段落之参错，凡属传写纷乱者，通上下文语气以更易之；……凡得一百七十所，计删六千六百八十六字。"姚氏对《内经》经文删节虽多，但其所删大多是与医学理论无关的词句，删之更突出了医学理论这个主题，但姚氏节略原文采取径删的方式，大部内容未在注中说明。虽然他这样做是为了节约篇幅，但毕竟有失严谨，不利于后人全面研究。

2. 解疑释惑，去伪存真 对于《内经》注解，姚氏是推崇王冰的。他说："太仆之注《至真要大论》也，'壮水之主以制阳光，益火之源以消阴翳'二语，阐前圣所未发，开后学之蔽蒙，卓然千古，是注亦为经矣。自余未尽合处，瑜不掩瑕，无失其为至文。"但同时也指出王注多存在随文顺释，且有舛误及疏漏之处。于是辨析其是非，参证其得失，注解先会通大意，而后阐释本文，或阐明本条而后补出全旨。他在王冰次注、林亿校正的基础上，又加以修订，撰成了这部精心杰作。后人在读王注出现疑惑而莫能明，或似乎能明而又不能彻悟的时候，多可从姚注中获得解决。这是在纠正了王注错误的基础上，对拘、痿病证湿热病机的补充说明。又如其注《阴阳应象大论》"在窍为舌"一句，他说"舌之职有二，一司辨五味，一司协音声，而实内根于心，舌为心之苗是也。故火旺于心，则舌为之赤，火炽之极，则舌为之焦，若无病之人，火降水升，则舌自津润而滑泽。苟非有窍焉，则内之何能通心液，外之何能辨五味、别音声乎？乃王氏一则曰舌用非窍，再则曰寻其为窍则舌义便乖，亦何不察之甚也！夫窍之为言孔也，原王氏之意，或以诸窍皆有孔，而舌似无孔。今试取舌而观之，细若针毫、津出若泉者非孔乎？孔之大者窍也，孔之小者亦窍也，谁谓舌非通窍哉！"此段注文，深入浅出，关于"舌有窍"的论证，十分精辟得当。

姚氏注解《素问经注节解》也能够做到辩驳是非，参考得失，把经文辨析、梳理清晰，十分可贵。如《素问·痹论》中"肾痹者，善胀，尻以代踵，脊以代头"句，王冰注曰："尻以代踵谓足挛急也，脊以代头谓身卷曲也。"王注与经文"善胀"之症不合，后世诸家注亦觉浮泛不切或语焉不详。姚氏云："尻以代踵二句，语意奇妙，盖状善胀之形容也。凡人之气，上至头，下至足，运行不息，则折旋任意，俯仰自如。今邪著于肾，气闭不行，一身尽肿，但可坐而不可行，但能俯而不能仰，如踵以尻而头以脊也，善胀之状乃至如此。"姚氏既抓住了"善胀"这个肾痹的主证，又指出了"邪痹于肾，气闭不行"之肾痹病机。姚氏又云："肾为生气之原，肾气痹，遂令（症状）如是。"按《素问·痹论》所论，脏腑痹涉及心、肝、肺、肾、肠、胞等诸多脏腑，细读经文，可以发现，皆有"闭塞不通"之义。姚氏紧扣肾痹病机、主证，阐释清晰，真正做到了"论必有据，言必成理"，对临床具有指导意义。

又如《内经》有关消瘅的论述非常丰富，涉及病因、病机、诊断、预后各方面。《素问·通评虚实论》中有一段关于消瘅脉诊以断虚实预后的对话，帝曰："消瘅虚实如何？"岐伯曰："脉实大，病久可治；脉悬小坚，病久不可治。"王冰注曰："病久血气衰，脉不当实大，故不可治。"姚氏云："窃谓瘅者热也，消者渴也，消本于热，故曰消瘅也。消瘅之病，实火者少，虚火者多，其原起于肾亏无水，津液枯槁，欲得水以自救。脉实大，病虽久可治者，火近于实，非尽水亏，故犹可救。脉小坚而且悬绝者，明属真水干枯，故病愈久愈不可治。"王注明显有悖经文，《新校正》等只引旧注而无决断。姚氏不人云亦云，或囿于成说，指出火实水亏与真阴干枯一轻一重，在预后上判然有别。前者水未尽亏故可治，后者根本已亏故不可治。验之临床，肾亏水竭，虚火煽烁，上中下并消者，确为消瘅恶候。

再如《素问·病能论》帝曰："人有卧而有所不安者何也？"岐伯曰："脏有所伤及情有所倚则卧不安，故人不能悬其病也。"王冰注曰："水之精有所之寄，扶其下则卧安，"文义支离，令人费解。姚氏从《甲乙经》作"情有所倚，则卧不安"，注云："心无所慕则情无所钟，坦然而卧，泰然而安，彼功名之士……逐臭之夫……以至酒色之徒……心望兮兮神驰，神摇摇而靡定，卧不即安，皆情有所倚之为害也，是故欲保命者先须却病，欲却病者须断妄想，欲断妄想，先用清心，心清则妄去，妄去则神定，神定矣，卧云乎哉！"说明不得卧的原因在于欲望，在于心不清，在于心不安。

3. 博观约取，强调实用 姚氏《素问经注节解》审慎取舍，既继承前人成说，又不囿于旧说，没有无根之辞，力求博观约取，贴近《内经》本义。历代注家对《内经》每篇题目的注解并不重视，但姚氏特重题解，每篇都有写题解，对理解每篇经文大有裨益。如解《四气调神大论》曰："四序推迁，气因时而变，人在气交之中，顺之则得其所，逆之则疾病生，通篇之旨盖教人顺时而养其气也。"如对《阴阳应象大论》的题解曰："天地之道，阴阳而已，人则戴天履地，抱阴负阳，其象与天地相应，故以命篇。"道出了天人相应之理。又如《阴阳应象大论》中"中满者泻之于内"，各家或谓消除或谓泻下，注无大错，而少新见。姚氏云："潜消默运，是谓泻之于内也，盖中满者以在上中二焦，其云泻者，不过调而利之，非若治肠中坚实者之以攻下为泻也。"脾胃失和，壅塞中满，潜消默运，除湿、祛痰、调理气机，实得经文奥旨。又如《阴阳应象大论》"血实宜决之"句，姚氏注云："决兼内外言，外而痈肿之实热者，针割以破其毒；内而阳盛之血热或蓄瘀作痛，急宜攻下以去其实，皆决之之谓也。"再如"气虚宜掣引之"，注家或语焉不详，或作导引按摩，俱似未得真谛。姚氏云："掣者以手牵物也，盖气实则宿于丹田，虚则浮而逆上……掣引二字妙甚，如敛而降之以保肺，或温养中宫以培母，或滋补肾阴以归源，委宛调摄，使浮动之气顺而不逆，其掣引之义乎？"此种释注贴近经旨，不是脱离实际的漫谈，大大有益于临床实践。

姚氏既勤学不息，又笃于实践，强调学用结合，他精研经典，对《内经》钩深研赜，析疑启奥的同时，又特别强调经典理论要切合临床实用，并提出诸多新见。如注《脏气法时论》中"肾苦燥，急食辛以润之，开腠理，致津液，通气也"，历代医家既有阐发，也有争论。姚氏谓："燥则津液枯，腠理闭，上下之气不通矣。然欲开而通之，非辛不可，辛走肺，肺为肾之母，降下之令操焉，母得益，自能养其子，于是腠理开，津液至，气自通而燥自润矣。"千百年来，均以辛味"能散能行"，即发散解表，行气行血。"辛润"之说，多无阐发，姚注从五脏生理及其关系着眼，发明辛开肺气，通调水道，敷布津液，肾之燥从而得以滋润。这是对《内经》辛润说最精辟的阐述，为后世临床治疗肾病，开拓了思路。

4. 融会贯通，力避偏泥 历代《内经》注家，在注释时，总是在相互借鉴的基础上，加上个人的发挥。虽然，每本著作都是注家的心血之作，但是毕竟受到个人学识，以及环境的限制，注释结果不免会有失偏颇，姚氏会通《内经》原文文义，注重"根其义"而"求其理"。如《阴阳应象大论》"阳生阴长，阳杀阴藏"句，诸家注释，或单以天地为说，或以方位、月分为说，说法欠妥，有所偏泥。姚氏云："阴长者，坤土栽培，女子之胎息，即下成形之义是也，阳杀者，盛夏之酷烈，烁石流金，万物焦灼，阳极而亢。人之为病，邪热火炽，纯阳无阴，若伤寒之邪热内传，杂病之风盛火焰，又若饮食辛热之人，火郁疾结，二便硬燥，并属阳亢，杀人甚速，急宜苦寒之类是也，《新校正》乃以方位月分定长杀之义，殊牵强矣。"又如《素问·阴阳应象大论》"寒伤形，热伤气"句，王冰注云："寒则卫气不利，故伤形；热则营气内消，故伤气。"姚氏云："注误矣！夫卫者气也，营者血也，经言寒伤形而注言卫气不利是伤气矣，经言热伤气而注言营气内消是伤血矣，明指形气，何得妄以气血颠倒，于理未惬。所谓寒伤形者如洒淅恶寒，四肢厥冷之谓，寒入肌腠，形不能胜故也；所谓热伤气者，中暑多汗辛热耗散之类，热性酷烈，气为之烁故也。"再如《素问·脏气法时论》有"毒药攻邪"句，《新校正》谓"下药为使"，其意单指下药而言。姚云："邪者不正之气，害人正气者也，欲扶正不能不攻邪，是非毒药不可，然所谓毒药者，非必如狠毒人言也，凡气味俱重，质性驶利足以辟除邪气者皆是也，《新校正》单指下药，偏矣。"

5. 明辨慎思，新见迭出 《内经》成书年代久远，文字拗口，旨义深邃，历代有关著述颇多，诸家注也各有观点。面对先贤之说，姚氏采取了审慎抉择的态度，既不一味盲从，也不一概否定，而是实事求是地评判得失，是即是，非即非，择善而从，关键是要符合经旨本义，从而熔为自家之说。如《厥论》题解曰："厥凡三义，一谓逆也，诸凡言厥逆者是也；一谓至极也，本篇之热厥、寒厥，盖言寒热之极也；一谓昏迷不省人事也，本篇之言阴盛阳乱是也。乃世之言厥者，止以手足厥冷，不知人事为言，合之经旨偏矣。"如在《阴阳别论》中解"阴阳结斜"句，注云："夫斜犹偏也，偏于阳则热，偏于阴则寒，而其气之所结，或偏于阴是多阴而少阳，为阴寒之凝结，名为石水。"姚氏的注释使学者在临床上容易与经文对照理解，这对指导临床正确诊断治疗有重要意义。

三、著作简介

姚绍虞著有《素问经注节解》和《灵枢经注节解》(未见传世)。

《素问经注节解》以王冰本为底本，将原有79篇内容先分为内、外两篇(编)。遗篇《本病论》及《刺法论》未收录。内篇(编)分3卷48篇，主要论阴阳、治法等，属义理范畴；外篇(编)分5卷31篇，主要围绕论针灸、岁运等展开，属象数之类。姚氏认为诠注《内经》必须弄懂经文的真正含义，而非仅仅从训诂的角度去诠释。姚氏在各篇经文之前各冠小序一首，以提揭本篇的内容纲目。

四、原文选释

【原文】此言因于湿之为病也。湿邪中人，其气上蒸，头面浮肿，如有物裹之者，是宜轻扬发散之剂以去其湿，庶不致邪气内侵。若不急治，则湿化为热，湿热交并。攘者，除而去之之谓，不攘则着而不去。湿热郁蒸，筋络受病，或急而为拘挛，或缓而为痿痹矣。夫同一湿热为病，大筋小筋，何有拘痿之别？盖筋大则粗而有力，故见拘挛；筋小则柔而无力，故见痿弱也。（《素问经注节解》姚绍虞注《素问·生气通天论》"因于湿，首如裹，湿热不攘，大筋软短，小筋弛长，软短为拘，弛长为痿"）

【阐释】姚氏就《素问·生气通天论》所论之湿热病，以致大小筋的拘痿问题，提出自己个人独到的见解，认为湿热为患，大筋、小筋有不同的病理表现，大筋粗而有力，易见拘挛；小筋柔而无力，易见痿弱。他从生理推导病理来解释证候病机这一点是推勘入微的。姚注主要以王冰注本和林亿《新校正》为蓝本，在遇见注而未能明，明而未能悟的时候，往往能通过自己深厚的医学理论和临证经验给出正确的解读，从而发前人所未发，给后学以指引，也对《内经》的流传及理解起到重要作用。

【原文】尻以代踵二句，语意奇妙，盖状善胀之形容也。凡人之气，上至头，下至足，运行不息，则折旋任意，俯仰自如。今邪著于肾，气闭不行，一身尽胀，但可坐而不可行，但能俯而不能仰，如踵以尻而头以脊也，善胀之状乃至如此。岂知肾为生气之原，肾气痹，遂令如是乎。（《素问经注节解》姚绍虞注《素问·痹论》"肾痹者，善胀，尻以代踵，脊以代头"）

【阐释】姚氏此注抓住了"善胀"这个肾痹的主证，并以一身尽胀后可坐不可行，能俯不能仰解释"尻以代踵，脊以代头"的病症表现，又指出了"邪著于肾，气闭不行"之肾痹病机，是对肾痹病证表现与病机最切合的注解。按《素问·痹论》所论脏腑痹涉及心、肝、肺、肾、肠、胞等诸多脏腑，可以发现皆有"闭塞不通"之义。姚氏紧扣肾痹病机、主证，阐释清晰，真正做到了"论必有据，言必成理"，对临床具有指导意义。

【原文】窃谓瘅者热也，消者渴也，消本于热，故曰消瘅也。消瘅之病，实火者少，虚火者多，其原起于肾亏无水，津液枯槁，欲得水以自救。脉实大，病虽久可治者，火近于实，非尽水亏，故犹可救。脉小坚而且悬绝者，明属真水干枯，故病愈久愈不可治。(《素问经注节解》姚绍虞注《素问·通评虚实论》"脉实大，病久可治；脉悬小坚，病久不可治")

【阐释】消瘅，即消渴，指因消耗劳累导致阴虚火旺之病。悬，犹言无力。针对此病"脉实大"与"脉悬小坚"的预后，王冰注曰："病久血气衰，脉不当实大，故不可治。"令人费解，明显有悖经文，而《新校正》等只引旧注而无决断。姚氏不人云亦云，指出火实水亏与真阴干枯一轻一重，在预后上判然有别。前者水未尽亏故可治，后者根本已亏故不可治。验之临床，肾亏水竭，虚火煽烁，上中下并消者，确为消瘅恶候。姚氏此解，切中病机，契合临床，大胜前人。

【原文】燥则津液枯，腠理闭，上下之气不通矣。然欲开而通之，非辛不可，辛走肺，肺为肾之母，降下之令操焉，母得益，自能养其子，于是腠理开，津液至，气自通而燥自润矣。(《素问经注节解》姚绍虞注《素问·脏气法时论》"肾苦燥，急食辛以润之，开腠理，致津液，通气也")

【阐释】历代《内经》注家，大多皆以辛味"能散能行"注解"辛润"之说，并未多加阐发。姚注则从五脏生理及其关系着眼，发明辛开肺气，通调水道，母以养子，肺降于肾，敷布津液，肾燥得润作解。阐发更加深入，令人耳目一新。这是对《内经》辛润说最精辟的阐述，也为后世临床治疗肾病开拓了思路。

【原文】按《宣明五气篇》言，精气并于肺则悲，而此言忧。忧者，愁虑也，情之所迫；悲者，哀苦也，情之惨然。悲极则忧，忧极则悲，悲忧同情，故皆为肺志。(《素问经注节解》姚绍虞注《素问·阴阳应象大论》"肺生皮毛……在志为忧")

【阐释】姚氏通过注文按语的形式，或勘正王冰的讹误，或发挥自己的见解，对许多问题都有所创见。如注解《内经》之中悲与忧并归于肺志这一理论，姚氏据个人理解，将悲与忧解释为同一种情感，提出"悲极则忧，忧极则悲，悲忧同情"的说明，使得《内经》理论得以贯通，也为后世深入理解七情内涵提供思路。

【原文】邪者不正之气，害人正气者也。欲扶正不能不攻邪，是非毒药不可。然所谓毒药者，非必如狠毒人言也，凡气味俱重、质性驶利足以辟除邪气者皆是也。《新校正》单指下药，偏矣。(《素问经注节解》姚绍虞注《素问·脏气法时论》"毒药攻邪")

【阐释】姚氏在书中明确点出了《新校正》对《素问·脏气法时论》"毒药攻邪"一句注解的偏误，指出其将毒药仅仅解释为"下药"是失于偏颇的。姚氏认为凡是气味俱重性质比较峻烈的药物，以及能够辟除邪气的药物都可以称为"毒药"，这一注解将毒药的"毒"理解得十分到位，使得后辈学人在读到此处时，不至于迷惑甚至于错解，误认为"下药"就是毒药，或者"毒药"就是有毒的药等，从而在行医过程中畏首畏尾。

【原文】夫五脏既以胃气为本，是胃气五脏之真气也，故曰脏真。无病之人胃本和平，其气随五脏而转，是故入于肝，则遂其散发之机，于是肝得和平之气以养其筋膜而无劲急之患。(《素问经注节解》姚绍虞注《素问·平人气象论》"脏真散于肝，肝藏筋膜之气也")

【阐释】遂，顺遂；劲急之患，指筋膜挛急。此句观历代注家对"脏真"二字之注释，或避而不注，或注而不明，姚氏则颇能抒发己见，以"胃气"作注，发前人所未发，补前人所未逮，有根有据，明确恰当，读来让人犹如醍醐灌顶，颇为信服，是对于《内经》理论的发展和继承。

【原文】舌之职有二，一司辨五味，一司协音声，而实内根于心，舌为心之苗是也。故火旺于心，则舌为之赤；火炽之极，则舌为之焦。若无病之人，火降水升，则舌自津润而滑泽。苟非有窍焉，则内之何能通心液，外之何能辨五味、别音声乎？乃王氏一则曰舌用非窍，再则曰寻其为窍则舌义便乖，亦何不察之甚也。夫窍之为言孔也，原王氏之意，或以诸窍皆有孔，而舌似无孔。今试取舌而观之，细若针毫、津出若泉者非孔乎？孔之大者窍也，孔之小者亦窍也，谁谓舌非通窍哉！（《素问经注节解》姚绍虞注《素问·阴阳应象大论》"在窍为舌"）

【阐释】姚氏关于"舌有窍"的论证，十分精辟。五脏之中肝心脾肺肾，对应的窍为目舌口鼻耳。唯心之窍看似非窍，如王冰认为舌非心之窍，心寄窍于耳等。显然姚氏并不认可王冰的注释，认为王冰的注释前后矛盾，并不能使逻辑通顺。姚氏主张"心在窍为舌"，认为舌看似非窍，实则舌体之上布满细小的孔窍涌出津液。此段注文深入浅出，说理透彻，证论极为出彩，体现了姚氏看问题的独到见解，以及植根于《内经》传统理论去思考问题的精神，值得后生学习借鉴。

【原文】心无所慕则情无所钟，坦然而卧，泰然而安，彼功名之士……逐臭之夫……以至酒色之徒……心望兮兮神驰，神摇摇而靡定，卧不即安，皆情有所倚之为害也，是故欲保命者先须却病，欲却病者须断妄想，欲断妄想，先用清心，心清则妄去，妄去则神定。神定矣，卧云乎哉！（《素问经注节解》姚绍虞注《素问·病能论》"脏有所伤及情有所倚则卧不安，故人不能悬其病也"）

【阐释】姚氏从《甲乙经》"情有所倚则卧不安"说明不得卧的原因在于欲望太多，在于心不清静安宁；而人得卧的原因在于五脏安和，情无所倚。人一有欲念即有妄想，心神便不得宁定，故不能得卧。姚氏这种以经注经，结合临床实际的注释方法，引证充分，令人信服。

五、临床诊治特色

姚绍虞既勤学不息，又笃于实践，强调学用结合，他精研经典，对《内经》钩深研赜，析疑启奥，多有新见，于临证则以人为本，殚精竭思，灵动变法，创立了自己独有的临床诊治特色。

（一）强调望诊在诊病中的重要作用

姚绍虞精读《内经》诊法，在临证中十分强调望诊的重要作用，认为《内经》望诊包含望形色，望耳、目、口、鼻，以及望呼吸等。形，指身体的形态；色，指皮肤和颜面的色泽。观察形态与色泽的外部表现，可以帮助了解内脏功能是否正常及其所发生的各种病象。望耳、目、口、鼻能了解相关内脏的精气盛衰。如肝开窍于目，五脏六腑之精气皆注于目，目系皆上入于脑，脑为髓海，髓之精为瞳子，因而目与内脏有关，又与脑、肾、肝的关系更为密切。

姚氏认为，儿童及青年人，脑、肝、肾精气充足，目光炯炯，乌珠与巩膜黑白分明，视物明察秋毫，老年人及内伤久病者，脑、肝、肾精气衰弱，目少精光，睛珠不纯黑，多呈黄浊色或目光昏花。凡是目无睛光，主肾精亏虚，妇人脏躁证日久不愈者常见；目不识人者，多气血亏损，精不上承；两目发黄，为肝经郁热，胆汁外溢，为黄疸；眼胞肿，目睛黄，为久咳积热，或妊娠呕吐日久，脾胃虚热上冲等。又鼻为肺窍，亦为脾之部位。《金匮要略》有"鼻头色青，腹中痛，苦冷者死；色微黑者，有水气……色青为痛，色黑为劳……"等提法，这是观察鼻部颜色来诊疗疾病的开端。另外，有鼻孔如烟煤筒，既干燥又黝黑，这是热伤肺经，多见于热性病高热燔炽、肺津被烁、肺气欲绝之候。再有，脾开窍于口，其华在唇，所以口与唇均为脾之外候。如脾胃运化正常，除了肌肉丰满和结实外，口唇是红润的；相反则肌肉消瘦，口唇淡白少华。唇色淡白，脾胃生化之源必虚，气血必不充，多能影响月经和胎孕。又冲任二脉，荣于口唇，凡妇女冲任脉气血旺盛，口唇色泽荣润，如冲任亏损，口唇色泽则枯萎或浮肿。此外，耳为肾之外窍，肾脏精气的盛衰，固然关系到耳的听觉，而足少阳经脉绕耳而行，故气血灌注也较多。在望诊中，凡耳轮红润，耳垂肌肉丰厚，是健康表现，如耳轮小而薄，肤色㿠白或干黄而欠莹润，均为精血不足之征；如耳轮干瘪而有灰暗色，则为精血衰弱之候，如耳轮干焦，伴听觉伤失则为肾精久衰，血脱液枯。

以上种种，皆说明《内经》望诊在临证中的重要作用。姚氏认为，若能对此一一细究，明确其主病主证，可为临床准确辨证提供第一手详实信息，从而为诊治疾病提供基础。

（二）发挥《内经》阳气的临证应用

姚绍虞对《内经》重阳思想体会较深，并对其临证应用作了进一步继承和发挥。《内经》采用类比的方法，将人体的阳气比喻为自然界的太阳，强调阳气在人体中的主导作用。如《素问·生气通天论》篇记载："阳气者，若天与日，失其所，则折寿而不彰。故天运当以日光明。"姚氏认为，天地以阳气为生命之根，人以命门之火为生命之本，阳气乃万物之本源，充分体现了他对《内经》重阳思想的继承和发挥，同时强调，在临证运用中也要遵从《内经》所论，适当应用温补法进行治疗和养生康复的调理。另外，他还认为："命门之火即是真阳，肾藏水火，内寄真阴真阳，以无形之水沃无形之火，当可久者也，是为真水真火，升降既宜，而成既济矣。"主张温补命火当以水火既济，精水互生之法加以应用。临证之时，可以参照《内经》"阳病治阴，阴病治阳"的理论，结合应用张介宾阴中求阳，阳中求阴的方法，以使水火互生，阴阳匀平，即所谓"取之阴者，火中求水，其精不竭；取之阳者，水中寻火，其明不熄，斯大寒大热之病得以平矣"。

临证应用方面，姚氏对于阳气的保养和生化主张采用阳病治阴、阴病治阳以求阴阳水火互济，即王冰所谓的"益火之源，以消阴翳"，方选八味丸、附子理中之类，药用附子、肉桂、吴茱萸、干姜、桂枝等温阳散寒之品。同时，也主张通过水火互求、阴阳互化的方法，用右归丸、右归饮之类，药选鹿茸、枸杞子、菟丝子、熟地黄、山茱萸、怀山药等。姚氏认为，百病无论虚实，皆当重视少火生气，避免壮火散气。少火非火，乃肾中真元之阳气，为生身之至宝，也为元气之本、化生之源。故而使少火真阳安居其位，则万象泰然，生生无穷。另有至于极虚极危之证，则更当全以救阳为主，阳气一分不尽则不死，重用参附方有生机，而寒凉为害之甚而且速，故慎不可轻用误用。这些观点，皆是体悟《内经》阳气理论结合临床实践的发挥，值得后人加以重视。

（三）重视妇科病调治奇经八脉

姚绍虞对于女子月事之形成及其与胎产带下的关系等颇有独到见解。他认为，人生之初，气先从督脉开始化生，后成形为精，精属带脉。形先从任脉开始化生，后传于气为华，华属冲脉。精之形从任脉流出，华之气从督脉而溢，合而化为胎感。在胎孕过程中督以为命，任以为养，胎以为质，冲以为息，经过一系列的生命气化成长的共同作用，最终才使得胎儿成形，足月降生。而女子之月事正是由胎息而来，系由肾精化生天癸催化所致。同时，他还认为，正常女子的月事与一年二十四节气相应，其中气与节气相互为用。若中气应和，任脉动则冲脉充溢，溢则任用；若节气应和，冲脉静而任脉平和，平则冲用满足，任脉为养胎之源，任用而胎养有其原；冲脉为胎息之本，冲用而胎息有其本。所以当女子妊娠之期，任脉虽动但胎息无所归，冲脉虽静但胎养有所属，所以月事不行而胎儿生长正常。因此，在妇科疾病的调理和胎孕的养育方面，临证时皆须依据奇经八脉的气血运行情况而加以把握，方能有所效用，体现了他对于调治奇经八脉的独特观点，值得临床诊治妇科疾病和内科疾病加以重视。

（四）提倡治病用药需参异法方宜

姚绍虞在《素问经注节解》中释"异法方宜论"时云："五方之地，各有所宜，治病之法，因之而异，乃方土大略之论也。若夫赋性特异，则北反热而南反寒，间气为病，则夏恶寒而冬恶热，有不可以执一论者，是又贵乎变而通之也。"可见其对于临证治病用药中因地制宜法则的重视程度。

因地制宜，是因人、因时、因地制宜的三因制宜法则之一，就是根据发病地理环境的不同而采取不同的治疗方法。临床上，因为地域不同存在南方气候炎热而北方气候寒冷的情况，所以治病用药要有不同。但姚氏认为，因地制宜法则虽出于《内经》，但也仍需根据临床实际灵活应用，如南方偏热但有寒凉病例，北方偏寒而具热证之时，又当不拘南北，活用因地制宜法，方能药证相符，治愈疾病。这就是他提出的"有不可以执一论者，是又贵乎变而通之"的意思所在，对临床治病用药具有参考价值。

例如，临证治一肖某，因冲凉不慎，感受风寒而出现高热、恶寒、无汗、头痛、周身疼痛、喘促气急、右下肢大腿内侧肿胀、皮肤发红、局部轻压痛，无鼻塞、流涕、咳嗽等症，舌质红，苔黄滑。诊断为风热袭肺，法当疏风、清热、解毒，方拟银翘散加蒲公英、地丁、板蓝根，次日发热未退，复增恶寒，头身疼痛。细详其案，则患者虽高热，却欲盖厚衣被，伴寒颤，皮肤灼热但无汗，口不渴，二便可。诊其脉浮而滑，舌苔黄而滑。遂用麻黄汤原方，并饮热水以促汗，服用后，汗出，遂渐热退身凉。至晚，发热恶寒、头身疼痛、气促等症皆消失，药已收全效，以后发热未再出现，疾病告愈。此案从因地制宜方面来看，患者身处南方，气候炎热，临床医生常常一见到发热，便用银翘散、桑菊饮之类，而麻黄汤以其为开腠发汗之重剂，诸多医家往往弃而不用，但从病证表现的临证实际来看，未必南方不用麻黄，北方不用银翘、桑菊之类，要在于辨证准确，充分体现了姚氏灵活应用因地制宜法则的临证主张，给后人以启迪。

参考文献

[1] 姚止庵.素问经注节解：9 卷 [M].北京：人民卫生出版社，1963：3-4，29.

[2] 王洪图.黄帝内经研究大成：上 [M].北京：北京出版社，1997：655.

[3] 王道瑞，等.中国医籍提要：下 [M].长春：吉林科学技术出版社，1988.

[4] 徐荣斋，方春阳.明清间绍兴的《内经》四大注家 [J].浙江名医，1981，
24：42-45.

[5] 孟光.《素问经注节解》咀华 [J].山东中医药大学学报，2004，5（28）：
368-369.

[6] 孟繁熙.《素问经注节解》简评 [J].中医文献杂志，1996，3：17-18.

第八节　张山雷

一、生平简介

（一）生平纪略

张山雷，名寿颐（原名寿祥，字颐征）。同治十二年（1873）阴历
七月三十日生于江苏嘉定（今属上海市）马陆镇石冈，普通商人家庭。
清末至民国时期，我国著名的中医学家、教育学家，在浙江中医学界享
有盛誉。

张氏天资聪颖，自幼习读儒家经典，经史子集，无不涉猎。光绪
十七年（1891），为邑庠生（秀才）。后勤学苦读，博览群书，朴学训诂
尤精，以期在仕途上有所建树。而后，因母病痹，久治不愈，不得已弃
举子业，乃寝馈医籍，手不释卷，中医经典之作，几近阅遍。又先后拜
师学医，历年后学业有成，凡亲友邻居，皆奔走相告。张氏临床辨证、
处方用药，得心应手，集仁心、仁术于一身。平素诊病不以报酬为先，
凡遇贫苦病人，拒收诊金，甚则嘱其到指定药店取药，为病人垫资。

张氏师古不泥，在西学东渐的学术氛围下，主张融洽中西，务求
翔实，以西医丰富中医，成为现代中西医汇通派代表人物之一。他认为
"生理解剖必须中西合参，借征西化，欲阐病源，须明生理。骨骸之枢

机，气血之循行，脏腑之体用，吾邦医籍，但详其理，未尽其形。虽然一由心理而体贴夫真情，一由目睹而穷其状态，吾究其理，彼究其形，互有专长，岂宜偏重"。在中西结合医学方面，与同时期医家张锡纯、张国华合称海内"三张"，足见其当时的影响力。张氏一生学贯中西，在本草、脉学、疡科、中风等疾病治疗方面，得心应手。将其心得，著书立说，为后世留下了宝贵的财富。

民国二十三年（1934）阴历五月初八，张山雷因积劳成疾，胃病复发而卒，其将一生所学悉数献与中医教育事业，全国中医药界人士无不为之扼腕。张氏的离去，是中医教育界的一大损失。张氏一生，著作等身，桃李芬芳，为中医的传承与发展竭尽所能，做出了不可磨灭的贡献。壮志未酬身先死，临危时自作挽联，对自己评价一番，并勉励后世学者传承。其联曰："一伎半生，精诚所结，神鬼可通，果然奇悟别闻，尽助前贤补苴罅漏；孤灯廿载，意气徒豪，心肝呕尽，从此虚灵未泯，惟冀后起完续残编。"张氏高尚的人格，精湛的医术为后世钦佩。

（二）从医经历

张山雷与张文彦（字洛钧）幼时习举子业于本邑南翔镇李晔云门下，后均弃儒。张氏先后随当地老中医俞德琈、侯春林学习内科，深得其传，医术渐长。而后与张文彦均师从吴门黄醴泉学习内科，尤对中风病有独特的见解。同窗之间常讨论内科所学，互相交流，为其编撰《中风斠诠》奠定了基础。1904 年，张氏 41 岁时，又师承嘉定黄墙屯名医朱阆仙，为其得意门生。朱阆仙乃朱氏疡科第 5 代传人，其将平生所学悉数授予张山雷，一时医术大增。1910 年，张山雷于上海悬壶济世，术精岐黄，医者仁心，其声名远扬，求医者无虚日。

1914 年，朱阆仙因"慨念吾国习医，漫无定轨，以致学术谫陋，流弊滋多，雅不欲随俗浮沉，仅以侍座写方为能事，思有以振刷激厉，造就通今学古之真才"，于是乎创黄墙朱氏私立中国医药学校，"改变了当时人自为师，家自为政，固步自封的教学方式"，其间张氏因对"医药源流，师门家法，研究有素，学力稍深"，被委以教务主任一职，协助恩师办学，编写讲义、制定课程，并与巽初、心肫、海澄等同学分科授课。

1916 年，朱阆仙与世长辞，学校因此停办。张山雷随后移居沪上，设诊所行医，并加入"上海神州医学总会"，总会 1931 年 8 月改名为神州国医学会，1932 年发行《神州国医学报》，在第一卷第三期第六十页记载，张山雷的部分书籍由该会进行出版及代售，包括《经脉穴俞考证》2 册、《脉学正义》6 册、《难经汇注笺正》4 册、《谈医考征集》1 册、《小儿药证直诀笺正》2 册等。

1918 年，于伯陶创立上海神州医药专门学校后，聘请张山雷执教，并编写教材。民国八年（1919）春，经浙江省长批准，由兰溪县知事盛鸿焘发起，兰溪公立中医专门学校于城北塘湾成立。"这是继瑞安利济医学堂、嘉定黄墙中医学校、私立浙江中医学校、上海中医专门学校、上海神州医药学校之后所建立的全国第六所中医学校"，诸葛少卿担任校长。1920 年，校长求贤若渴，亲赴上海寻求名师，经上海神州医药总会推荐，张山雷欣然前往，被聘请为教务主任。张氏任职 15 年期间，兢兢业业，勤勤恳恳，学生遍布浙江周边省份，人数多达 600 人，使兰溪站在了现代中医教育史上的巅峰，为全国中医药界培养了大量人才，为我国近代中医教育事业奋斗终生，在近代中医教育史上留下了浓墨重彩的一笔。

二、学术渊源与特色

（一）学术渊源

1. 本于《内》《难》，创立新说　张氏终生精研《内》《难》经典，旁及脉法和内外妇儿各科靡不博览，一生著述丰富，同时，在研读经典的过程中，善于独立思考，形成自己独特的学术观点。如对三焦和心主的形名之争，他极力主张其有名无形之说，并引《难经·二十五难》曰："有十二经，五脏六腑十一耳，其一经者，何等经也？然：一经者，手少阴与心主别脉也，心主与三焦为表里，俱有名而无形，故言经有十二也。"张氏汇注指出，《本义》认为其一经者，以手少阴与心主，各别为一脉，以此一经并五脏六腑。而五脏五腑无法与十二经脉匹配，且人身无法另觅一脏一腑与之铢两相称，故古人寻出心包络与三焦。心包络乃心脏外之包膜，实为心脏本体，西医解剖显然可证。而三焦言人身部位，心肺为上焦，膈下脾胃曰中焦，腰下肾、膀胱、大小肠乃下焦。《内经》明确描述了三焦功能，而心包络与心经循行路线与心经类似，而三焦经亦有其特定循行路线，通过血管与其交通。故三焦、心主有名无形，必不指实，可谓名正言顺。将《内》《难》中难以理解的三焦和心包络辩解得颇为明白，也对二者有名有形之说予以了否定。

又如对《内经》命门位置、功能的认识，历代医家争论不一。或认为左肾右命门，或认为两肾为命门，而张氏尊吴拊、张景岳观点，认为两肾间动气为命门。其理论依据见于《难经汇注笺正》所云："寿颐又按：肾者属水，而真阳之窟宅即寓其中，所谓生气之源者，即此肾间动气，所以肾之真水，能生万物，若水中无火，则何以为生生之本？"水火者，一阴一阳，水为体，火为用，水火一体，寓于肾中，《难经·三十六难》明确指出命门与肾无所区别，关于肾与命门关系，张氏根据自身所学，抒发己见，见解独到。

再如对疝瘕的认识，张氏认为疝瘕同病，一浅一深。如《素问·骨空论》云："任脉为病，男子内结七疝，女子带下瘕聚。"《难经·二十九难》云："任之为病，其内苦结，男子为七疝，妇子为瘕聚。"后世医家皆以为男疝女瘕，张氏窃以为有语病，并附录专论一篇。他通过任脉循行路线，知任得其时，则升发阳气。"其内苦结，为任病之纲，见得其先之，尚在气分，则疝痛尤属无形；继而病及血分，则瘕聚乃为有象。"疝与瘕，一浅一深，在气在血各不相同，致病先后也有差异。若以男子不得有血病，女子不得有气病则所见太浅。疝、瘕皆为气血壅滞所致，浅深各不相同，宜加区别，证之临床甚为有理。

2.师从多家，汇通中西 张山雷幼时习举子业于本邑南翔镇李眸云门下，其后因母病遂弃文习医，先后随当地老中医俞德琈、侯春林学习内科，深得真传。又闻吴门黄醴泉医术高超，遂往师从精进学业，除研习经典外，对内科病证皆有研究，尤对中风病具有独特的见解，编撰《中风斠诠》一书阐述其病因病机与临证辨治。1904 年，张氏又师承嘉定县黄墙屯名医朱阆仙，成为其得意门生，也成为朱氏疡科第 6 代传人。因此张氏的医术得到了诸多名师的指教，加之他天智聪慧，内外科皆精，一时医术大增。

张氏也重视对新思想新知识的汲取和应用，在西学东渐的学术氛围下，主张融洽中西，以西医知识丰富中医，成为现代中西医汇通派代表人物之一。他提倡的"生理解剖必须中西合参""吾究其理，彼究其形，互有专长，岂宜偏重"的认识，是在对西医学知识体系具有深刻认知的前提下的创新观点，是中西结合的倡导者与先行者，与同时期医家张锡纯、张国华一道，对推动学术汇通，发扬中西学术作出了重要贡献。

（二）学术特色

1. 整理文献，汇编成册　张氏饱读诗书，儒、医经典无不涉猎，且精于小学，在评议百家研究方面成就突出。如针对《难经·二十五难》关于心主与三焦有名而无形之论，张氏认为"是以《难经》于此谓心主、三焦俱是有名无形，盖亦有见于此二者之必不可以指实，谓名正言顺，不意洄溪于此，偏欲证明其为有形，亦是凭空着想，万不能指其部位之所在"，说明其对于心主、三焦的认识是基源于现代解剖学的知识所提出，是对《内》《难》相关论述的传承基础上的创新，同时也是对徐洄溪等人有形说的明确否定。

张氏秉承"发扬国粹，造就真材""医药以切合实用为主"的原则，对教材编写十分严格。张氏在黄墙朱氏私立中国医药学校任教时，夜以继日不辞辛劳编写讲义、教材。赴兰溪任职期间，又在黄墙医校部分原稿的基础上，修订补充，完善各科教材及论著 25 种 66 册，为同行所称赞。张氏认为"基础教材，选择当与否，不但关系教学效果，而且直接影响培育人才"。为了编写教材，张氏于众多古今医籍中精心挑选书籍 108 种，分为主用书 37 种、采用书 49 种、参考书 22 种。主用书"皆医家必需知识，譬如布帛、菽粟之不可一日而缺"，包括《内经》《难经》《伤寒论》《金匮要略》《针灸甲乙经》《诸病源候论》等；采用书"多深切著明，风行宇宙之名作，亦皆学者必备之书，必由之道。惟为课堂讲授立法，万无累牍连篇，不为裁剪之理，是以采辑所及，不过十之二三"，包括《类经》《千金方》《河间六书》《东垣十书》《儒门事亲》《格致余论》《温病条辨》《王孟英医案》等；参考书"多鸿篇巨制，洋洋大观……然皆考订详明，博而不杂，且其所录古书，今多遗佚，其全已不可复见，得于此中，稍识古人涯略，抱残守缺，存什一于千百，其功尤大"，包括《外台秘要》《圣济总录》《证治准绳》《本草纲目拾遗》《医宗金鉴》等。

2. 临床卓著，著之书版 张氏治学态度严谨，一丝不苟，在临证方面亦不例外。他精通中风、疡症、妇科、儿科的诊断和治疗。在脉学、药物学方面造诣颇深。中风方面，张氏因张伯龙《类中秘旨》而心有所悟，遂著书稿《中风斠诠》，开创性地提出治疗中风八法：闭证宜开、脱证宜固、肝阳宜于潜镇、痰涎宜于开泄、气逆宜于顺降、心液肝阴宜于培养、肾阴宜渐滋填、偏瘫宜于宣通。张氏对疡证亦颇有研究，得其老师朱阆仙之真传，诊治颇有特色。在其所著《疡科纲要》《疡科医案评议》中揭示疡科疾患证治规律，并对脉因症治、理法方药等论述精当又实用，"诚为疡学之总纲，治疡之要领。"其于妇科、儿科，临证亦不逊色。张氏临证处方，勤于著录，临诊实录原始医案，于理论研究具有重大学术参考价值。

3. 育桃栽李，兰芝玉树 张山雷对中医教育事业作出了重大贡献，创建了中医专门学校，并在规范中医学校的教学模式，以及课程教学的规范化方面起到了模范作用。

首先，完善了学制与课程的设置。张氏于黄墙医校授课期间，已规范相关教学计划。学制分正科、预科两种，预科二年，正科三年（兰溪学校改为两年）。预科以基础为主，标志着中医理论形成的四大经典被设为主要课程。正科在预科的基础上，增设内、外、妇、儿临床各科。对于基础课，要求对重要经典背诵条文滚瓜烂熟，深入理解、领会要旨。为巩固成效，对学生进行启发式提问、不定期测验。对于学生而言，不但要求掌握中医理论基础知识，临床知识也不偏颇。张氏认为"案头侍诊，系习医之要务，随同诊察，庶几学有本源，易收实地练习之效"。除此，设立函授，使更多达不到入学条件的有志之士有机会学习中医，"以扬国学之光"，弥补办学不足。

其次，重视师资的选择和培养。张氏认为办学校，师资是关键。在师资的选择和培养上，"延聘具有理论基础，临床经验的真才实学的医师任教，比例占20%。在历届毕业生中选拔培养，择优任教，比例占80%"。所聘教师，必须见闻广博，有学有识，临证经验丰富，于医学源流、各家心法能得微蕴，方能"斟酌妥洽，度人金针"，保证教学质量。

张山雷从教15年有余，受教学生众多，遍布浙江周边省份，培养了大量的中医学后备人才，其中不乏佼佼者，如吴士元，国家级名老中医；邱茂良，南京中医药大学教授，兼任卫生部医学科学学术委员会委员；叶德铭，浙江中医学院教授；邵宝仁（系张山雷女婿），浙江中医学院伤寒温病教研室主任等。兰溪现当代名医蔡济川、叶建寅、汪惟章、蒋理书、吴仕朝、王赞伦等皆聆听、受教于张氏。此外，如上海中医药大学的程门雪、丁济民、黄文东、陈耀堂等，皆出张氏门下。学校以外名流，如秦伯未、章次公等，更是难以计数。

三、著作简介

1.《读素问识小录》 张山雷治学严谨，对医学及文学经典颇有研究和体会，认为《内经》传世深远，校注颇多，真伪难辨，给后人学习带来诸多不便。故其就识见所及，旁征博引，对书中片词和字义补苴罅漏，最后将随笔心得，积累成帙，成《读素问识小录》。校注选用版本以文学书籍多见，如《广韵》《康熙字典》《文选》《西周策》《史记集解》等，唯引用王冰、张志聪两医家之言，对妄议之处，张氏抒发己见。张氏在《谈医考证集》自述"今本《素问》篇目次第皆为王氏重定之考证"，该书目录与《素问》略有差异。内容仅涉及《素问》中的35篇，非通篇注释。乙未年（1919）又增录数条，当时张氏传教授业于上海神州中医学校，后辗转至兰溪，故未发行。后经女婿邵宝仁整理断断续续发表于《浙江中医学院学报》。《读素问识小录》对难字注音，采用直音29处、反切注音1处、直音与反切注音同用1处；解释字词约64处；注释，非全本、通篇注释，仅选取部分条文，注释有重点，部分内容文墨偏少。

2.《张山雷医集》 为了对近代名医遗著和学术经验大规模整理，浙江省中医药管理局联合浙江省中医学院（现浙江中医药大学），浙江省中医药研究院以及兰溪市医药卫生科技所等单位，邀请德高望重的老专家、老教授、文字功底扎实的中青年骨干教师，对张山雷张氏的相关作品进行整理和编撰，由张氏的门生担任顾问，历时四年，1991年10月，编撰完成，由人民卫生出版社出版。此项工作由省中管局纳入"七五"期间的重点科研项目之一。《读素问识小录》以邵宝仁发表于中医学报的文章为底本，汇编到《张山雷医集·下册》。自此，张氏宝贵的经验得以流传，后世学子有幸得以拜读。

四、原文选释

【原文】精神乃央，央字王注："久也。"马莳注："中也。"颐按：此节言味过为弊。宋校正读"央"为"殃"，且明言为古文之假借，其说甚是。《广雅·释诂》："央，已也。"王注训久，甚非经旨，马氏说亦牵强不通，张隐庵从宋校改读作殃，而明白晓畅矣。（《读素问识小录》张山雷注《素问·生气通天论》"味过于辛，筋脉沮弛，精神乃央"）

【阐释】张氏从多角度引用文献说明该处"央"字应该理解为"殃"，同时引用王冰、马莳、张志聪等医家之言，对妄议之处，张氏抒发己见，有理有据，信而可征，令人服膺。张氏博览众书，对于《黄帝内经》一字一句进行斟酌，以期增加《内经》文字的可读性和合理性，避免晦涩难懂，让后学者在读《内经》原文时能够更直观地体会到经典的魅力。

【原文】颐按：此节太阴与少阴互讹。盖以一年之四时分配阴阳太少，即《易学》之两仪生四象。春令由阴而出于阳，阳气未盛，故曰少阳，亦曰阴中之少阳；至夏而阳气大盛，则曰太阳，亦曰阳中之太阳；秋令则由阳而入于阴，阴气未盛，故曰少阴，亦曰阳中之少阴；至冬而阴气大盛，则曰太阴，亦曰阴中之太阴。此与十二经络之阴阳太少，各自一义，两不相蒙者。乃浅者读之，只知肺旺于秋，肾旺于冬，遂谓肺是太阴，肾是少阴，而妄改之。（《读素问识小录》张山雷注《素问·生气通天论》"逆春气则少阳不生，肝气内变；逆夏气则太阳不长，心气内洞；逆秋气则太阴不收，肺气焦满；逆冬气则少阴不藏，肾气独沉"）

【阐释】张氏认为原文中的秋气对应太阴，冬季对应少阴是不妥当的，应该是传抄过程中出现的讹误，在道理上也说不通。秋季应该对应少阴，因秋季为阳中之少阴，而冬季应该对应太阴，因冬季属阴中之太阴。并举例《灵枢·阴阳系日月》中所言以证明。此处张氏认为十二经络之太少阴阳并非与《易学》中之老少四象相对应，如果强行误读则离经文旨意就更远了，应该及时纠误，以体现经旨，正确理解《内经》理论的精神内涵。

【原文】颐按：帛之绉者曰緛。《广雅》"緛，缩也"，有缩短之义。与柔奭之奭微别。俗又作"软"，《说文》只有緛字，《玉篇》乃有輭字。《史记·货殖传》"妻子緛弱"，《后汉书·明帝纪》"安车輭轮"，字皆作輭。《康熙字典》乃收俗软字，而经传緛字殊不多见。（《读素问识小录》张山雷注《素问·生气通天论》"大筋緛短"）

【阐释】由此可看出张氏治学之严谨与知识之广博。对《内经》中生僻字的注释追本溯源，旁征博引，从多方面明确字词的读音与词义，只有如此才能从根源处理解古人想要表达的意思，对于后学很有启发和教育意义。类似此处字词的释义，《读素问识小录》多达64处，可见张氏对儒家经典熟读于心，文学功底深厚，中西合参思想均体现其中。

【原文】颐按：服，读为复，言病去而精神来复也。犹上文以复其形之意，而下文又言："五阳已布，疏涤五脏，精自生，形自盛。"其义益显。盖服、复声音甚近也。王注宾服，非是。(《读素问识小录》张山雷注《素问·汤液醪醴论》"精以时服")

【阐释】《素问·汤液醪醴论》"精以时服"四字读来较难令人理解，尤其是"服"字，有解读为"行"者，其义似通，但却未能如张氏注"复"者明白易懂，且从同音相近的训诂角度说理也十分充分。又联系上下句，其义益显，而王注宾服之误也得以纠正。张氏勤求古训，精益求精以治学《内经》的精神，颇值得后学之人学习借鉴。

【原文】颐按：宋校正本卷末音注：能，奴代切。是读为耐也。能，耐声义俱近，古多通用。然能字本有胜任义，不必借读。(《读素问识小录》张山雷注《素问·阴阳应象大论》"能冬不能夏")

【阐释】《内经》乃秦汉时期流传而下的中医经典著作，一字多音、一词多义现象不在少数。在《读素问识小录》中张氏谓汉人释经重音不重形，所以经常会出现字的同音替换，因此对于《内经》文字的读音加以考证也很重要，可作为解释辞句的辅证。此处注"能"为"耐"，并用反切、直音并行注音，体现了张氏对于《内经》文字的精准研究，不仅对文字的本义进行推理考释，还对文字的读音进行了提示，以期帮助读者正确理解该句经旨，并准确诵读《内经》原文。

【原文】颐按：此节言仓廪之本，营之居也，其华在唇四白，其充在肌，至阴之类，通于土气等语，专指脾脏立说，与肠胃三焦膀胱毫不相涉。"胃大肠小肠三焦膀胱"九字，当是衍文。或谓化糟粕转味入出二句，胃肠与有功焉。要之胃盛水谷，全赖脾以渐磨运化之，著一化字，则功归于脾，意亦可见。肠则所谓传道之腑，以供导送糟粕已耳。况本节论藏象心肺肾肝皆不及腑，何得于脾脏而并入诸腑混合立论？文既不类，理尤难通。且胆胃大肠小肠膀胱三焦六腑皆为阳及六腑分属五行，经有明训，于此而谓为"此至阴之类，通于土气"则诸腑皆属至阴，皆通土气，真是汩陈其五行，荒谬极矣。(《读素问识小录》张山雷注《素问·六节藏象论》"脾胃大肠小肠三焦膀胱者"）

【阐释】张氏认为此节论述脾，专指脾脏立说，与其他脏腑不相干，"胃大肠小肠三焦膀胱"九字是衍文。因为本节论述的脏，均不提及腑，独独脾脏提到这些腑，这与前后行文方式不相类似。更何况脏属阴，腑属阳，与所谓"至阴之类"更不相符，所以此几字应当删去。这段按语的论述十分精彩，逻辑通顺，有理有据，论证的语言相当有力，体现了他治学《内经》的认真求实态度和深厚的中医理论功底，读来让人颇有共鸣。

【原文】颐谓下文"凡十一脏取决于胆"语，详其文义，与上文不能联属，当是他篇错简，而浅者与此节连缀读之，遂谓下既有十一脏之说，而上文五脏未言及腑，乃妄掺此九字于脾之一节中，而不自知其理之不可通也。注家曲为附会，均是无理取闹，可谓尽信书之过矣。颐按：此节与上文藏象不能联属，当系他篇错简，宜另为一节，而注家必与上文连缀读之，义迂辞费，仍不可通，则墨守陈言之过也。（《读素问识小录》张山雷注《素问·六节藏象论》"凡十一脏皆取决于胆"）

【阐释】"凡十一脏皆取决于胆"在《内经》当中是非常著名的一句话，引得历代医家争相注释此条文，但张氏认为此段话应该是属于错简，其于文义不通，但注家仍然花费大力气去注释，导致曲解文义，与此条文的真正的原意相去甚远。因此张氏于此主张不能墨守陈言，穿凿附会，而应当孜孜以求其经旨，详略得当，方是正道。

【原文】经有十二，而脏之与腑，实止各五。脏者，藏而不泻；腑者，主受盛而司消化传道，以至排泄滓秽，如府库之司出入。曰脏曰腑，其义甚显。故五脏五腑，各有实在，形形色色，确然可数。然以之分系于十二经脉，则脏属阴，腑属阳，六阴六阳之经，各余其一，不能铢两相称。而吾身胸腹之中，又不能更有二物，可以名之脏腑，系以经脉者。若仅就此十者配以十经而止，则又苦于手足阴阳更不平均。于是古人不得不寻出心包络、三焦二者，以分配此一阴一阳之经。寿颐窃谓此是古人无聊之极思，实属矫揉造作，以视五脏五腑之纯属自然，岂不

医经学派

显有区别？(《难经汇注笺正》张山雷注《难经·二十五难》"有十二经，五脏六腑十一耳，其一经者，何等经也？然：一经者，手少阴与心主别脉也，心主与三焦为表里，俱有名而无形，故言经有十二也")

【阐释】此段叙述体现了张氏独特的创新学术思想，张氏认为五脏五腑无法与十二经脉匹配，而人身无法另觅一脏一腑与之铢两相称，故古人寻出心包络与三焦二个脏腑以之相配属。《内经》明确描述了三焦功能。而心包络与心经循行路线类似，三焦经亦有其特定循行路线，通过血管与其交通。所以张氏认为心主与三焦有名无形，该二脏无非为了配属十二经脉而设。历代以来，关于三焦与心包络是否有名无形，抑或有名有形，历来殊多争议，张氏大胆设疑，细心求证，提出较新颖的学术观点，这种百家争鸣，百花齐放的学术态度，非常值得后人学习。

【原文】寿颐又按：肾脏属水，而真阳之窟宅，即寓其中。所谓生气之源者，即此肾间之动气，所以肾之真水，能生万物。若水中无火，则何以为生生之本？(《难经汇注笺正》张山雷注"《难经·第二十五难》")

【阐释】关乎命门的位置、功能，历代医家争论不一。或认为左肾右命门，或认为两肾为命门，张氏尊吴扶、张景岳观点，认为两肾之间动气为命门。水火者，一阴一阳，水为体，火为用，水火一体，寓于肾中。同时依据《难经·三十六难》明确指出命门与肾无所区别。张氏对于中医历史上有争议的话题，往往都能根据自身所学抒发己见，有理有据，并不会对有争议的内容就避之不谈，体现了他科学求真的精神，非常值得后学借鉴。

【原文】惟疝之与瘕，一浅一深，在气在血，病固不同，而经文以男女分析言之，似犹未确。徐氏洄溪《难经经释》竟谓男阳属气，女阴属血，故病有殊，以气血分说疝瘕是矣。乃欲以气阳血阴，为经文男女二字作确诂，则胶柱鼓瑟太嫌执而不化，必非古人论病之真旨。岂男子不得有血病、而女子不得有气病耶？未之思耳，所见太浅。须知疝以气言，古人本非专指男子睾丸为病。(《读素问识小录》张山雷注《素问·骨空论》"任脉为病，男子内结七疝，女子带下瘕聚"）

【阐释】后世医家多以为男疝女瘕，张氏窃以为有语病，并附录专论一篇。认为疝与瘕为一浅一深，皆为气血壅滞所致，男女皆可得之。张氏通过任脉循行路线，知任得其时，则升发阳气。认为"其内苦结，为任病之纲，见得其先之，尚在气分，则疝痛尤属无形；继而病及血分，则瘕聚乃为有象"。张氏对于疝与瘕的认识极为深刻，其所述专论也为后世治疗疝与瘕提供了很好的思路。

五、临床诊治特色

（一）创新《内经》"薄厥"治法

张山雷著书之余不忘临证，对内科、外科、儿科、妇科颇有研究，尤其是对内科中风病证见解深刻。他认为中风一证，属于《内经》"薄厥"病证，病机是真阴亏损、内热生风，治宜清热、顺气、开痰、培本，并提出中风治病八法，即醒脑开闭、回阳固脱、潜镇肝阳、开泄痰涎、顺气降逆、养血培肝、滋阴益肾、通经宣络，创新了《内经》相关病证的理论应用。

"薄厥"病证出于《内经》，即后世所称之中风、脑充血，其发病后世多以外风论或内风论，以唐宋为分水岭。而张山雷认为其病机应与"血菀于上使人薄厥"（《素问·生气通天论》）及"血之与气，并走于上，则为大厥"（《素问·调经论》）相吻合。提出"论风之为病以外因内因为两大纲"，宜从阴虚阳扰，水不涵肝，木旺生风而气升、火升、痰升、冲激脑经所致入手以推求病机，方与《内经》之旨相符。其治法当潜阳降逆，收摄上升之势，使气血不走于上。用药上也主张宜改变传统多投以大、小续命汤之类温散方的用法，推陈出新大胆使用龙骨、牡蛎、石英、石脂等矿物药，体现了他对《内经》"薄厥"病机精髓的把握。

临证治法上，如风引汤应用，方出《金匮要略》附方，由大黄、干姜、龙骨、桂枝各三两，甘草、牡蛎各二两，滑石、石膏、寒水石、赤石脂、白石脂、紫石英各六两组成散剂，取三指撮，井花水三升，煮三沸，温服一升。张氏认为，方以风引为名，甚不可解，盖谓病由内风引动耳。其中以滑石、石膏、寒水石、赤石脂、白石脂、紫石英六石合龙牡，乃专治真阴不足，内热生风，风火上升之用，其清热镇重、收摄浮阳可治蕴隆之风火，临证时应删除其温散的桂枝、干姜，而加入开痰泄化之品，则效果更善。

（二）主张治眩晕宜滋填潜降化痰

眩晕病作为临床常见病，在《内经》早有论述，如《灵枢·口问》云："上气不足，脑为之不满，耳为之苦鸣，头为之苦倾，目为之眩。"《素问·标本病传论》云："肝病头目眩、胁支满，三日体重身痛，五日而胀。"以及《素问·至真要大论》"厥阴之胜，耳鸣头眩，愦愦欲吐，胃膈如寒"等。张氏深研《内经》所论，在《古今医案评议》中专设"眩晕门"，对眩晕的病因病机及证治方药进行发挥。他认为，眩晕一症，不论时暴病、久病，大都阴虚于下，阳浮于上，化风上扬，作眩作晕，病机总以阴虚阳扰，肝阳上亢为主，治疗当以滋填潜降为治本之法，且滋阴剂中，不可杂有温燥之品，以免助火，煎熬津液，增其痰阻。在用药方面，他指出：介类药潜阳可呈固摄之功，石类药质重则有镇降之效，可以作为治病首选，即使挟有外感，亦不可升散太过，兼见呕恶不食者，亦宜以味淡沉降之药镇定胃逆。此外，如见气火挟痰，互相煽动，生风上扬者，治当开痰泄降；痰塞中州，致令气机不得下行为顺，反而逆上，风阳上旋，而为阴霾之鼓舞者，又可芳香化浊，振动清阳，则云雾开散，邪去正安。临证主张重用生石决明、生牡蛎、生龙骨、珍珠母等镇降沉潜可为首选；再选生地黄、女贞子、金铃子肉、炒白芍、炒萸肉、甘杞子、炒刺蒺藜等滋阴柔肝以作辅助；另可配合使用瓜蒌皮、法半夏、茯苓、台乌药、薄荷等化痰祛风。

例如，在《张山雷医案》中记载一例：人年五十，阴气先衰，肝阳上腾，头痛眩晕，脉六部皆小，血少何疑？舌红脉滑，惟纳后作胀，未便递授滋填，先宜柔肝泄降。张氏据其阴虚阳亢兼痰阻的病机，选用生石决明六钱，生牡蛎五钱，熟女贞、金铃子肉各三钱，炒白芍二钱，炒萸肉、生鸡内金、炒刺蒺藜、甘杞子、台乌药各钱半，薄荷四分，药到病除，效如桴鼓，即是他在眩晕病临床治疗方面，以《内经》理论为指导，灵活化裁，应用滋阴潜降化痰之法的典型案例。案中病机分析法度谨严，遣方用药简明扼要，充分体现了他对《内经》学术的深入理解与实践运用。

（三）提出类中风须分型分期论治

类中风，指风从内生而非外中风邪的中风病症。《内经》有"内虚邪中"所致之"偏风""偏枯"之论。类中风不但有闭证之急，脱证之危，更有因其后遗症之半身偏枯、口眼㖞斜而致病患诸多身心受损。

张山雷细究《内经》有关此病所论，结合自身临床实践，认为此病发病原因虽多，但其中真阴亏损，肝阳恣肆，不潜其阳，以致上冲之焰不息多为根本，提出此病治法原则必须分别闭证、脱证、兼症等加以辨治，同时区别缓急分期乃可纠其偏胜，其治法可概括为"闭证宜开，脱证宜固，参以化痰泄浊"。对于闭证，以开闭为急，脱证宜摄纳真阳，固护元气，临证均当及时潜镇摄纳与化痰之法并用为佳。处方用药方面，潜阳之方，多选珍珠母、石决明、牡蛎、贝齿、龟甲、鳖甲、龙骨、磁石、赭石为常用之品；育阴之方，多选生地黄、天麦冬、女贞子、山萸肉、丹皮、芍药之类。张氏又认为：肝阳之起，无不由于血耗液虚，真阴虚下不能涵养，因而治之之法，急则潜阳镇摄治其标，缓须育阴养血培其本，培本之药，讲究清而不滞，淡而不浊，有养正之功，无助痰之患。同时还重点指出：肝阳上扰，气升火升，无不挟其胸中痰浊，陡然泛滥，不治其痰，则气火无由息降。化痰之法，应量其虚实，开泄荡涤，对症而施，对形气壮实者，稀涎散、滚痰丸、控涎丹、青州白丸之类皆可用；形馁气衰者，二陈、杏、贝、竹茹、枳实等平和之药可无虞，而胆南星、天竺黄、竹沥等也宜大用，尤以菖蒲、远志二味，能化痰开窍，又不致窜散太甚，最为合宜。这些观点，既是对《内经》

"邪之所凑，其气必虚"和"内虚邪中"病机理论应用的发展，更是对类中病症临床治疗的有益探索，给后人诊治此类疾病具有重要启发指导意义。

（四）提倡治疝不分男女，当以治气为先

疝是人体组织或器官一部分离开其正常位置，通过先天或后天形成的薄弱点、缺损或空隙进入另一部位，而在体表呈现突显隆起的病症。此病自古有之，《素问·骨空论》云："任脉为病，男子内结七疝，女子带下瘕聚。"因其常见腹部为主，又与腹部瘕聚病证有所相似，临证时十分容易混为一谈，故《内经》有男子内结七疝，女子带下瘕聚之论。张山雷在《读素问识小录》中论述道："惟疝之与瘕，一浅一深，在气在血，病固不同，而经文以男女分析言之，似犹未确。徐氏洄溪《难经经释》竟谓男阳属气，女阴属血，故病有殊，以气血分说疝瘕是矣。乃欲以气阳血阴，为经文男女二字作确诂，则胶柱鼓瑟太嫌执而不化，必非古人论病之真旨。岂男子不得有血病、而女子不得有气病耶？未之思耳。"文中不但对《内经》所论提出疑虑，也对徐洄溪盲从《内经》曲以气血为解提出批评，由此他主张治疝不分男女，当以治气为先，即所谓"治疝不知治气，即无近效可言。"临证时，主张应用疏肝理气之品为主，药用柴胡、金铃子、生玄胡、台乌药、青皮、丝瓜络、黑小茴等，稍佐以橘核、桂心等化痰散结、温经止痛，男女通治，治气为先。

如《张山雷医案》记载一例：劳顿伤阴，中气下陷，左腹气滞膜胀，阴囊坠肿，此疝结也。脉细且迟，舌根薄白，宜疏厥阴，稍参举陷。金铃子肉二钱，生玄胡、炒车前各三钱，台乌药、炒橘核、青皮、生黄芪、丝瓜络各钱半，炒柴胡、绿升麻、炒黑小茴各四分，摇桂心三分。药后疝气平复，阴囊坠胀亦消，病告痊愈。以上案例，既是张氏研治《内经》的体会发挥，也是据于临证实践，读经而不泥古的生动体现。

参考文献

[1] 浙江省中医药研究所，浙江省兰溪县医科所.张山雷专辑 [M].北京：人民卫生出版社，1983.

[2] 叶敏瑞，叶航.新发现的《张山雷先生传》及有关资料 [J].浙江中医杂志，2004（9）：30.

[3] 邵宝仁.医学论文选编（五）[J].浙江中医学院学报，1986，10（1）：51–53.

[4] 王锡贞.论张山雷对中医教育事业的贡献 [J].中医教育，1995，14（3）：44.

[5] 齐丹.神州医药总会研究（1912–1951）[D].河北大学，2013：22.

[6] 贝新法，江凤鸣，贝芹，等.兰溪中医专门学校拾遗 [J].浙江中医杂志，2012，47（9）：687–689.

[7] 浙江省中医管理局.张山雷医集：下册 [M].北京：人民卫生出版社，1995.

[8] 林乾良.一代宗师三绝签 [J].中医药文化，2014，9（3）：66–67.

[9] 邵宝仁.医学论文选编（一）[J].浙江中医学院学报，1985，9（3）：48–50.

[10] 张宁，黄瑛.与近代中医和中医教育相关的重大事件 [J].中医文献杂志，2010，28（4）：50–52.

[11] 齐丹.神州医药总会研究（1912–1951）[D].河北大学，2013：31–32.

[12] 邵宝仁.医学论文选编（二）[J].浙江中医学院学报，1985，9（4）：44–46.

[13] 李磊.《灵枢音释》探略 [J].中医药文化，1985（2）：6–7.

[14] 张山雷.中风斠诠 [M].太原：山西科学技术出版社，2012.

第五章 学派对后世医学发展的影响

第一节 医经学派与浙派中医

　　浙江中医药历史源远流长，历代名医辈出，学术创新与传承千百年，形成了独具地域特色的十大学术流派：医经学派、伤寒学派、永嘉医派、丹溪学派、温补学派、钱塘医派、温病学派、绍派伤寒、针灸学派、本草学派。在范永升教授主编的《浙江中医学术流派》一书中，浙江医经学派位列浙江的十大医学流派之首。浙江医经学派所涉医家众多，著作繁富，其学术主张与诊疗特色对其他九大学术流派也影响颇大。

一、医经学派对绍派伤寒的影响

　　绍派伤寒，系发源于绍兴地区，是研究四时外感病证之传变规律及其辨证论治的一个学术流派，绍派伤寒既与一般伤寒学派有别，又异于吴门温病学派，具有鲜明的地方特色，不断丰富和发展了《内经》理论，结合时代不断使之发扬传播。其发端于明代张介宾所著之《景岳全书·伤寒典》，而集大成于清代俞根初所著之《通俗伤寒论》，其后传人众多，至今仍传承不衰，近代对绍派伤寒进行系统研究、探源析流而有突出成就者当推徐荣斋。

浙江医经学派对绍派伤寒的萌芽、形成与发展影响殊深。古之学医者必先从医经入手，景岳先生是浙江医经学派的重要医家之一，其致力《内经》研究三十余年，有感于"经文奥衍，研阅诚难"，以类分门而成《类经》，晚年对伤寒外感有所悟，而著《景岳全书·伤寒典》，成为绍派伤寒之先驱。根初先生，弱冠即通《内经》，详于理论，研习景岳之学，并学以致用，推陈出新，治疗伤寒外感自成特色，其所著之《通俗伤寒论》奠定绍派伤寒学术理论。荣斋先生在苦心孤诣研究《内经》近五十年和撰成《内经精要》的基础上，又花费了近十年时间，从临证实用出发重订《通俗伤寒论》，将自身观点与自身经验融入其中，精益求精，使得原著体例更合理、内容更精练完整，使年轻医者能更容易的领会其深意，力求将绍派伤寒的学术思想与理论得到传承和发扬。

绍派伤寒在《内经》的影响下，形成了自身的学术特点，突出体现在以下几个方面。

1. 寒温统一，辨证重湿　《内经》云"夫热病者，皆伤寒之类也"，认为伤寒是热病，绍派医家不拘于此，提出辨证外感时疫，宜寒温并举，且绍地雨水丰沛，气候湿重，无论外感风寒或是风热，皆易夹湿。

2. 三化传变，体质阴阳　《内经》认为，伤寒之传变为三阳三阴之脏腑经络传变，皆为热证，绍派医家发展《内经》理论，认为外感伤寒一证，传变颇多，但其证情发展变化"不越火化、水化、水火合化三端"，并各随其人之体质阴阳，脏腑寒热而从三化之变，"从火化者为热证，从水化者为寒证，从水火合化者为寒热错杂之证"，形成著名的"三化学说"。

3. 医经腹诊，传承发展　医经腹诊内容丰富，包括腹部望诊、问诊、闻诊、切诊，然流传之中一直为人所忽视，未能得到很好的应用和推广，绍派伤寒医家将其精华挖掘出来并改进，使之更切合临床，用于临床审因、辨证。

4. 立法创方，轻灵平稳　《内经》详于理论而疏于方药，绍派伤寒医家基于医经理论，创立羚角钩藤汤、蒿芩清胆汤、加减葳蕤汤、调胃承气汤等至今常用名方，用药多选用质轻的草木花类药物，且用药量轻，喜用鲜品，临床疗效显著。

二、医经学派对钱塘医派的影响

钱塘医派者，乃明末清初钱塘医家之总称，以卢复、卢之颐父子首开先河，由"钱塘三张"（张卿子、张志聪、张锡驹）继承并发扬，其后有高世栻、仲学辂等衣钵传人，杰出人物众多，影响广泛而深远。

两百多年的历史，钱塘医派形成了自己独有的学术思想和风格。钱塘医派在我国医学理论研究和教育传播方面都有一定的影响。"为往圣继绝学"是钱塘医家的治学思想与人生理想，尊经崇古，维护旧论，将《内经》奉为圭臬，不随意增减修改经文等做法，体现的是他们严谨的学术主张和作风，为维护和恢复《内经》的原貌做出了巨大的贡献。

先驱者卢之颐在其父卢复的影响和教导之下，推崇《内经》、张仲景，对《内经》《伤寒》和《本草》做了大量的整理注释，著有《伤寒金疏钞》《摩索金匮》和《本草乘雅》，以《内经》理论注解伤寒，并对诸家注释中违背《内经》之处，进行辩驳改正。之颐先生开创了钱塘医派对医经、本草等著作的研究方法和方向。

其后张卿子、张志聪、张锡驹承卢之颐之志，提倡维护旧论。张卿子所整理的《张卿子伤寒论》维护了《伤寒论》的原有编次。其弟子张志聪、张锡驹勤于医学，致力于对经典医籍整理、研究和注释。志聪先生编撰的《黄帝内经集注》是《内经》全注本，对今人研究学习《内经》仍多有助益。志聪先生与锡驹先生合力编撰的《伤寒论集注》，发扬"养护胃气"论治伤寒的学术观点。师徒三人被誉为"钱塘三张"，将"钱塘医派"的尊经崇古的治学特色和严谨的治学作风进一步突出发扬。

钱塘医派闻名海外不仅是因为高超的医术和严谨的治学作风，更在于切磋交流的讲学理念，与众人对自己学派秘而不传相去甚远。开设学堂，研经讲学，为医者和学医者提供了切磋医道、交流学习的平台。志聪先生开设的侣山堂更是使中医的学习研究蔚然成风，盛极一时，培养了一大批优秀的中医人才。秉承着理必《内经》、法必仲景、药必《本经》、以经释经的学术思想，钱塘医派和侣山堂使《内经》等经典医学著作被广泛的研习和传承，并应用于临床。

三、医经学派对温病学派的影响

自金时医家刘完素根据《内经》"人之伤于寒也则为病热"的理论，提出"热病只能作热治"之论点起，温病学派逐渐兴起，经由明代医家汪石山、吴有性，清代医家叶天士、薛生白等人发挥而自成一派，与伤寒并立。传播至浙江时，浙人王士雄潜心研习温病学说，以轩岐仲景之文为经，叶、薛诸家之辨为纬而著温病学之集大成之作——《温热经纬》。同时异地浙人雷少逸博览诸家，融入己见而撰成《时病论》。自王、雷两家之后，温病学派在浙地不断发展，逐渐形成浙江温病学派，在浙江广为影响。

王士雄先生自小承先人遗业，勉力研习《内经》，以至了然于胸中，然后博览群书，学业大进。行医时适逢霍乱盛行，因此潜心研习温病，对温病的治疗有着深刻的临床体会与感悟。王士雄先生在《温热经纬》一书中对前人的温病理论做了系统的整理与阐述，也有着自己独到的临床体会与心得。例如，在《内经》"伏邪"理论与汪石山"新感温病"之说的基础上，王士雄先生提出温病有"由表及里"和"由里出表"两种类型，将"新感""伏邪"作为治温病两大辨证纲领。

晚清温病学派雷少逸先生在时令病上颇有建树，其著作《时病论》是论述外感时令病的专书。雷少逸先生的学术思想受浙江医经学派的影响很大，在《时病论》中多有体现。一者，此书取《内经》原文为纲目，并加以自身临证时所得之己见而成。二者，雷少逸先生强调不同的时令节气有不同的致病特征，并且非常重视对患者个体特征的辨析，这充分演绎了《内经》因时制宜、因人制宜的学术思想。三者，书中对《内经》五运六气学说多有运用和发挥，在临床实践的基础上总结了一套运用运气学说分析和治疗外感温病的辨治理论。

四、医经学派对针灸学派的影响

浙江针灸学术源远流长，薪火相传，然一直隐匿于方药之后，未得医者重视。直至宋代王执中著写首部针灸临证专著《针灸资生经》之后，浙江针灸始得扬名于全国。元代至明代，滑寿的《十四经发挥》和杨继洲的《针灸大成》等著作相继出世，针灸发展达到鼎盛时期，逐渐形成一支从事针灸临床治疗与研究的一个学术流派，即浙江针灸学派。

受浙江医经学派影响，浙江医家普遍重视对《内经》《神农本草经》等经典著作的整理与研究，针灸学派也不例外。针灸大家滑寿先生对《内经》专研颇深，其著作《读素问钞》将《素问》原文选取精要者，重新编排，分门别类。他认为"夫天下之事，循其故则其道立，浚其源则其流长"，医学之源出于《内经》，因此其著写《十四经发挥》之时溯本求源，常用《内经》的经典理论阐明针灸原理。《十四经发挥》考《灵枢·本输》《素问·骨空》等论，厘定穴位 657 个，并将任、督二脉合入十二经而成十四正经，把《内经》《难经》《甲乙经》等书籍中关于奇经八脉的理论加以系统整理和归纳，丰富完善了针灸经络学说，对针灸学的发展有极大的价值，至今仍被浙派中医的后学者所推崇。

王执中先生以医经"人以胃气为本"作为立论基点，命名其著作为《针灸资生经》，阐述了其重视后天脾土，通过针灸来养护脾胃之气，以资生生之气的学术观点。书中强调并推广医经"以痛为输"确定腧穴位置（敏感压痛点）的方法，临床实用性强。杨继洲先生所著之《针灸大成》为针灸学派的集大成之作。《针灸大成·诸家得失策》言："溯而言之，则唯《素》《难》为最要。"故《针灸大成》有关针灸之经文，无不出自《素问》《难经》二书。由此可见，浙江医经学派的学术理论不仅对方药研究影响深刻，在针灸研究方面也具有极大的指导作用。

五、医经学派对本草学派的影响

浙派中医本草学派，是指以中药的性味、功效、炮制、应用等为研究内容的浙江医家的总称。浙江地区药材资源丰富，自八千多年前，浙江人民便开始不断发现、采集、栽种和使用中药，现在仍有道地药材"浙八味"闻名全国。黄帝时期，"中药鼻祖"桐君老人结庐炼丹于富春江畔桐君山，著《桐君采药录》，是浙派中医本草学派最早的代表人物。其后，本草学派名人辈出，著作迭出，为本草学的发展做出了巨大贡献。唐代陈藏器拾《新修本草》之遗，著《本草拾遗》。宋代裴宗元等受命校正医方，参与编撰《和剂局方》。明代卢复收集整理《神农本草经》，是本经的最早辑复本，晚年著《本草纲目博议》未成而卒，由其子卢之颐完成。清代赵学敏作《本草纲目拾遗》，补充订正了《本草纲目》。

从明代起，随着滑寿、张景岳、马莳、张志聪等人的相继出现，浙江医经学派逐渐兴起，医家们对《黄帝内经》的收集、整理和研究学习越来越深入，"尊经重典"成为当时的主流思想。浙派本草医家视《内经》为药学的理论本源，以《本经》的药物主治为药学本源，以医经解本草成为当时研究药物性味、功效、应用及功效机制的一大方法，本草学的发展经历了从单纯介绍"某药治某病，某病须某药"到论药性、"知其性而用之"的转变。另外，本草学派敢于创新，质疑辨异，开创新说的学术思想和提倡经世致用，以实为宗，用药著书，当以临床应用为主的学术作风，使浙江本草学派逐渐形成了具有自身学术思想特色的传统药物学学术派别，对后世本草学的发展有着深远的影响。

六、医经学派对温补学派的影响

温补学派兴起于明代"河间方，丹溪法"盛行之时，以薛己为先导，张景岳、赵献可与之声名并列，力纠彼时寒凉当道之流弊。温补学派把探讨肾命和人体脏腑之间的关系、肾命致虚和治疗等作为研究课题。强调肾命阳气在整个生命过程中的重要作用。

纵观温补学派，先有薛己以《内经》为宗，继前人之学，立"脾胃与肾命并重"之创新论点，成温补学派开山之说；中有张景岳精研《内经》，博采众长而成《类经》《类经附翼》《景岳全书》，赵献可著《医贯》发挥命门学说与之并驱，是温补学派发展壮大的中坚之力，后有高鼓峰、冯兆张意承前人，续其余韵。

宏观温补学派，其众多名论皆以《内经》学术为其体系支柱，发挥演绎而有温补之篇。如张景岳"阳常不足，阴本无余"之说当为首推。景岳以《内经》阴阳互根思想为理论基石，结合临床之所见，逆丹溪"阳常有余，阴常不足"论而独树一帜。例如，依据《素问·生气通天论》："阳气者，若天与日，失其所，则折寿而不彰，故天运当以日光明，是故阳因而上，卫外者也。"强调发挥"天之大宝，只此一丸红日；人之大宝，只此一息真阳"（《大宝论》）以诫后人。在方药上创右归丸以行其温阳之法。同时，在《内经》阴阳互根理论的影响下，景岳"重阳而不薄阴"，尤其重视对真阴的填补，并由此推衍出命门水火的论述，将温补学派推向新的高度。

此外，景岳以《内经》"治病必求于本"为宗，认为"……治病必当求本。盖五脏之本，本在命门，神气之本，本在元精，此即真阴之谓也"（《类经附翼·求正录》）。认为五脏为人体之本，肾为五脏之本，命门为肾之根本，阴精为命门之本。故凡阴阳诸病变，当责之并具水火之命门。将求责治肾视为疾病中最大之纲领。

赵献可的"君主命门学说"脱胎于《内经》，并在此基础上有所发挥，是"命门学说"的一大创论。"命门"一词首见于《内经》，随着医家临床经验的丰富，对"命门"的认识代有迭新。赵氏参《内经》"十二官"论述，结合易学理论，认为命门能调控和推动十二官的功能正常运行，其功大于"心"。将命门的地位提升至五脏六腑之上。

薛己"四时皆以胃气为本"亦受启于《内经》。他认为脾胃为五脏之根蒂，人身之本源。脾胃一虚则诸症蜂起，故治病强调"以胃气为本"，故处方用药亦避免苦寒，崇尚温补。

七、医经学派对丹溪学派的影响

古有"医之门户分于金元"之说，丹溪学派即始于此节点。时《局方》盛行于道，朱丹溪以批判进取的学术精神，求本于《内经》，自成一家言，成为丹溪学派的领头人。在行医之余，丹溪客徒著书，其弟子众多，且名医辈出，为丹溪学派的壮大和流传提供了后备力量。

丹溪学派的形成与发展，外有其特殊的社会背景，内不离丹溪严谨的学术作风。时《局方》盛行，朱丹溪亦苦研之，随着临床的充实，愈感《局方》之弊，医惑丛生。虽及不惑之年，丹溪毅然游学求师于四方，后得罗知悌之尽传。罗氏有言：学医之要必本于《素问》《难经》。学成从医后丹溪更是反复研读，指出"《素问》，载道之书也""医之为书，非《素问》无以立论"（《格致余论·序》），可见其对《内经》的尊崇。丹溪受启于《内经》，有感于临床，著成《格致余论》《局方发挥》等数部巨作。本于《内经》，集诸大成为其理论的基本特点，与当时盛行的《局方》之学格格不入，正如《金匮钩玄》谓："……妙阐《内经》之旨，开诸家无穷之悟。"

其中丹溪名论"阳有余阴不足论"，即是发挥于《内经》的"阳道实，阴道虚"理论；他倡导的相火论，其本源也来自于《内经》中的"君火以明，相火以位"的观点；再如《格致余论·治病先观形色然后察脉问证论》中有关诊法的论述，也是在《内经》诊法理论的基础上有所发挥。

丹溪倡"正气须保护"的治疗思想，该思想源于对张子和"攻邪学说"的存疑。乃依据于《内经》"正气存内，邪不可干"观点所提出，是对《内经》《伤寒论》等经典中固护正气理论的坚持与发扬。丹溪敢于批判同行言论而成自家之言的创新精神，实为后世所称道。

八、医经学派对永嘉医派的影响

南宋"永嘉医派"发源于浙南地区，是中国最早的医学学派。永嘉医派创始于陈无择，继以其弟子王硕、孙志宁、施发、卢长祖、王暐等骨干，以《三因方》为理论基石，以《易简方》为学术核心展开内部学术争鸣与传承而盛极一时。

宋金元时期，正值流派分水岭，诸医家在医经研究的基础上多有创见而成各家之言，如北方的易水学派和河间学派。同时期的永嘉医派亦奠于医经学派。陈无择承《内经》病因分类学说，著《三因极一病证方论》（简称《三因方》）。其"三因学说"，既吸取了《内经》"阴阳二分法""三部之气法"以分类病因的特点，又从一定程度上弥补了其将内因七情与饮食劳倦、房室阴阳、跌仆损伤等其他病因合为一类的缺陷。同时，陈氏尤重七情致病，他推崇《素问·举痛论》"百病生于气"的观点，非常重视七情致病的气机分析。《三因方》初步完善了病因分类学说，对后世影响极大，奠定了永嘉医派的发展基石。

此外，《三因方》以"三因"梳理囊括纷杂的病因，其削繁就简、由博返约的思路可见一斑，开辟了永嘉医派以"易简"为追求的路径。后王硕秉陈氏削繁就简之风，著《易简方》，在方多药众，学术繁芜的时代背景下，曾风行一时，然王硕"削繁"而不"知要"，也成为后来者批评和纠谬的中心议题。陈氏弟子施发、卢长祖、王暐是深入探讨《易简方》的代表人物。在纠偏规正的讨论中，陈氏弟子多执《内经》之要，而拨《易简方》之"不知要"。如王暐在《续易简方脉论》中，以《内经》望闻问切四诊之法为主题，专立四篇，强调四诊合参辨证论治的重要性，婉批王硕求简而弃四诊的谬误，是永嘉医派传承创新中的一次回归。

九、医经学派对伤寒学派的影响

伤寒学派是以研究《伤寒论》辨证论治规律及用药心得为中心的学术群体，该派始于晋唐，盛于明清。历代医家论点纷陈，各出机杼，其中浙派中医的《伤寒论》研究者亦不乏其人，如朱肱、陶华、柯琴等，为伤寒学派的发展书写了浓墨重彩的篇章。仲景之文言简旨奥，伤寒学派的医者们多求本于《内经》，因此孕育了其独特的学术特点，即以《内经》探索六经，以《内经》丰满伤寒。

为求仲景奥旨，各医家溯本求源，以《内经》探索"六经"其义，发挥"六经"其用。其中朱肱（今浙江湖州人）对六经学说的研究应是最早的，他首倡"六经"即是经络之说，并融会《素问·热论》的内容，从经络角度发挥六经证候，饱满六经的临床运用，开六经纲领学说之先河。后有柯伯韵（今浙江慈溪人），多次阐发"六经"之义。与朱氏相同，柯氏亦从《内经》出发。基于对"阴阳之气各有多少，故曰三阴三阳"（《素问·天元纪大论》）的深刻理解，柯氏以阴阳气血之不同分别六经，创"六经地面"说，打破经络说的局限性，对后世影响颇深。

在辨证之法的运用中，伤寒学派诸家虽以六经辨证为主基调，但是或多或少都融合了《内经》阴阳寒热虚实辨证之旨，由此形成六经八纲，经纬相合的辨证网络。陶华（今浙江余杭人）在《伤寒家秘的本》《伤寒明理续论》中，即以八纲研究六经。如下利在各经均可出现，因下利病因复杂，其性质也不能单纯按阴、阳经而确定，陶氏用八纲学说解析之，尝曰："夫自利清谷，不渴，小便色白，微寒厥冷，恶寒，脉沉迟无力，此皆寒证也！若渴欲饮水，溺色如常，泄下黄赤，发热后重，此皆热证也。"至柯氏著《伤寒来苏集》有言："仲景以病分六经，而制方分表里寒热虚实六法，六经中各具六法而有偏重焉。"梳理了六经与八纲关系，寓八法于六经之内，将辨证论治的精髓发挥到极致。

基于仲景详寒略温之偏重，伤寒学派的大家尝试以《内经》之旨阐述温病之理，羽翼伤寒。其中当数柯氏"温病症治，散见六经"的学术思想最具代表。柯氏将寒温一统于伤寒，为"六经本为百病立法"提供了依据，不仅扩大了伤寒论的证治范围，且对温病学派的形成产生了深远的影响。

由此可知，浙江医经学派和伤寒学派，表观虽各有其道，实则息息相关，一脉相承。

第二节　学派的国内外传播

一、国内传播

浙江医经学派历代均有研究和发挥《内经》的著作涌现，加之明清时期尊经复古之风盛行，使考订、注疏、校勘经典医著活动达到空前高度，各家特色鲜明，深刻影响后世校注《内经》的方式、体例与内容。如张志聪在《集注》中，开集体研究创作之先河。张介宾引用文、史、哲各家之说，对《内经》进行校勘与注解，主要涉及释词、注音、文义串讲、医理阐发等，并按语对经文内容进行补充和引申，以反映其学术思想，后多为李中梓所引用，得以进一步发展。马莳是中国医经史上首次同注《灵》《素》的医家，常两经互参互证，融会贯穿，其对《灵枢》的研究尤为深刻，得到后世医家如汪昂、鲍漱芳等认可。马氏首创篇名注释，有利于篇章内容的理解，对后世注解体例产生影响。马氏注解工作细致入微，条分缕析，旁引各家学说，注述中肯全面，其补缀唐代王冰注释《内经》罅漏等方面，贡献颇大，被称为继王冰后注释《内经》第二大注家。在清代考据风的影响下，俞樾旁引诸子百家之说，以深厚的文字、音韵、训诂功力和严谨的治学态度，撰成《内经辨言》，是清末研究《素问》训诂的专著之一，为深入研究《内经》提供了详实的资料。

　　浙江医经学派也非常重视《内经》的分类研究，梳理《内经》的学术脉络，使得后世读者能够更系统地掌握其理论体系，利于《内经》思想的传承与发挥。滑寿《读素问钞》开辟了节略类编《内经》的先河，"删去繁芜，撮其枢要"，对《素问》各篇章内容进行整理贯通，并对所引用的经文标明出处，有利于读者对原著相关内容的整体把握，对后世张介宾、李中梓对《内经》的分类体例产生深远影响。与滑氏节略类编不同，张介宾采用全文类编的方式分类研究《内经》，将《内经》原文全部收录，重新分类编注成《类经》一书。张氏将《内经》分为十二类，其类别与《读素问钞》多有重合，且相同篇目所收录经文亦相似，体现出张介宾对滑寿学术思想的继承与创新。张氏在保证原文完整性、连贯性的前提下，对部分经文顺序做出调整，根据文义对不同篇章内容进行合并与拆分，对重复经文进行取舍，同时补入《素问遗篇》，对系统归纳《内经》学术思想的贡献较为突出。

　　浙江医经学派之学术成就不仅对后世研究《内经》提供了大量宝贵资料和理论依据，同时以《内经》理论为基石，通评古今医籍，结合临床实践，对中医各类学说、流派都有影响，尤其是对阴阳学说、脏腑学说、运气学说、经络腧穴学说、命门学说方面在国内中医学界享有相当的学术地位。张介宾对于《内经》阴阳互根互化思想有深刻体会，创太极命门学说，发挥王冰"壮水益火"之论，在治虚用药上讲究阴阳互求，创立左右归丸、左右归饮等著名方剂，对易水学派、温补学派的传承和发展均有所贡献。张介宾所著《景岳全书》也深受医经学术思想的影响，对于脏腑非常重视。其创立"二纲六变"的辨证体系，处处体现着脏腑辨证特色，尤其详论脏腑虚实、五脏寒热、五脏内伤、先天脏气强弱等内容，是对医经脏腑理论的进一步总结和完善，对中医辨证理论的发展起到承先启后的作用。张志聪与其弟子高世栻合著的《神农本草经》注本《本草崇原》中以运气学说诠释药物，阐发药性，创立以五运六气、阴阳学说为基础的药气理论，深受《内经》药物气味理论的影响，对于当世、后世医家正确认识药物和临床应用有很强的指导作用。

张志聪依据《内经》五运六气、标本中气之理，着重从三阴三阳气化的角度研究《伤寒论》，使得六经气化学说成为后世医家研究《伤寒论》的一个重要内容，临床中也对伤寒、瘟疫以及杂病的辨证论治起指导意义，丰富了中医的临床思路。《十四经发挥》是滑寿所著针灸学专著，其对医经学说和经络腧穴学的发展都做出贡献。滑氏非常重视任、督二脉，认为任督有特定经穴，"为腹背中行诸穴所系"，有别与其他奇经"寄会于诸经之间尔"，应当归入正经，建立"十四经"模式，并参《内经》重新考定周身穴位总计 657 个，其经穴排列对后世产生了巨大的影响，如《针灸聚英》《针灸大成》的排列均从之。此外，滑氏亦阐述经络与脏腑的联系，训释腧穴、身体部位等，其成就与影响正如承淡安所云："针灸得盛于元代，滑氏之功也。"

　　马莳娴于经脉针灸，故对《灵枢经》的注释远较《素问》注释水平高，尤其是对经脉、腧穴的注释，受到历代医家的重视。马氏融汇诸家学说，训诂释义，正其腧穴，绘其经络，使得针灸学理论体系日趋完善。马氏对于五腧穴亦有较深理解，他本《太素》之论，以水流释五输穴之名，影响《类经》《素问灵枢类纂约注》及现代《针灸学》教材。此外，马氏完善了五输穴的五行配属及阳经对阴经的克制关系并用以指导临床，为后世医家认可、沿袭。马氏还根据《灵枢经》对《灵枢·四时气》中"春取经血脉分肉之间""夏取盛经孙络""秋取经俞""冬取井荥"之论述，提出"顺四时气"的取穴方法，对后世针灸学发展产生深远影响。

　　张介宾同时也作为针灸发展史上的一位重要医家，直接传承《内经》学术思想与体系，他参考《难经》《针灸甲乙经》《内经》王冰注解及滑寿著作等，对针灸理论进行归纳、阐发与创新。其所著《类经图翼》《类经附翼》包含对针灸理论、临床应用以及相关歌赋的记载，对于清代乃至当代针灸学理论发展都有较大影响。

　　此外，张介宾受宋明理学影响，发挥《内经》阳气学说，以太极理论阐释命门，认为命门乃"人身之太极""立命之门户"，命门内具水火二气，藏元阴元阳，即如太极之两仪，主司生命的功能与形质，发挥对全身的濡养与激发作用，是易学思想与中医阴阳理论的创新融合。张介宾的命门学说，很大程度地影响了清代学者对命门学说的阐发，如徐灵胎提出"命门为元气之根、真火之宅"（《杂病源》）、周省吾"两肾为主命门，命门穴在中间"（《吴医汇讲》）等。

浙江医经学派还将汉学中所包含的实证精神发扬于学术研究的诸多领域，对江浙乃至整个东南地区的学术风气产生一定的影响。俞樾是清代著名的考据学家、经学家和书法家，他长期从事群经、诸子等领域的研究，取得了重要的学术成果。在清代考据风的影响下，俞氏旁引诸子百家之说，以深厚的文字、音韵、训诂功力和严谨的治学态度，撰成《内经辨言》，是清末研究《素问》训诂的专著之一，为深入研究《内经》提供了详实的资料。张介宾倡导医《易》同源，在《类经附翼·求正录》中对此专门进行发挥，认为"《易》者，易也，具阴阳动静之妙；医者，意也，合阴阳消长之机。虽阴阳已备于《内经》，而变化莫大乎《周易》。故曰天人一理，一此阴阳也；医易同源者，同此变化也"。这与宋明时期理学、象数之学等学术思潮盛行有关。后有明·赵献可于《医贯》中引《易》理阐发医理，说明"以易释医"不仅体现了张介宾的学术特点，也是明代学术风气的反映。

浙江医经学派在医学经典（主要以《黄帝内经》经义为主要研究内容）的校勘、训诂和分类研究上成绩斐然，为后世研究《内经》留下大量宝贵资料，还对中医诸多学说的发展做出卓越贡献，是中国医学史上医经学派的主要力量，对国内中医学发展产生较大影响。

二、国际传播

随着浙派中医体系的不断发展和壮大，浙江医经学派的学术成就也对国外医学思想产生了深远影响，对当代临床诊疗有着深刻的指导意义。

马蒔著的《素问注证发微》和《灵枢注证发微》，初版分别为万历八年（1580）和万历十四年（1586），相当于日本的安土桃山时代

（1573—1600）。二书是当时日本最高深的外来医学书，对日本接受学习《黄帝内经》产生了巨大促进作用。据考证，日本江户时代的秦宗巴是研读《素问注证发微》《灵枢注证发微》的先行者，最先考究与推广《素问注证发微》，并以其为基准，编写了《内经》的讲义，听讲者可达数百之众。宗巴之举推动了《素问注证发微》在日本的印刷发行，比起《医书大全》在中国出版60年后才在日本出版，马莳的《素问注证发微》在刊行20年后便在日本得以出版，可见当时的日本对《内经》研究的广度、深度及其迫切程度。后有被誉为藤原惺窝门下"五大天王"学者之一的堀杏庵，亦热心于《注证发微》的考究推广，在京都设立学塾，云集三千人，对《素问注证发微》进行了研究，对马莳的学说进行了广泛的普及。浅田宗伯的《皇国名医传》记载："授业于曲濑正纯，攻研《内经注证发微》，前是读《素问》者皆据王氏。正意始主马氏。"可见当时马氏《注证发微》对《黄帝内经》的注释受到日本皇家名医的推崇，并有着深刻的启示和指导作用。

《类经》在中国，于天启四年（1642）出版，据《御文库目录》所载，志迟宽永十九年（1624）已舶载到日本，收入红叶山文库。《类经》是继《注证发微》后传入的当时最权威的《黄帝内经》研究书。宽文年间（1661—1672），日本的《黄帝内经》出版进入划时代的时期，从而对该书的受容、普及起了巨大的推动作用，现存以《类经》两版本为主。东条琴台原撰的《先哲丛谈续编》（天保年成书，1884年刊）"鹈饲石斋"条记载："至今坊间所行，称石斋训点者，班固《白虎通义》……张介宾《素问类经》、王肯堂《证治准绳》……无虑数百千卷，皆行于世。"石斋将《类经》训点并付梓，使得当时《类经》本印刷数量增多，并广泛流散于民间。

江户中后期，竹中通庵的《黄帝内经素问要语意翼》是当时日本对《内经》研究的最高水准代表之一，其中就参考了滑寿《素问钞》六卷，马莳《素问注》《灵枢注》各九卷，张志聪《素问集注》《灵枢集注》各九卷。由此可知，浙派中医诸家著作及其理论思想对《黄帝内经》在日本的传播与发展起了重大作用。

张介宾《景岳全书》被引用于许多朝鲜医书中，其代表书籍有景宗时期周命新的《医门宝鉴》、正租时期正若镛的《麻科会通》、高宗时期黄度渊的《医宗损益》《方药合编》与李圭晙的《医鉴重磨》等。这些医书在朝鲜的地位均不低，由此可见，《景岳全书》对朝鲜的医学发展有重大贡献。

张氏的阴阳理论根源于《黄帝内经》，是结合其自身理论和临床经验贯通而成。李圭晙是近代朝鲜医学与哲学史上的著名人物，受中国古代医家的影响颇深。其扶阳论很大程度受到张介宾温补学说的影响。张介宾首创提出了阳常不足论，而李圭晙《素问大要·扶阳论》中载："阳化气，阴成形。今夫人之死也，形体未坏，而气息先绝，此果阳有余而阴不足者乎？余故反之曰，人之一身，阳常患不足，阴常患有余。故助阳之药，幼亦可服，老尤不可缺也。"可见李圭晙受纳了张介宾的学术论点。医以阵名，张介宾于《景岳全书》中列"古方八阵"和"新方八阵"，将古、新方皆分为补、和、寒、热、因、固、攻、散八阵，开创方剂学按功能分类的先河，可以说也是对《内经》组方配伍理论传承基础上的创新发挥。受其八阵分类方式的影响，李圭晙亦提出了"补阵、和阵、热阵、寒阵、散阵、收阵、攻阵、因阵"方剂八法。此外，李圭晙在《医鉴重磨》的处方集《局方类选》中引用了张介宾的新方，从这一方面也可看出其受张介宾的影响之深。张介宾为浙江医经学派的中坚，提出了"阳非有余，阴常不足"，主张以温养人体阳气为原则，兼顾阴阳。在此基础上，李圭晙创新提出"一元论"，以心阳火为核心，主张"扶阳抑阴"，以清上畅中温下为法，强调保阳的重要性。对张氏学术思想的继承与创新，为李氏临床辨证施治提供了极大帮助，也为朝鲜医学的发展提供了重要理论指导。

参考文献

[1] 沈钦荣.徐荣斋对绍派伤寒的贡献 [J].浙江中医药大学学报，2011，35（04）：487-488.

[2] 沈元良.俞根初学术思想与《通俗伤寒论》[J].中华中医药学刊，2013，

31（10）：2289-2291.

[3] 邹万成.对俞根初"三化"学说实质的探讨 [J].湖南中医药导报，2004（01）：2-3.

[4] 李霞.《黄帝内经》腹诊理论探析 [J].中国中医基础医学杂志，2015，21（02）：125-126.

[5] 曾玮恩.论绍派伤寒大家俞根初对仲景学术的继承与发扬 [D].北京中医药大学，2011.

[6] 陈宇光，周高峰.从卢之颐到钱塘医派 [J].吉林中医药，2005（12）：3.

[7] 李 珍.吴山脚下"侣山堂"——寄情"钱塘医派" [J].中医药文化，2008（03）：27-30.

[8] 范永升.浙江中医学术流派 [M].北京：中国中医药出版社，2009：281-287.

[9] 柳亚平.《时病论》对《内经》学术思想的继承与发扬 [A].中华中医药学会.中华中医药学会第十二届全国内经学术研讨会学术论文集 [C].中华中医药学会：2012：5.

[10] 许敬生，孙现鹏.论滑寿对《内经》、《难经》研究的贡献 [J].中医学报，2010，25（01）：161-165.

[11] 张永臣，贾红玲，张学成.滑寿针灸学术成就简析 [J].山东中医药大学学报，2016，40（05）：464-467.

[12] 范永升.浙派中医的由来、构成与特色 [N].中国中医药报，2018-01-08（004）.

[13] 管家齐，宋捷民.浙派中医本草学派的源流与学术特色 [J].浙江中医药大学学报，2018，42（01）：64-67.

[14] 宋捷民.本草学派 [N].中国中医药报，2017-12-13（004）.

[15] 刘尚义.温补学派源流浅说——兼论张景岳学术及医疗经验 [J].贵州医药，1981（03）：64-67.

[16] 李萍，赵树明.中医学术流派与《黄帝内经》的渊源 [J].长春中医药大学学报，2012，28（01）：7-8.

《浙派中医丛书》总书目

原著系列

格致余论　　　　　　　　　　规定药品考正·经验随录方
局方发挥　　　　　　　　　　增订伪药条辨
本草衍义补遗　　　　　　　　三因极一病证方论
丹溪先生金匮钩玄　　　　　　察病指南
推求师意　　　　　　　　　　读素问钞
金匮方论衍义　　　　　　　　诊家枢要
温热经纬　　　　　　　　　　本草纲目拾遗
随息居重订霍乱论　　　　　　针灸资生经
王氏医案·王氏医案续编·王氏医案三编　针灸聚英
随息居饮食谱　　　　　　　　针灸大成
时病论　　　　　　　　　　　灸法秘传
医家四要　　　　　　　　　　宁坤秘笈
伤寒来苏全集　　　　　　　　宋氏女科撮要
侣山堂类辩　　　　　　　　　产后编
伤寒论集注　　　　　　　　　树蕙编
本草乘雅半偈　　　　　　　　医级
本草崇原　　　　　　　　　　医林新论·恭寿堂诊集
医学真传　　　　　　　　　　医林口谱六治秘书
医无闾子医贯　　　　　　　　医灯续焰
邯郸遗稿　　　　　　　　　　医学纲目
通俗伤寒论

专题系列

丹溪学派　　　　　　　　　　针灸学派
温病学派　　　　　　　　　　乌镇医派
钱塘医派　　　　　　　　　　宁波宋氏妇科
温补学派　　　　　　　　　　姚梦兰中医内科
绍派伤寒　　　　　　　　　　曲溪湾潘氏中医外科
永嘉医派　　　　　　　　　　乐清瞿氏眼科
医经学派　　　　　　　　　　富阳张氏骨科
本草学派　　　　　　　　　　浙江何氏妇科
伤寒学派

品牌系列

杨继洲针灸　　　　　　　　　王孟英
胡庆余堂　　　　　　　　　　楼英中医药文化
方回春堂　　　　　　　　　　朱丹溪中医药文化
浙八味　　　　　　　　　　　桐君传统中药文化